全国优秀中医临床人才研修心得系列丛书

读经典 勤临床 跟名师

杨悦娅临证心悟

杨悦娅 著

中国中医药出版社
·北 京·

图书在版编目（CIP）数据

杨悦娅临证心悟/杨悦娅著．—北京：中国中医药出版社，2017.5
（全国优秀中医临床人才研修心得系列丛书）
ISBN 978 – 7 – 5132 – 3987 – 5

Ⅰ．①杨…　Ⅱ．①杨…　Ⅲ．①中医临床 – 经验 – 中国 – 现代
Ⅳ．①R249.7

中国版本图书馆 CIP 数据核字（2017）第 008214 号

中 国 中 医 药 出 版 社 出 版
北京市朝阳区北三环东路 28 号易亨大厦 16 层
邮政编码　100013
传真　010 64405750
廊坊市三友印务装订有限公司
各地新华书店经销
＊
开本 880×1230　1/32　印张 9.5　彩插 0.5　字数 251 千字
2017 年 5 月第 1 版　2017 年 5 月第 1 次印刷
书　号　ISBN 978 – 7 – 5132 – 3987 – 5
＊
定价　38.00 元
网址　www.cptcm.com

如有印装质量问题请与本社出版部调换
版权专有　侵权必究
社长热线　010 64405720
购书热线　010 64065415　010 64065413
微信服务号　zgzyycbs
书店网址　csln.net/qksd/
官方微博　http://e.weibo.com/cptcm
淘宝天猫网址　http://zgzyycbs.tmall.com

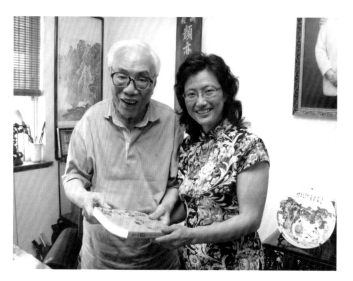

国医大师颜德馨教授向作者传医术、授真经

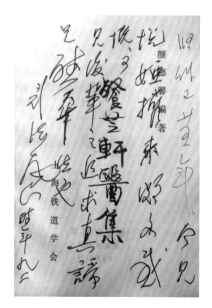

作者携颜老早年之作《餐芝轩医集》求学解惑，大师欣然题词

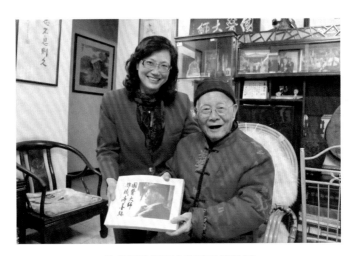

作者拜访国医大师邓铁涛教授

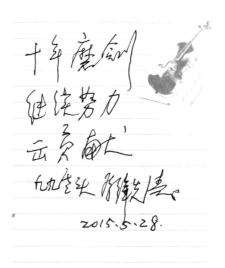

作者再次拜访邓老时，大师赠词勉励

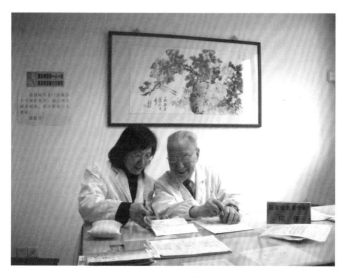

作者向国医大师何任教授求知问学

杨悦娅主任医师

后生可畏，焉知来者之不如
今也。

何任

2002.10.22

何老题词勉励作者

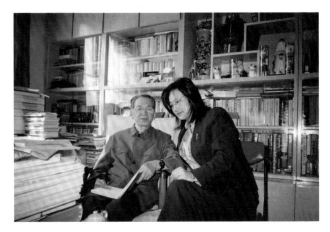

首届"国家优才"研修期间作者跟师国医大师路志正教授

中国人民政治协商会议全国委员会委员信笺

路老给予作者的学业评语

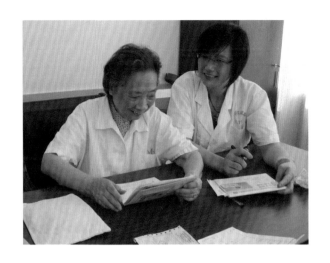

首届"国家优才"研修期间作者跟师妇科名医朱南孙教授临证学习

朱南孙教授给予作者的学业评语

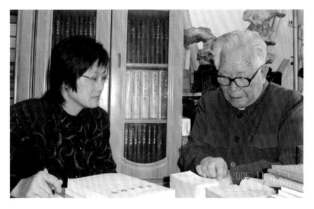

首届"国家优才"研修期间作者跟师国医大师张灿玾教授学习

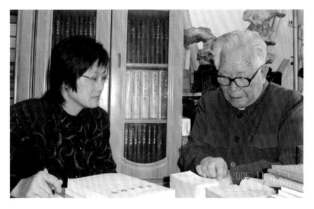

张老给予作者的学业评语

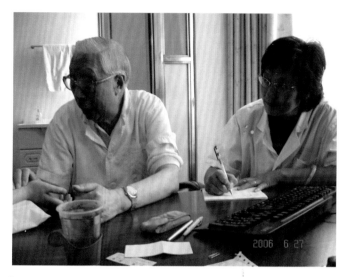

首届"国家优才"研修期间作者跟师妇科名家蔡小荪教授侍诊抄方

杨悦娅医师，系全国优秀中医临床人才研修
者，原有良好理论基础，经过多年临床体悟整理
论治合灵机，推陈出新，技艺益精，近去本科
研讨妇科，勤学深研，博采众长，尤有心得。
学无止境，希百尺竿头，更进一步，前途无量，
谨况。

蔡小荪

2006年10月22日

蔡小荪教授给予作者的学业评语

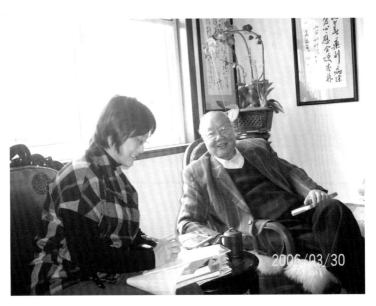

国医大师朱良春教授为作者指点迷津

朱老给予作者的医案点评

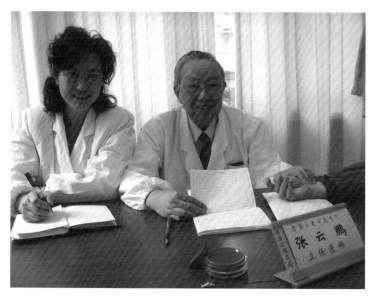

作者跟师全国名老中医张云鹏主任临证学习

施以方明以发瘀互阻呐传不和为主要病机,
恒为实证;然亦有虚实相间,不纯不辨。本案
临床有肾虚之微,辨证为"发瘀互阻呐肾亏",
有理也。施以化痰活血通呐益肾,攻补兼施,
形成通中有补,补中有通,邪止巧也,疗效满意,
功独,甚佳。

张云鹏 2007.3.8

张云鹏主任对作者医案的点评

出 版 前 言

国家中医药管理局"全国优秀中医临床人才研修项目"（简称"国家优才"研修项目）是我国最高层次的中医人才培养项目，该项目以"读经典、勤临床、跟名师"为模式，以"基础层级高、研修要求高、验收标准高"为特点，旨在培养继承创新的中医临床领军人才，深得业界领导和专家好评。研修项目的人才培养创新模式符合中医药学术发展和传承的特点，在研修项目的引领下，全国掀起了"读经典、勤临床、跟名师"的学术风气。目前，研修项目已开展三批，近千名来自临床一线的主任医师（教授）入选"全国优秀中医临床人才"。他们通过3年的经典学习、临床实践和参师襄诊，定将成为被社会和群众认可的新一代名中医。

纵观中医药学术发展史，则知中医药学正是通过历代名医的不断继承和创新而不断发展的。两千余年来，历朝历代政府或个人采用书写、刻印、铅印等形式尽可能地保存了先贤的临证思辨精华，并将其汇集为中医药文献，为当代及后世中医药研究与开发留下了巨大的财富和发展的空间。我们作为中医药出版人，有义务和责任记录"优秀中医临床人才"的研修心得和感悟，因此推出这套《全国优秀中医临床人才研修心得系列丛书》，以期为中医药同道参悟经典著作和提高临证水平提供帮助和参考。

中国中医药出版社

2014 年 5 月

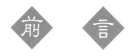

前　言

　　"国家优才"研修项目自 2003 年启动以来，已历三届。我有幸被遴选录取参加首届研修班学习。通过 3 年的学习，无论从对中医整体的认识、对中医流派诸家的理解、对经典医著的学以致用，还是临床的诊疗水平都较研修前有了进一步的深化与提高。这首先要感谢国家对中医的重视，感谢国家中医药管理局为我们提供了这样一个良好的学习平台；还要感谢上海市卫生局中医药管理处领导直接的领导与关怀，为我们解决了诸多的后顾之忧；感谢本单位的领导给予大力的支持和同事们给予的诸多帮助。

　　3 年的学习，收获颇丰，受益终生，乃至能惠济病家。特别感恩各位带过、教过、指导过我们的专家导师们，是他们不秘真传，为我们传道授业，答疑解惑。从对经典的探微钩玄，到融汇诸家的发微；从辨证立法的心得，到用药积累的经验；从中医发展大业的思考，到为医济世的行操，他们将毕生的经验和感悟都无私地奉献和传授，才使我们得有今天的收获与成就。给我们授课的老师多是国家级的名老中医、当代的中医大师，大多年事已高。然而，为培育真才实学的中医继承者，他们不辞辛苦，往返授课现场；他们甘为人梯，奖掖后学，循循善诱，诲人不倦，谆谆教导，如明灯指航。3 年研修，我除了在上海本地跟随中医名家朱南孙、蔡小荪、张云鹏等多位教授临证学习外，还远足到南通、杭州、广州、北京、天津、济南等地多方拜师求学，先后在邓铁涛、路志正、朱良春、何任、张灿玾等多位全国名医大师的门下寻觅真知、承学解惑。通过导师耳提面命、跟师临证实践，学到许多宝贵的经验，提高了诊疗能力与水平，也拓展了思路，使我能从更高的立意、更广的视野去理解和认识中医，为我此生走中医之路、兴岐黄之业进一步夯实了基础。我所仰拜的恩师们，无论在学业、工作、生活上都给予我无微不至的关怀、鼓励，才令我能排万难而奋进。3 年研修虽只是吾生岐黄征程上的一个加油站，然而，师恩将铭记终生！

学有所获，进而行思坐想，将自己读经典、探医理所悟的心得授之后学，将自己学以致用的成果广而宣之，无疑是对国家最好的回报；将自己的临证思辨、有效经验以及在实践中凝练验证的理论、观点倾囊尽授，不存私密之心，无疑是对中医事业的拳拳赤心；将大师们的学术思想和临证经验记载、传承、发扬，无疑是对他们最好的感念。由是而撰著此书以践吾愿并飨读者。

虽然此书内容算不上丰富多彩，但其中经验是写实的，方药是验之有效的；心得体会是发自心路感悟的，理论也是言之有据的；病案举例更是来自临床个人实践的。但是，从一个人的经历、实践、认识、观点而言，毕竟有其局限性，仁者见仁，智者见智。放眼杏林，瑰宝夺目；岐黄之术，浩瀚难穷，吾辈唯有孜孜不倦，勤奋不懈，方能不断积累，再创建树。

医为仁术，性命所系。科学在发展，疾病在变化，为医者只有不断学习，向书本学习，向前辈学习，向同道学习，接受新科技，适应社会的需求而不断进取发展，才能为中医这门古老的学科注入新的血液，使之焕发生机，生生不息。医学生涯只有学习开始之日，而无学习终结之时，前之所获，仅学门之基石，不足自喜，吾辈还需上下求索，继续努力。

杨悦娅

2017 年 1 月

目 录

下篇　跟名师

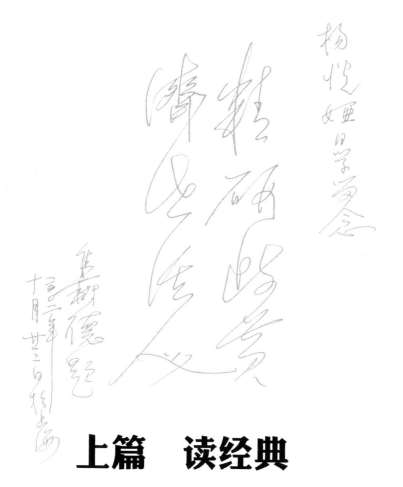

上篇　读经典

　　学经典，一熟背，二致用，三重温，方能厚积薄发，临证援用与发微。此篇收录作者在"国家优才"项目3年研修期间读中医经典及其他医籍典著的心得体会及临床感悟。

中医之道，源于《素问》《灵枢》《难经》，彰显于《伤寒论》《金匮要略》，仲景被推为制方之祖，医中之圣。然医之大道，必随时势而发展，故而能致用、至善。于是乎后有河间论温热，主降火；子和擅攻法，祛实邪；东垣言内伤，从土论，树甘温；丹溪立阳有余阴不足，倡滋阴；吴又可、叶天士承前启后创温病学，均补前贤之未及。由此各家所言，合而为全，医理日臻。今人之学，必由源及流，承学于前，发微于后，融会贯通，必感于经典，悟于临床，方能学以致用，继承创新与发展。学经典，一熟背，二致用，三重温，方能厚积薄发，临证援用与发微。从宏观领悟其指导性作用，同时又要求源溯流，继前系后，将学术观点、临证治法、用药方论等整体联系而学习，以裨益理解和认识的深入、应用和发挥的灵活，促进在实践中的不断发展。

经过这几年对经典医著的反复温故，常有知新之体会，而且逐步从固守中走向活变。我从临床实践中体会到，学经典先要接受、领会，反复推敲玩味，渐入其境，然后才能厚积薄发，举一反三。经典言医是大道，个人体会活用是小道。大道是法，小道是巧，两者结合，才能在更高层次上推常达变，出神入化，在运用中体现出医理精华效应所在。

所以，学经典要在临证实践中去感悟前人的医理，从大道上去领会，并结合实际而运用，不断在新的疾病谱、新的时代背景、不同的体质变化中寻求可应用的指导性，并不断总结新经验、新体会，从而充实前人的理论，使之更具有生命力，延绵传承，生生不息。

《内经》理论临床运用体会

笔者在经历多年的临床实践后，有幸被选入"国家优才"研修项目，再次重温中医经典，更进一步体会到，学习经典要与临床相结合，《内经》理论几千年来一直指导着中医对疾病的预防与治疗，是指导临床的大法，临床运用更要领会其精髓所在。今就其中有关条文在临床应用的体会略以举隅，以求同道指正。

一、知标本者，万举万当；不知标本，是谓妄行

"标"与"本"是指病变发生过程中矛盾的两个方面，这是个主次关系的相对概念，在一定条件下是可以转化的。在不同的范畴里"标"和"本"的所指有所不同，如从人的机体正气与致病邪气来说，正气为本，邪气为标；从病因与症状来说，病因为本，症状为标；从病的先后来说，先病、旧病、原发病为本，后病、新病、继发病为标；从疾病的部位来说，病在内为本，病在外为标。临床上，若能洞察疾病的标本关系，就能指导临床，根据标本缓急来确立治疗原则，故《素问·标本病传论》曰："知标本者，万举万当；不知标本，是谓妄行。"在本篇中，还列举了许多实例来进一步说明标本缓急对临床的指导应用，如"先病而后逆者治其本，先逆而后病者治其本"，是指因先患病而导致气血阴阳、人体功能逆乱的，治疗应先治其原发病这个本，病本得治，则气血阴阳逆乱之标也自然得平。若是先因气血阴阳失衡、失调、逆乱而引发的疾病，则治疗应先调理气血阴阳之本，而由此引发的病证自可平，正如《素问·至真要大论》所说"必伏其所主，而先其所因"。也就是《素问·阴阳应象大论》"治病必求于本"的精神。但也有特殊的情况，"夫

病痼疾加以卒病，当先治其卒病，后乃治其痼疾。"（《金匮要略·脏腑经络先后病脉证》）诚如张景岳《类经》所言"急则治其标，缓则治其本"。标为急者，当先治标，如《金匮要略·脏腑经络先后病脉证》曰："问曰：病有急当救里、救表，何谓也？师曰：病医下之，续得下利清谷不止，身体疼痛者，急当救里，后身体疼痛，清便自调者，急当救表也。"总之是标缓先治本，标急先治标。只要掌握了治疗原则，标本缓急得法，则能万举万当。否则，则必盲然而妄行其事。

【验案1】

张某，女，28 岁。2002 年 6 月 1 日初诊。

主诉：继发不孕 3 年余。

患者 1998 年结婚，1999 年初流产，清宫术后至今未避孕而不曾受孕。造影检查提示：右侧输卵管通而不畅，子宫腔粘连。白带培养支原体感染阳性。西医诊断为盆腔炎，不孕症。曾用大量抗生素治疗，支原体不能转阴、输卵管仍然不畅，进而被进言此生难再自然怀孕。也曾多方求助中医，仍未收效。患者及家人在失望中通过朋友介绍来我处求助中医药治疗。时诊：月经周期时有迟后，行经腹痛，量少有块，带下黄稠，末次月经 2002 年 5 月 30 日。大便 2 ~ 3 日 1 次，干结。

此为邪毒浸淫冲任，湿热蕴结，气血瘀阻胞宫。治疗分三个阶段。2002 年 6 月至 9 月底，首以清热解毒、除湿化瘀、疏通胞脉为先，祛邪为主，佐以调经；第二阶段，2002 年 10 月至 11 月底，以支原体转阴为标志，变治法以补肾调经、理气化瘀为主，以期强肾资冲任，调经以复周期，同时，理气活血化瘀以加强疏通胞脉破阻之功，佐以清利湿热以除余邪，为第三阶段择期受孕做好准备；第三阶段，2002 年 12 月至 2003 年 1 月中旬，再次复查支原体显示阴性，通液提示无明显阻力，治以温肾益气养血，填精通络促孕为主。治疗中第一、二阶段嘱其避孕以防宫外孕，第三阶段始嘱在月经中期可同房，提高受孕概率。2003 年 1 月 29 日早孕测试呈阳性，妊娠已有 43 天。2003 年 9 月 26 日顺产 1 女婴，现母女健康。

按语：此案历经半年余调治，终破前医不孕之断言。患者邪毒浸淫冲任，湿热瘀阻胞宫，胞脉闭塞，邪之不去，胞宫不宁，则难以摄精成孕，纵观前医用药均以益肾填精、补益气血、调冲促孕之品叠加治疗，故难以奏效。笔者治以先祛其邪，疏通胞脉，再以补养气血，益肾填精以促受孕，终收其效，此治病求本之例也。

二、凡阴阳之要，阳密乃固

"凡阴阳之要，阳密及固"语出《素问·生气通天论》。此语简明扼要地指出了机体的阴阳平衡协调的关键在于阳气的致密，乃能卫外固守，则病邪无以伤人，阴精乃能固藏于内，强调了阳气的重要性。阴阳，是万物之根本。天地阴阳，应象于人；人身之阴阳，应象于天地，而阴阳之中，阳尤为重。阴阳学说引用到中医理论中，在阐述人体生命活动时，将功能归属为阳，物质归属为阴；阳之生发功能有赖于阴质之充填，阴体滋生依仗阳气的生发。阴阳互根、消长，但阳为主体，没有阳的生发鼓动，则阴质不能化生成长，也不能为阳的功能提供物质基础。自然界中，阳气生发，万物之阴才能生长。人体中，气与形都属于物质，但气具有很强的活力，是不断运动着的物质，具有功能特性，故气属阳、形属阴。从气血之辨，气为阳，血为阴。阳气鼓动，功能气化，才能化生有形之物质。气生血，血涵气，气为血之帅，血为气之母。血有赖气的推动而运行，才得以发挥其濡养作用；而血也赖于气的化生功能，才能变化而赤是为血，故血虚之病人尚可赖气之存在而生存，由气之存在而再生再化。而气若暴脱则危在顷刻，这也反映了阴阳之中阳为主体。所以《素问·阴阳应象大论》曰"阳生阴长，阳杀阴藏"。阳主外，阴主内，阳气护守于外，阴精固藏于内。"阳强不能密，阴气乃绝"，故《素问·生气通天论》有曰"凡阴阳之要，阳密乃固"。

阴阳之论，是为大道，而用于临床，则为常道，无论诊病施药，先以阴阳之辨，再以表里、虚实、寒热、脏腑之分，方能执简驭繁。诚如《景岳全书·传忠录》所言："凡诊病施治，必须先审阴阳，乃为医道之纲领。阴阳无谬，治焉有差，医道虽繁，而所以一言蔽之者，曰阴阳而已……设能明彻阴阳，则医理虽玄，思过半矣。"

【验案2】

笔者曾治一更年期妇女，先有月经周期先后不定，继后经期延长，淋沥难断。忽有一月，经血下注如冲，西医急诊予以止血，并服安宫黄体酮。但撤药后仍经血崩冲。领悟经言"凡阴阳之要，阳固乃密"，气为阳，血为阴，气虚不固，血难内守，遂用益气摄血法，大剂黄芪加人参、柴胡、升麻共以益气升提、固摄阴血。配以坎炁、熟地、旱莲草等补血养血，填其不足，并为阳用提供物质基础，以阴中求阳之意。3剂见效，7剂血净，后以法调治3月未见崩漏。

按语：中医诸多治法，可以说都是在"阳固乃密"的原则指导下而建立的。除前所应用的益气摄血法外，如常用于表阳虚易外感或卫气不固，恶风自汗等证的实卫固表法；用于气机下陷、清阳不升的泄泻滑脱或带下如水等证的升阳举陷法；用于外脱亡阳的温阳固脱法等，均是从阳论治，重视阳气的主导作用。

三、妇人之生，有余于气，不足于血

此语出《灵枢·五音五味》。女子生理特性与男子有所不同，早在几千年前，先贤就已认识到这一点。在《素问·上古天真论》中，就已将男女的生理阶段有所区别，男子以八岁为一个阶段，女子以七岁为一个阶段。"女子七岁，肾气盛，齿更发长。二七天癸至，任脉通，太冲脉盛，月事以时下，故有子……五七，阳明脉衰，面始焦发始堕……丈夫八岁肾气实，发长齿更。二八肾气盛，天癸至，精气盛泻，阴阳和，故能有子……五八肾气衰，发堕齿槁。"女子早盛于男为气有余，早衰于男为血不足。妇人每月经事按期而至，故经文明言"不足于血，以其数脱血也"（《灵枢·五音五味》）。而妇人有余于气，是为相对而言，其有余可表现在：一是其阴血不足，则阳气相对偏盛；二是女子以血为本，以气为用，以肝为先天，阴血不足，肝失柔养，肝阳易亢，肝气易郁而盛，以此言之，女子气多有余；三是女子性情隐曲多抑，肝气不疏则郁积而为有余。女子的这种特点，在临诊时，应时时有所顾及，求本施治，才能有药半效倍之功。

【验案3】

殳某，女，19 岁。2003 年 2 月 3 日来诊。

患者 12 岁月经初潮，开始月经周期就常常退后，3 年后发展到经常闭经数月不行，需服安宫黄体酮而行经。B 超无异常提示，生化激素水平未测。时诊，停经又有两个月，平素口干思饮，大便干结数日难解，夜寐欠安易惊醒。望诊舌红少苔，诊脉细弦小数夹涩。此为血虚阴亏、冲任不足，是以补益精血、填资冲任为法。方拟：当归、生地、熟地、黄精、枸杞子、川芎、女贞子、桑椹子、夜交藤、郁李仁、香附、郁金等填精补血，资养冲任，佐以疏肝。首诊服药 7 剂，复诊经水未行，但大便已畅，口干不甚。滋阴填精补血见效，上下得以濡润，则枯池蓄水有望。守法继进，并嘱其测基础体温。两周再诊，基础体温渐升有双相，遂于前方加益母草、泽兰、川牛膝，1周后经水来潮，但量少色暗。后守法守方调治半年左右，经水每月能来潮，偶稍有周期迟后，经量渐恢复正常，守药1年左右停药，今大学毕业参加工作。随访经水仍正常而行。

按语：该女闭经，初潮月信就多迟后，以其天癸虽至而冲任未盛，时延甚而闭停。经言"妇人之生，有余于气，不足于血"（《灵枢·五音五味》）。精血不足，经源匮乏，冲任空虚，故无以续信润脐，而见经少经闭，口干便结，心失所养则夜寐欠安易惊醒。遵循经训施于临证而收良效。

四、脾主为胃行其津液者也

脾之与胃互为表里，经脉络属。胃主受纳，腐熟水谷，其气以降为顺；脾主运化水谷精微，其气以升为顺，两者共同完成对饮食的消化吸收及对所化生精微的转输运送作用。《素问·厥论》曰"脾主为胃行其津液者也"包括了脾的输送精微、运化水液的两方面功能。胃受纳饮食，经过腐熟消化，化生精津、血液等精微物质；脾主升清，为胃将精微物质输送到肺，由肺再散布到全身，为脏腑组织提供营养以维持人体正常的生理活动。同时脾转输水液，输布精津以润泽濡养各组织，并将多余水液下输膀胱，通过肾与膀胱的气化作用生成尿液排出体外，以维持人体正常的水液代谢。王纶《明医杂著·枳术丸》曰："胃司受纳，脾司运化，一纳一运，化生精气，津液上升，糟粕下降，斯无病矣。"《素问·经脉别论》曰："饮入于胃，游溢精气，上输于脾，脾气散精，上归于肺，通调水道，下输膀胱。水精四布，五经并行。"这些都说明了脾为胃行其津液的作用。若脾之转输功能不能正常发挥，不能为胃行其津液到各脏腑组织，则失其营养濡润的生理效应，诚如《伤寒论·辨阳明病脉证并治》第247条："趺阳脉，浮而涩，浮则胃气强，涩则小便数，浮涩相搏大便则硬，其脾为约，麻子仁丸主之。"其胃强脾弱，不能运输津液以濡润，使津液偏渗膀胱而小便数，则大便硬，麻子仁丸以润肠滋燥，缓下大便。

【验案4】

笔者治一女性教师，年近50岁。患者便秘有10余年，常年借助中医通腑泻下以助排便。近年来便秘干结愈加严重，泻药加量也难维持正常排便，甚为痛苦。尤其肠镜检查提示肠黏膜黑斑病变后，不敢轻用大黄制剂。经朋友介绍求诊笔者。诊其舌红少苔，脉涩少力，纳谷不香，饥不欲食，时有痞满嗳气。此乃脾气不运，胃阴不足，脾不为胃行其津液，加之已七七年，肝肾精血均有亏损，故使肠腑失于濡润，而见便秘干结。治以健脾气，养胃阴，滋肝肾为法。药用：增液汤加山药、太子参、石斛健脾运养胃阴，伍女贞子、枸杞子、何首乌养肝肾之阴，海藻润燥软坚。药后奏效，无需再用大黄等泻下通腑之剂而排便通畅，每日能正常排便。

按语：医经理论授人以道，示人以法。由此指导临床，遇有大便干结排出艰难者，不能仅以泻下一法统治，健脾运、输津液、润大肠也为治便结难下之大法。有感《素问》《伤寒论》及温病学理论对下法的不同理念，但有异曲同工的效果，结合前人治验，笔者在临床确立治便秘六法则：一是荡涤肠腑，泻热通便；二是增液软坚，增水行便；三是行气开结，推运通便；四是益气养血，温润通便；五是散寒开结，逐实通便；六是育阴润燥，濡养行便。摒弃了一见便秘即为里热燥实而执寒泻下的单一疗法。

五、中满者，泻之于内

"中满者，泻之于内"语出《素问·阴阳应象大论》。中满，是指中焦痞满作胀之症，也可指肠胃壅滞实满之状。泻之于内，即满则从内泻而除之。除去痞满作胀，医经示以除其实滞之满的治疗法则，即中焦胃肠有实热燥屎或痰浊水饮留阻中焦使气机壅滞的实证，而必用泻实攻下，从内而除之，但是在临床实践中，可从多方面的治法来演绎《内经》"泻之以内"的法则。尤其仲景的《伤寒论》中就有多种治法，体现泻之于内以消中满。其中以五泻心汤为代表的辛开苦降、燮理升降之法，治疗寒热水气留扰中焦，使中焦斡旋失司，枢机不利，出现心下痞满之症；五苓散通阳利水之法，以治疗下窍不利，水邪内停上逆，阻滞中焦气机，而见有小便不利，心下痞；旋覆代赭汤和胃降逆，化痰消痞，治疗脾胃气虚、痰浊阻滞、中焦气机不利之心下痞，噫气不除；大柴胡汤以和解少阳，通下里实，治疗少阳枢机不利，气机阻滞，又兼阳明里实之心中痞硬。故"中满者，泻之于内"并非单是实满泻下而言，其中可包含调理气机、通利水道、化痰消痞、泻下攻实及消食导滞、温通寒凝等多种治法。

【验案5】

2001年，笔者曾治一何姓男性病人，其形体瘦削。病人原有胃下垂病史，常年心下至胃脘痞满，脘腹胀气，时常大便溏或干稀不调，因中满不舒，故纳食量少，使得机体日见消瘦、畏寒怕风，易外感，舌淡，苔白而厚腻。此属脾胃虚寒，寒凝气滞，并兼夹湿浊而致中焦气机不运，故见痞满胀气。若单以补虚，更壅气机，单以行气，恐有耗正伤气之虞，而病在中焦，脾胃不运而使气滞湿困，但脾胃得运则气行湿化，上下通畅，则中满自消。然中寒凝滞，非温不化，故以理中汤为治方，加以附子以增其温化之力，是以附子理中汤之义温中补虚，调理脾胃。酌加川朴、木香，行气消痞除满。3剂服下，即觉胃中暖意舒通，胀满改善。1周后再诊，中满大减，已能正常纳食，且腻苔已化去大半，脾运已振，胃纳渐复，则加升麻、炒枳壳，促脾肾之上下升降功能，陈皮燥湿理脾，去附子、木香以防温燥太过以耗阴。守方4周，前症均瘥，大便已实，后嘱其服补中益气丸，以善后资效并以升提清阳，以期能逐渐改善胃下垂之状。

就以上病例而言，若理解《内经》"中满者，泻之于内"用泻下之法则其证无实滞可下，故应以广义理解，泻之于内为辨是证，用是法，消其中满，而为泻之意也。

六、能毒者以厚药，不胜毒者以薄药

"能毒者以厚药，不胜毒者以薄药"语出《素问·五常政大论》。能，同耐受、胜任之意；毒，指药性，古时将能治病的药均称为毒药。厚，是指药性剧烈或作用峻猛、功力纯厚之品。反之为薄。疾病的发生，有轻重缓急之别，人的体质有强弱之分，疗疾治病必然要辨病、辨证，辨体质差异而施药之厚薄不同。对于能耐受药物的强壮之人或重病急证、实证非重剂不能取效者，用药必要投以气味俱厚、功专力峻之品，才能获得药到病除的疗效。否则，药轻病重如蜻蜓点水而已。反之，对于那些形体单薄、体质虚弱不胜药力之人，或轻病缓证、虚证，轻灵缓剂即可取效者，用药必投之以气味俱轻，药力和缓，清灵之品，以期取病而不伤正，否则药重过病，虚体难当，反被药力所伤。俗话说"水能浮舟，也能覆舟"，治病用药也要用之得当，符合具体情况，因人、因地、因病制宜，不可轻之漫之，否则药不治病反害人。

笔者在临床所治病证，涉及内科、妇科乃至皮肤科的常见病、疑难病，种类繁杂，男女老少均有，临诊用药，哪怕是同病同证，在不同性别年龄之人也当细斟慎酌。如用桂枝通心阳，在青壮年者用6g，在老年者用10g，因青壮年本比老年阳气旺盛，即使有心阳不足胸痹之类，也只需稍加温通即可奏效；而老年阳气日衰已近暮夕，更多有虚衰，不用大力温通难鼓已衰之阳。此青壮老年用药之别也。再有用石膏治胃火牙痛，在男性青壮年宜用40g，而在女性青壮年者用30g，因男性刚阳之驱，加之胃火之炽，两者叠加、燔灼无羁，故石膏大剂方能清热制火；而女性阴柔之体，即使胃火上炎，也难为燎原之势，故石膏至多30g，即可达清热制火之效。此男女性别用药之异也。东北之地多寒少暖，在祛寒温阳时，附子用到20g不为其过；而南方之地，多温少寒，即便阳虚寒凝，也不轻用附子，即使必须用也不过浅尝而已。此地方区域用药之差也。

《素问》此语也在于提示我们，运用方剂药物，要灵活变用，因人、因证进行药味的加减、药量的调整。

七、气伤痛，形伤肿

气属阳主动，在人体内外上下、脏腑经络无处不到，并不断运动着而发挥其气化、温煦、运血、疏达、固摄等作用。《素问》言"气伤痛"是谓若某种因素导致气的受伤，影响气的生理活动，使气的运行不畅，壅滞阻塞，则会产生攻冲窜痛胀痛；由气及血，气滞血瘀，则会产生刺痛，定痛不移。人体气血密切相关，气行则血行，气滞则血瘀，瘀滞不通则疼痛。

形，为有形之实体，察之可见，触之能觉，形之所伤，必为实质之形体部位受损伤，而导致或外破皮、内伤络，血离经脉，渗于皮下，溢于皮外而瘀于局部，可见血肿青瘀；或实质之体某处被瘀血痰湿停聚，则可见有肿胀、积块、癥瘕。气血运行于形体之内，形伤则必累气及血，气血障碍也必累及到形体，肿与痛相继而见，故《素问·阴阳应象大论》曰："气伤痛，形伤肿，先痛而后肿者，气伤形也；先肿而后痛者，形伤气也。"

鉴经此论，指导临床，启迪有加。笔者每于治疗原发性痛经，必于疏利气血、化瘀通滞之中，参以辨其阴阳虚实寒热，而佐以或温散或温补或清散或甘缓等法，总以气血着眼而平其痛经之苦。而对于继发性痛经，尤其是子宫内膜异位性痛经则从"形伤肿……先肿而后痛者，形伤气也"着手，或以消癥或以祛结，总以抑制子宫内膜异位生长之形，又兼顾累及之气血，形为本，气为标，标本同治则继发痛经可除矣。

【验案6】

李某，女，26岁。2003年7月26日初诊。

患者10岁初潮起痛经，至今已有15年左右，近几年痛经更为加剧，每至经转，腹痛喜温喜按。素形瘦质薄，面色㿠白。时值夏令，诊脉触肤无丝暖意。此乃冲任虚寒，气血凝滞，胞脉失于温煦，拘急而痛。诚如景岳《妇人规·经期腹痛》曰："若寒滞于经，或因外寒所逆，或素日不慎寒凉，以致凝结不行，则留聚为痛。"此属气伤而未及形之实体。初诊经期将近，以温散理气止痛为先，以艾附暖宫丸加减投治，痛经大减。患者素体单薄，气血亏虚，肾阳不足，"形不足补之以气，精不足补之以味"，痛经治疗，重在求因而治，辅以止痛，故继以温肾暖宫、调补气血为法。方用八珍增损，双补气血；另加补骨脂、肉桂、川断、肉苁蓉、杜仲、山茱萸温补肾阳；乌药、小茴香辛温理气，散寒止痛。调治3个月经周期，痛经即获痊愈，随访2个月未复发。

读《黄帝内经素问》引五脏病机在临床运用实录

《素问·至真要大论》归纳的病机十九条，几千年来一直指导着中医临床医生的辨证施治，是辨证求因、审因施治的准则。笔者学习其中的五脏病机，引入到临床应用，颇有收效。

一、诸风掉眩，皆属于肝

临证凡见头晕目眩、震颤动摇、抽搐或症状倏来倏逝者，皆为内风所致，病机所及之脏多属于肝。肝藏血，开窍于目，主筋，风气通于肝，肝为体阴用阳之脏。肝阴不足，肝失柔润，诸筋失于濡养则可见于抽搐、抖动、震颤、痉挛等；肝失条达，肝郁阳亢则有头晕目眩，甚则气血逆乱而昏仆等症。病机已明示于医家，病及内脏，而责之于肝，故指导临床从肝论治则不言而喻。然治肝之法，有疏肝、柔肝、养肝、平肝、清肝等诸法，必当辨其病因之由而施法处方。

【验案 1】头痛风动，柔肝论治

唐某，女，65 岁。2003 年 12 月 10 日初诊。

主诉：头持续性作胀、掣痛 8 年。

患者自诉，自 1995 年起，睡眠渐差，整日重胀头晕不爽，终致头痛不休，且伴脑中噼啪作响，耳边似有风声呼呼，日夜纠缠，或有程度轻重之时，甚是痛苦。在上海某市级医院做颅脑 CT 及脑电图检查，均无异常提示，脑血流测定为基底动脉供血不足。患者多方求治中、西医，鲜效。时诊：头痛抽掣昏胀，血压正常。双眼沉重有压迫感而难睁开，双目干涩充血。头痛剧时可有不自主头摇动。夜失眠，心烦易怒，口干入夜尤甚，皮肤干燥，常有皮疹起伏瘙痒，二便尚调。舌质暗红，苔薄淡黄少津。初观此头痛为肝阳亢盛之属，然细辨患者头痛剧时有头动摇，脑中风响，皮疹起伏，此乃风之征象，双目干涩，口干夜甚又为肝阴虚之见。故辨其证属肝阴不足，水不涵木，阳亢风动。治拟滋水涵木，清平肝风，佐以解郁活血。拟方：女贞子、桑椹子、生地、龟板各 15g，龙胆草 6g，生山栀

10g，夏枯草 20g，珍珠母、石决明各 30g，天麻 12g，钩藤 15g，赤芍、丹皮、郁金、红花、桃仁各 10g，丹参 15g，炒地龙 30g，全蝎 3g，炒酸枣仁 30g。7 剂。

药后头痛目胀霍减，病人形容为"头部揭去一层壳，眼部搬去两块铅"，夜能入寐但易醒。再诊见双目仍充血，急躁易怒，且有潮热阵作。舌质暗红，苔薄，脉滑。初已见效，守法继进。上方去女贞子、桑椹子，加青龙齿 30g，百合 15g，知母 10g。续服 7 剂。

三诊来诉：头痛程度大减，且仅局限于颠顶，双目充血基本消退，睁开正常，口干稍觉，皮疹复现，瘙痒脱屑。上方去龙胆草、红花，加紫草 20g，凌霄花 15g，白鲜皮 15g。14 剂。

此后守法略事加减，服药共两月余，头痛基本消失。劳累用脑过度偶有发作，但能自缓。

按语：此证历经 8 年，虽无明显器质病变，但患者却倍感痛苦。观前医之法，有清肝泻火龙胆汤之意，有活血化瘀、通络止痛之用，亦有重镇潜阳平肝之图，均不失为治疗头痛之常法。笔者踏前人之路，幸有捷径，弃单一之法，取诸法之融，增其滋水柔肝之用，且为君药之主，竟获良效，实切中其肝为体阴用阳之器，肝之舒缓条达，全赖阴血之濡养，体失所养，用之阳亢，阳亢风动则诸症叠起。单施清肝平肝，强制难平，更耗其阴，而滋水涵木以柔肝体，育阴而息内风则平肝清肝之效托显，头痛自解。

二、诸寒收引，皆属于肾

寒主收引，指寒邪具有收缩、牵引、内敛之特性，具体症状可表现出腠理的闭塞，经络筋脉的收缩、拘挛，气血的凝滞，而见有肢体关节疼痛、脘腹急痛，即《素问·举痛论》言"寒则气收"。在五脏病机中，认为内寒所生多由肾阳之衰所致。肾为先天之本，内藏元阴元阳，能温煦激发全身的脏腑、经络、形体、官窍之阳，肾阳能促进机体之运动、兴奋和气化功能，所以肾阳旺则全身之阳气皆旺，肾阳虚则全身之阳皆衰，张景岳《类经图翼·大宝论》强调指出："天之大宝，只此一丸红日；人之大宝，只此一息真阳。"故肾阳不足，寒从内生，脏腑、经络、筋脉、形体、诸窍、诸骸均失温养而见功能低下，气血运行迟缓，筋脉痉挛拘急、收引、疼痛，伴有畏寒肢冷，面色苍白，精神萎靡等。当然阴寒所胜，应辨内外之由，外邪入侵，客于经络关节也可见拘挛疼痛，如侵于关节则疼痛屈伸不利，客于太阳之经络可见项背僵硬不舒、头痛等症，但外寒多可引动内寒，影响到肾阳，故《内经》五脏病机中强调诸寒之症状表现均应重视温肾之阳。

【验案2】寒滞痛经，温肾论治

周某，女，26岁，未婚。2003年7月2日初诊。

主诉：原发痛经10年。

患者15岁初潮不久始现痛经，且背部常发皮疹痤疮起伏。近年来月经周期推迟，痛经渐重，每至经行第1天小腹开始隐痛，并渐加剧，伴头痛泛呕，面色苍白，冷汗，需服止痛片方可缓解，造成患者很大的心理负担。曾服中药1年，初服药痛经减轻，但两个月经周期后，腹痛更甚，又添头痛，故放弃治疗。刻诊：末次月经2003年6月29日，前次5月10日，现未净，经行第1天因未提前服止痛片，而小腹坠痛如绞，伴头痛，呕吐1次，后服止痛片得渐缓。平素小腹及腰骶部畏寒喜暖，却常感口干喜热饮，带下量多质稀，近数月来，月经周期迟后15～25天。B超检查：子宫及附件未提示异常，背部见有散发性皮疹，舌尖红，苔薄白，脉细涩。方拟《金匮要略》温经汤加减：吴茱萸3g，艾叶3g，桂枝6g，当归12g，川芎6g，生姜5g，制牛膝9g，乌药9g，白芍12g，香附9g，川连3g，菟丝子15g, 肉苁蓉15g, 杜仲15g, 红花9g, 炙甘草6g, 肉桂3g。经行前于上方中加细辛、全蝎以增强温通化瘀止痛之力, 而细辛、吴茱萸又可上颠顶通脑络而治头痛。

此法调治后第1个月经周期痛经明显有减, 头痛、呕吐未作, 月经周期迟后6天, 背部皮疹隐而偶发, 原方略事出入调治3个月经周期, 痛经基本已平, 仅在经行时稍有少腹坠胀。月经周期落后仅2～3天。嘱经后服乌鸡白凤丸滋补温养精血, 经前服用艾附暖宫丸, 以温肾暖宫, 成药缓图善后以固疗效。

按语: 该女有腰骶少腹畏寒喜暖, 带稀而量多, 为虚寒内盛可见。"诸寒收引, 皆属于肾", 肾中命火, 系人身阳气之根本。肾阳虚, 冲任、胞宫失于温煦, 每于经行, 血海空虚, 内寒更盛, 则胞络收引拘急则痛经作。阳虚血寒, 久不得温解, 则血行滞缓, 寒瘀交结, 痛经更甚且经水周期延迟。肾主骨生髓通于脑, 若寒凝血瘀阻于脑络则头痛。肾阳不能温煦脾胃, 中焦寒盛, 胃气失于和降, 则可呕吐。肾阳虚不能蒸化水液而上承于口, 故患者常有口干之现, 然毕竟虚寒之本, 虽有口干但思热饮。心火上炎不能下温肾水则见舌尖红, 此证应属虚寒痛经。遵"诸寒收引, 皆属于肾"之教, 以温肾暖宫、散寒通脉为治则。方中肉桂、吴茱萸、艾叶, 温经散寒通脉; 乌药、香附, 温散阴寒, 行气止痛; 白芍、甘草缓急止痛。前均以温散已凝之寒, 通缓已滞之脉为首要。菟丝子、肉苁蓉, 温补肾阳, 培补命门为治本; 当归、川芎、红花, 养血活血调经以温行血运, 化其血瘀; 半夏和胃降逆, 共以为佐。川连、肉桂, 清心火, 引浮阳下归真元以为使。

三、诸气膹郁, 皆属于肺

肺为五脏之华盖, 主一身之气, 司呼吸而喜宣降。是五脏中与气关系最密切之脏，肺对全身的气机起着调节的作用，肺之宣降呼吸即是气机的升降出入在肺中的具体表现。而肺气的升降出入又带动着全身的气机进行着升降出入的运动。肺的肃降正常，则呼吸匀调，呼浊吸清，气之生成与气机调畅也就能保持正常。肺的宣发正常，则能宣散卫气于全身，发挥固表御邪，温养脏腑、肌肉、皮毛，调控腠理开阖等作用。而一旦肺气失宣，则会出现卫气闭郁，易受外感，恶寒无汗，或汗湿不得宣透而肌肤疹瘙郁疿。若肺气失降，水道失通，则痰湿壅滞，气促胸满等。故《内经》提纲挈领，高度总结，凡见有气机膹郁，胸满壅滞者，从肺论治，宣肺、降肺、肃肺、开宣膹郁以畅通气机，顺气之升降而为之。

【验案3】胸闷喘息，通腑肃肺

邱某，男，37岁。2003年11月30日初诊。

主诉：胸闷，喘促1周。

近1周来，患者自觉胸中弊闷重压感，呼吸不畅，喘促息满，口干思饮，饮不解渴，偶有咳嗽，咯痰不畅，大便素干结难解，常数日一行。病人自称身体向壮无疾，望舌质微红，苔黄浊少津，脉沉滑。就诊时段，病人饮水不断，且息粗气促，因正值秋燥之时，病人口干，咳而少痰，便干结，辨证属肺燥失降，治以润燥宣肺清肃，方用清燥救肺汤加减：玄参15g，麦冬15g，生地15g，麻仁15g，枇杷叶12g，鲜芦根30g，冬桑叶12g，生甘草6g，冬瓜子2g。7剂。然时过3天，患者再临，诉上药服后，喘闷未解，大便两天1次，虽有所见软，但黏滞难行，反排出量少，更增腹胀之苦，故余剂未尽再诊。展前方，心思量，莫非是前面辨证有误？然谬在何处？细斟酌其主诉，胸闷憋喘气促为主，而非咳喘。经云"诸气膹郁，皆属于肺"，所涉之脏在于肺无疑，但肺气不降而壅满胸中，病机何在？忽思病人大便素干结，数日乃行，肺与大肠相表里，腑气不通，肺气不降，若肠腑一通，岂不是肺气得通降，胸满得宽而气促喘息可平？前之着眼于燥，而疏忽于气，润而不通怎收良效？复立通腑泻肺之法，方以泻白承气汤加减，3剂便通气降而喘促平。

按语： 肺主一身之气，为华盖之脏，肺气的宣发、肃降直接影响着全身气机的升降调畅，尤其上焦气壅膹郁，更是与肺气不得宣降直接相关，然肺虽为主气之脏，但令肺气失于宣降之因并非仅肺一脏，诚如《素问·咳论》所言"五脏六腑皆令人咳，非独肺也"。诸气膹郁，从肺表现，但治病求本，尚需寻根究因。本案一诊失治，未重气逆而轻从燥论；二诊中，从气满息促仍肺气壅滞失肃之外在表象，推其腑气不通，阻其肺气肃降为其病本，表里相系，通腑仍为泻降肺之壅滞之气，不失经文训导之意。

四、诸湿肿满，皆属于脾

脾主运化升清，统摄血液。脾之运化，包括运化水谷与水液。饮食入胃，在脾气的运化下，腐熟吸收，化生精微，转输周身，营养脏腑经络、四肢百骸、表里内外，故《素问·厥论》有言"脾之为胃行其津液者也"。《素问·奇病论》有言："夫五味入口，藏于胃，脾为之行其精气。"而脾主运化水湿功能体现在水液代谢中的有调节、推动、运转作用。将人体所需之水液吸收转化，布散全身而发挥滋养濡润作用，同时也将利用后的多余水液，及时转输于肺和肾脏，通过肺之宣降、通调水道和肾之气化，转化为汗液、尿液而排出体外。因此，一旦脾之运化失健，水液代谢失调，不能正常利用和排出，则停滞潴留在体内，产生水湿痰饮、肿满等病理变化，临床常见脾虚生湿水肿，及水湿痰饮滞留在肌肤、经络、肠胃等处，因痰湿而肿满的病机变化与脾脏功能失调有密切关系，故治疗上要考虑脾的功能特性来论治。

【验案 4】痰湿闭经，从脾论治

益某，女，27 岁。2001 年 7 月 28 日初诊。

患者自 1998 年始间断性停经，每遇停经 3 个月不行则自服安宫黄体酮促经，形体渐胖。B 超示：子宫：35mm×34mm×21mm，右侧卵巢（ROV）：16mm×14mm×13mm，左侧卵巢（LOV）：16mm×15mm×12mm。激素测定：黄体生成素（LH）：20.4mIU/mL，促卵泡成熟素（FSH）：9.6mIU/mL，比值＞2。时诊：末次月经 2001 年 4 月中旬，因已有 3 个月经水未行，故来诊前 1 天已自服安宫黄体酮。病人平素胸闷气短，咽中痰黏，四肢欠温，体胖（身高 160cm，体重 73kg），带下质稀，近 1 年来量渐少，大便干稀不调。舌质暗紫，苔薄白，脉细。证属痰湿阻滞，壅塞冲任胞络。因其已服黄体酮，故先行疏通气血，顺势利导为之，并嘱测基础体温。

二诊（2001 年 8 月 25 日）：8 月 5 日经行，量少，6 天净，基础体温至今 36.3～36.4℃，平台走势未上升。自诉除前症外，而有口淡乏味，口干不思饮。舌脉同前。治拟运脾化湿，理气行滞，活血调经。方用六君四物汤加减：白术 12g，苍术 12g，陈皮 12g，半夏 12g，茯苓 15g，香附 15g，当归 15g，川芎 6g，砂仁 6g，炒山药 15g，炒谷芽、炒麦芽各 15g，川朴 9g，石菖蒲 12g，肉苁蓉 15g，仙茅 15g，淫羊藿 15g，炒补骨脂 15g。14 剂。嘱观察基础体温变化。

三诊（2001 年 9 月 8 日）：经期已过而经水未按时而至，基础体温于 9 月 2 日上升至 36.5～36.7℃，现已持续 5 天，咽中痰黏已消，仍感胸闷不舒，大便已实，日行 1 次，法已奏效，于上方加全瓜蒌 15g，红花 10g，桂枝 6g，川牛膝 10g，益母草 30g。再继 7 剂。

四诊（2001 年 9 月 15 日）：患者欣告，9 月 12 日经行量正常，有块，稍有腹痛。

后守上法于前方随兼症出入，每于基础体温上升 10 天左右加活血行气之品，当血海盈满之时则行推动之力，顺势而促其溢泄。后分别于2001年10月28日、12月7日及2002年1月10日、2月21日，每月不服用黄体酮而经水能自行，周期稍有迟后，患者坚持服药近1年。自2002年6月始间歇服中药，周期维持在30～40天，体重也渐下降，由原73kg减至65kg。2003年1月电话随访，月经已正常而行。

按语："诸湿肿满，皆属于脾"，痰湿内盛，责之脾失健运，痰湿困阻，阳气不运水湿，不能蒸化上承，故胸闷，痰黏，四肢不温，口干不思饮；水液不能布运，而湿聚痰盛，阻滞气血，壅塞冲任则经闭不行。此例病在冲任，因在脾虚，病机在痰湿，故从健脾入手，健脾气，振脾阳，化痰湿，并培肾元而温脾土，气化水湿而驱痰阻，并疏理阻滞之胞络，使气血生化正常，冲任充盈，地道通畅而经水按时而至。

五、诸痛痒疮，皆属于心

"诸痛痒疮，皆属于心"语出《素问·至真要大论》病机十九条，"帝曰：愿闻病机何如，岐伯曰：诸风掉眩，皆属于肝……诸痛痒疮，皆属于心。"意为各种疼痛、作痒及疮疡的病患都与心有关。

中医认为，心主血脉，五行属火，若心火亢盛，营血有热，热壅气血，脉络阻滞则作疼痛；若营血怫热，血脉壅滞，郁结皮腠，无以透达则作痒。若心火灼热，血脉壅滞，瘀结肌肉，日久血壅肉腐则发疮疡，故刘完素《素问玄机原病式》进一步明确曰"诸痛痒疮疡，皆属心火"。

诸痛痒疮多属皮肤科或外科的疾患，笔者涉猎皮肤病的治疗，是以收治1位日光疹病人起始。良好疗效，使笔者对"诸痛痒疮，皆属于心"顿悟。早期室女陈某，因月经不调而来就诊，调治3月病情向愈，月经周期已趋正常。而时值入夏，故劝其可停药观察，可此女出言："每至夏季，皮肤常出皮疹瘙痒，今夏又起，西医诊断为日光疹。多用激素类软膏外涂，但总是起伏不彻，我信任您的医术，是否给我予以治疗？"因笔者并不擅长皮肤病专科，确有恐药之无效之忧，但当时患者求医，岂有推却之理，于是详问病情，细辨症状，望其皮疹粟状尖红，布散稠密，抚之碍手，望其舌象，舌尖红少苔。四诊所得，属心经有热，累及营血。汗为心液，交结皮腠，不得透发，郁而为疹。《内经》有"诸痛痒疮，皆属于心"之训，遂以清心凉血、甘凉透表为法。药用川连、莲子心、竹叶、六一散清心利尿，热从下出；牛蒡子、蝉蜕、薄荷轻宣透发于外；生地、紫草、丹皮、赤芍、白鲜皮等清营凉血消疹。1周疹隐脱皮屑，自后曾随访得知未再复发。

心属火，其气通于夏，夏暑炎热，同气相加，故夏季多见口疮舌糜，皮腠疮疖，汗疹痱子。并多心烦失眠、小便短赤等火热之症。而通过清心凉血、消暑导赤等治法，往往可以收到良好疗效。

道家养生观在《内经》中的体现

古代许多养生观是我们中华民族文化的精华，中医学汲取了这些精华并予以继承发扬，不断光大。道家养生以追求此生长生不老为目标，所传播的养生法术形成了中国古代的养生理念和养生文化。本文从顺应自然的养生防病、修身养性的养生防病以及预防为主、重视治未病等方面来概述道家养生理念在《内经》中的体现，以说明《内经》所倡导的养生奉寿与道家的养生观有着一脉相承的渊源。也为指导现代人的养生保健、疾病预防提供借鉴。

一、顺应自然的养生防病

所谓天人相应，是指人与自然是息息相关的、相互影响的。自然界是人类生命的源泉，所以人类所从事的活动必须遵从自然界的客观规律。《老子·七章》云："天长地久。天地所以能长且久者，以其不自生，故能长生。是以圣人后其身而身先；外其身而身存。非以其无私邪，故能成其私。"《老子·二十五章》云："人法地，地法天，天法道，道法自然。"《庄子·骈拇》云："是故凫胫虽短，续之则忧；鹤胫虽长，断之则悲。故性长非所断，性短非所续，无所去忧也。"《庄子·养生主》以庖丁解牛刀刃游于牛之骨节间隙顺势而解为例，强调养生要"依乎天理"顺其自然。道家这种"天人相应，顺乎自然"的观点是《内经》养生防病思想的立足点，认为顺应自然是延年益寿的关键。《素问·宝命全形论》曰："人以天地之气生，四时之法成。"《灵枢·岁露》也说："人与天地相参也，与日月相应也。"指出天时的变化对人体有重要的影响。古人早就认识到，自然界的运动变化直接或间接的影响到人体。四季春温、夏热、秋凉、冬寒是一年中气候变化的一般正常规律，生物在此影响下更有春生、夏长、秋收、冬藏等相应变化，人亦应根据此规律"处天地之和，从八风之理"（《素问·上古天真论》），调节精神，安排生活，以适应其不同的改变。《素问·四气调神大论》说："夫四时阴阳者，万物之根本也。所以圣人春夏养阳，秋冬养阴，以从其根。"四时阴阳就是春、夏、秋、冬的四时转移，是阴阳消长的变化过程。而四时阴阳的变化是促使万物发展"生、长、化、收、藏"的过程，世间万物都不能违背这个自然的客观规律。所以《素问·四气调神大论》具体阐明了人的生活、起居、精神活动应该怎样根据四时环境变化来调摄，曰："春三月，此谓发陈，天地俱生，万物以荣，夜卧早起，广步于庭，被发缓形，以使志生……夏三月，此谓蕃秀，天地气交，万物华实，夜卧早起，无厌于日……秋三月，此谓容平，天气以急，地气以明，早卧早起，与鸡俱兴，使志安宁，以缓秋刑……冬三月，此谓闭藏，水冰地坼，无扰乎阳，早卧晚起，必待日光，使志若伏若匿，若有私意，若已有得。"这是《内经》认识到有人体内在环境与外在环境天人相应的基础上对四时养生的论述。《素问·四气调神大论》曰："逆之则灾害生，从之则苛疾不起。"《灵枢·本神》曰："故智者之养生也，必顺四时而适寒暑，和喜怒而安居处，节阴阳而调刚柔。如是则僻邪不至，长生久视。"

二、修身养性的养生防病

道家养生主张形神俱养。形是指躯体，由精、气内盛而能外养。神指精神现象，即性情、品性、心境。顺乎自然以养身，调节情志以养神，修身养性而颐天年。道家强调人的形体与精神现象的统一，亦即身心兼顾之意。道家养生思想中重要的一点就是重视"精、气、神"，道家视此为人身三宝。如《道德经·五十九章》云"治人事天，莫若啬"，"啬"即指爱惜保养精气。《庄子·知北游》云："人之生，气之聚也，聚则为生，散则为死。"概而言之，道家非常重视炼气、保精、存神。道家用精气神学说来阐明人之生死，探求长寿，形神兼养是保持生命现象与机体内在联系规律性的养生思想。

《内经》受其影响，也运用精气学说来解释生命过程，指导却病延年，而其内容较道家更为具体。《素问·金匮真言论》云"夫精者，生之本也"，《素问·疏五过论》曰"治病之道，气内为宝"。故《素问·上古天真论》说"精神内守，病安从来"，又说"故形与神俱，而尽终其天年"。

1. 精神情志调摄

古人重视形神，而又以调神为第一要义，所谓"太上养神，其次养形"（《淮南子·泰族训》）。道家养生中，修炼的最高境界为精神修炼，也即性情的修炼。强调恬惔虚无、清静无为，主张静以养神。如《道德经·十六章》云"致虚极，守静笃"，《道德经·五十五章》又曰："含德之厚，比于赤子。毒虫不螫，猛兽不据，攫鸟不搏。骨弱筋柔而握固。"《庄子·刻意》也云："平易恬惔，则忧患不能入，邪气不能袭，故其德全而神不亏……虚无恬惔乃合天德。"道家的恬惔虚无、清静无为思想，是对自然无为的道德精神境界的追求，也是屏除欲求邪念，以自然平常之心在自然淡泊之中自有养生之乐，所谓"见素抱朴，少私寡欲"（《道德经·第十九章》）。以恬愉为务，返璞归真，"使人复结绳而用之，甘其食，美其服，安其居，乐其俗"（《道德经·八十章》），保持精神愉快，情绪乐观，心境豁达则形体得安。

《内经》延承了道家以神养形的观念，认为"粗守形，上守神"（《灵枢·九针十二原》）。神为一身之主宰，有神则生，无神则死，神伤则病，守神则健。《素问·移精变气论》曰"得神者昌，失神者亡"。《灵枢·天年》也说"失神者死，得神者生"。说明了对神重视的程度，并认识到意识思维情绪的调节对神的摄养有着直接的影响。提倡"志闲而少欲，心安而不惧"（《素问·上古天真论》）。倡导心境恬静，安而勿躁，精神内守，即《素问·上古天真论》所谓"恬惔虚无，真气从之，精神内存，病安从来"。《灵枢·上膈》云"恬惔无为，乃能行气"。而随遇而安，无所奢求的主张，《内经》与老子如出一辙，如《（素问·上古天真论》云："美其食，任其服，乐其俗，高下不相慕，其民故曰朴。是以嗜欲不能劳其目，淫邪不能惑其心，愚智贤不肖，不惧于物，故合于道。"

道家修身养性又以德为重，老子说："修之身，其德乃真；修之家，其德有余；修之乡，其德乃长；修之邦，其德乃丰；修之天下，其乃德普。"(《道德经·五十四章》)《庄子》中"执道者德全,德全者形全,形全者圣人之道也"主张以德养性(这里主要指品性),以性养身。而德性之养,又以节制情志、嗜好,约束行为、欲念等来实现的。

《庄子·刻意》云:"悲乐者,德之邪;喜怒者,道之过;好恶者,德之失。故心不忧乐,德之至也。"

《云笈七签·说戒》强调:"小善不积,大德不成;小恶不止,以成大罪"。故指出坏德百种病,如"喜怒无常是一病。忘义取利是一病。好色坏德是一病……见便欲得是一病。强夺人物是一病。""能念除此百病,则无灾累,痛疾自愈,济度苦厄,子孙蒙佑矣。"

《内经》中也反映了重德养生的思想。《素问·上古天真论》曰:"有至人者,淳德全道,和于阴阳,调于四时,去世离俗,积精全神。游行天地之间,视听八达之外,此盖益其寿而强者也,亦归于真人。"而古人认为真人就是禀赋有自然天真之性的完人、圣人,如老子所说"含德之厚,比于赤子"(《道德经·五十五章》)的天真纯朴无瑕的人。而至人是通过后天的"淳德全道""积精全神"等道德修养而达到真人的水平,故《素问·上古天真论》称至人"亦归于真人"。这里反映了一种把道德标准作为评判养生水平的标准之一的思想。《素问·上古天真论》中的"所以能年皆度百岁而动作不衰者,以其德全不危也"即此谓也。

2. 调养形体

古人养形以节制不过为要务。老子《道德经·十二章》说:"五色令人目盲;五音令人耳聋;五味令人口爽;驰骋田猎令人心发狂;难得之货令人行妨。"这些声色五味之所以有害于养生,在于失其节制。《庄子·刻意》更具体地指出"形劳而不休则弊,精用而不已则劳,劳则竭"。《内经》总结为"生病起于过用"(《素问·经脉别论》），认识到劳用过度损伤形体，"久视伤血，久卧伤气，久坐伤肉，久立伤骨，久行伤筋，是谓五劳所伤"（《素问·宣明五气》）。形体过劳，房事过度，耗竭精气，使形体失养，诚如《内经》所言"嗜欲无穷则忧患不止"，提倡节制嗜好、嗜物，节制饮食，节制情欲，节制情志。《内经》推崇上古时代懂得养生之道的人，《素问·上古天真论》曰："上古之人，其知道者，法于阴阳，和于术数，食饮有节，起居有常，不妄作劳，故形与神俱，而尽终其天年，度百岁乃去。"提倡运用导引、按跷、吐纳等调摄精神、锻炼身体的方法，这样才能使五脏功能协调，正气充盛，百岁而动作不衰。并指出现代的人"以酒为浆，以妄为常，醉以入房，以欲竭其精，以耗散其真，不知持满，不时御神，务快其心，逆于生乐，起居无节，故半百而衰也"（《素问·上古天真论》）。告诫人们"谨和五味，骨正筋柔，气血以流，腠理以密，如是则骨气以精。谨道如法，长有天命"（《素问·生气通天》）。养生观中贯穿了这种"节过保形"的养生之道。无"节"则失其养生之道，伤形而病起。

三、预防为主，重视治未病

总览道家养生理论，防病的思想体现其中。顺应自然，和于阴阳，保养精气，形神共养，导引吐纳等，都是为了保健防病。所谓养生延年，首先重在保养身体、防病却病，如《庄子·盗跖》篇明确提出"无病而自灸"可以延年益寿，这是采用一定的方法以刻意防病。不难看出，养生防病也是道家所重视的。

《内经》强调对虚邪贼风，要避之有时，"法于阴阳，和于术数"（《素问·上古天真论》），既要创造条件以避开四时不正常的气候，掌握阴阳协调，还要适当地运用导引、按跷、吐纳等调摄精神、锻炼身体的方法，这样才能使五脏功能协调，正气充盛，"百岁而动作不衰"。至于"春夏养阳，秋冬养阴"，则更是在顺应自然规律的同时积极保养身体的方法。在身体健康时要通过各种方法防止疾病的发生，在治疗疾病时要想到未病之处。这一法则为后世历代著名医家所应用，成为中医学养生、预防、治疗过程中的重要指导思想。

《素问·四气调神大论》曰："是故圣人不治已病治未病，不治已乱治未乱，此之谓也。"这一思想更加说明了《内经》是在顺应自然界规律的基础上发挥人的主观能动作用，以达到保生增寿的目的。这一观点要求人们不仅要顺应自然，清心寡欲，全德保真，更重要的是发挥主观能动性，积极防病御病，重在治未病。而一旦疾病发生则提倡早诊断早治疗。这也是《内经》预防为主的一个方面，如《素问·阴阳应象大论》说："邪风之至，疾如风雨，故善治者治皮毛，其次治肌肤，其次治筋脉，其次治六腑，其次治五脏。治五脏者，半生半死也。"强调了早治疗的重要性。《素问·八正神明论》曰："上工救其萌芽……下工救其已成，救其已败。"把治微杜渐作为评定医术的重要标准。这种重视预防的思想一直为后人所首肯。

《内经》不仅吸收了道家天人相应观点，并在养生与防病中发挥有加，而且主张积极主动的"提挈天地，把握阴阳"，以适应、把握、改造自然，很强调通过人的主观能动性来预防疾病，提出"治未病"思想，这可以说是《内经》养生学中的重要组成部分。

鼓动生理功能重在脾胃

——读前贤医著有感

不相染者，正气存内，邪不可干。

——《素问·刺法论》

邪之所凑，其气必虚。

——《素问·评热病论》

这两段原文说明人体的正气在抵御和预防疾病发生中，具有很重要的作用。同样在疾病的治疗中，如何能调动机体的抗病机制，鼓动机体自身的生理功能，恢复和促进各脏腑组织器官的正常功能，使人体的正气发挥御邪、驱邪的作用，并调节机体阴阳气血的平衡，有利于疾病向愈或机体功能的恢复，是值得探讨的问题。

脾胃同居中焦属土，胃为阳土，喜润恶燥，其气以降为顺，主受纳水谷饮食，进行腐熟消磨，化为精微而能被机体吸收利用，并将糟粕下降而排出体外。脾为阴土，喜燥恶湿，其气主升清，能运化输送水谷精微，经过气化而为气血精津以营养周身，提供脏腑组织的生理功能所需的物质基础，激发机体的生理机制，维持机体的生命活动。脾运化水湿，转输清浊，维持机体水液代谢平衡。脾主升清，胃主降浊，共同完成了水谷饮食摄入与气化精微两个不可分割的生化过程，保证了机体各脏腑组织正常的营养和生理功能发挥，从而维持了生命活动的正常延续。《医宗必读》言："一有此身，必资谷气，谷入于胃，洒陈于六腑而气至，和调于五脏而血生，而人资以为生者，故曰后天之本在脾。"

脾胃是人体的后天之本，气血精微化生之源，生命活动赖以生存之母，早在《素问·平人气象论》中就已指明："人以水谷为本，故人绝水谷则死，脉无胃气亦死。"脾胃功能正常，机体的生理功能就正常发挥，正气充盈，抗病御邪的能力就加强，"四季脾旺不受邪"。若脾胃功能失健，摄纳无权，运化失司，气血精微化生不足，无以奉养生身则生命之树就要枯萎凋亡。正如李东垣《脾胃论》所说："元气之充足，皆由脾胃之气无所伤，而后能滋养元气，若胃气之本弱，饮食自倍，则脾胃之气既伤，而元气亦不能充，而诸病之所由生也。"所以探究脾胃在机体中的重要作用，认识脾胃的生理、病理特点，对指导临床固护正气、鼓动生理功能、防病治病、辨证用药等方面均有现实的指导意义。

一、脾胃为肾精之根，元气之本

肾精，是肾中所藏之阴精，是禀受于父母，来源于先天之精，主骨生髓充脑，主人体的生长、发育和生殖功能。肾的精气充盛，身体则强壮，生殖功能加强，机体就充满活力。然而，肾中所藏之精气，必须赖于水谷精微的不断化生给予补充，只有脾胃功能正常，气血生化有源，肾中的精气才得以滋养培育，才能不断发挥其肾中精气的作用。先天之精是后天形体之基础，而后天之精，源于水谷精微，化生于脾胃，又是肾中先天之精得以不断资养根基所在。张景岳说："人始生，本乎精血之源，人之既生，由乎水谷之养。非精血无以立形体之基，非水谷无以成形体之壮，精血之司在命门，水谷之司在脾胃，本赖先天为之主，而精血之海又必赖后天为之资。"所以说脾胃为肾精之根。

人体的元气，又谓真元之气，亦藏于肾，由先天之精所化生，是生命的原动力。能激发和推动各脏腑组织发挥其生理功能，以维持正常的生命活动，而元气既受于先天，又赖后天脾胃化生的精微不断滋养，才能不失充沛，不断发挥其生理作用。《灵枢·刺节真邪》曰："真气者，所受于天，与水谷并而充身者也。"东垣言："元气之充足，皆由脾胃之气无所伤，而后能滋养元气。"所以脾胃为元气之本。

若脾胃虚损，中土不健，气血精微化生匮乏，则肾精无所资，真气无所培，各脏腑功能活动缺少物质基础，人体生长发育就要迟缓，生殖功能障碍，脏腑功能减退，各系统活力降低，机体内在阴阳气血失调，御邪、抗病、自稳功能受损，人的健康就要受到影响。

二、脾胃为气血营卫化生之源

气是体内具有很强活动力，不断运动着的构成人体和维持生命活动的精微物质，是脏腑组织功能的体现和产物。气的存在，是由脏腑及各组织器官的功能活动而表现的。由于气的来源和部位不同，功能不同，有元气、宗气、卫气、水谷之气、呼吸之气、脏腑之气、经络之气等区别，但各种气的产生，都离不开脾胃的生化作用，必须有脾胃运化的精微做物质基础提供能量，才能发挥各自正常的生理功能而体现其气化作用。如，心气足才能推动血液在脉内正常运行，周营全身；肺气足才能"宣五谷味，若雾露之溉"，才能肃降通调水道，推运肠腑之气，主治节，朝百脉；肝气正常疏泄则调畅气机，调节情志，藏摄血液；肾气足阴精得以固藏，水液得以蒸腾气化，清气得以下纳，机体生长发育正常。而作为物质的气，分布在不同部位，有着不同生理效应，也都是以水谷精微作为基本的组成成分。如元气，是由先天之精与后天水谷之精微相合而成，内藏于肾，成为生命活动的原动力；宗气是由肺所吸入的清气与水谷精气结合而成，积于胸中，助心气以行血，"五谷入于胃也，其糟粕、津液、宗气分为三隧，故宗气积于胸中，出于喉咙，以贯心脉而行呼吸焉"（《灵枢·邪客》）；营卫之气，更是由水谷精微所化生，清者为营，入于脉中，浊者为卫，行于脉外。《灵枢·营卫生会》曰："谷入于胃，以传于脉，五脏六腑皆以受气，其清者为营，浊者为卫，营在脉中，卫在脉外。"营行脉中，成为血液的重要组成部分。《灵枢·邪客》曰："营气者，泌其津液，注之于脉，化以为血，以荣四末，内注五脏六腑。"卫为水谷悍气，行于脉外，有温分肉，充皮肤，肥腠理，司开阖的卫外御邪功能。《素问·痹论》曰："卫者，水谷之悍气也，其气慓疾滑利，不能入于脉也，故循皮肤之中，分肉之间，熏于肓膜，散于胸膜。"卫气并有裹束营血使其不致溢出脉外的作用，体现出脾的统血、气的摄血作用。

血液也是源于中焦脾胃消化吸收的水谷精津，经过生理变化而为血。《灵枢·决气》曰："中焦受气取汁，变化而赤是谓血。"血载营气，营运血行，周运全身而起濡养温煦作用。《素问·五脏生成》曰："肝受血而能视，足受血而能步，掌受血而能握，指受血而能摄。"所以说，脾胃是气血营卫生化之源，《素问·五脏别论》曰："胃者，水谷之海，六腑之大源，五味入口，藏于胃，以养五脏气。"

气血营卫，是组成形体组织和维持脏腑功能活动的重要物质基础，均由脾胃化生水谷所形成。脾胃健运，气血生化有源，脏腑、经脉、四肢百骸、肌肤九窍、精神思维均得以滋养而形神俱健。若中焦脾胃运化功能不健，精微生成不足，则气血营卫就无物质基础，生化无源，后续无继，机体失养则体倦乏力，肌削肉消，卫外失固。脏腑之气得不到充养，功能减退，于是内伤、外感病证迭起。

三、脾胃为气机运动之枢纽

气机，是气的运动变化机理，是人体脏腑功能活动基本形式的概括。

中医认为，人体功能活动是以气的基本运动形式所表现出来的。一是气化，即通过脏腑功能活动，将人体生命活动中所需的物质进行化生、分解、转化，为脏腑组织提供物质基础，为生命提供能量。也就是气血精津之间的相互化生、利用过程。正是体内的气化活动，产生了生命的生、长、化、收、藏的生理变化过程。《素问·阴阳应象大论》中提到"气化则精生，味和则形长"。二是气的升降出入，这是气在体内运动的最基本形式。气的这种运动形式，反映了脏腑功能特性和各种物质的代谢活动。《素问·六微旨大论》曰："升降出入，无器不有。"所以气机的升降出入，在脏腑功能活动中无时不存在，无时不体现。只有气机升降出入的正常，人体生理活动才能维持正常，气化的过程才能正常进行。如肝气升发条达，肺气清肃下降，从而使气机调畅，血行贯通上下而无滞涩，水道得以通调，水液代谢得以正常；心火（阳）下温肾水，肾水上济心阴，心肾上下交泰，水火相济，则肾水不寒，心阳不亢；肺呼出浊气，肾下纳清气，则呼吸吐纳有根而维持正常呼吸出入；而脾胃同居中焦，脾气主升，胃气主降，脾能升清，胃能降浊，食物的消化、吸收、输布、排泄全赖脾胃的升降功能正常。脾胃运化水谷，化生精微物质，其精华清薄部分，由脾之升清作用而上归于肺，即"脾气散精，上归于肺"（《素问·经脉别论》），再由肺之宣降而输布到全身；水谷精微中浊厚部分，则由胃之降浊功能而"走五脏""归六腑"（《素问·阴阳应象大论》），糟粕部分"出于下窍"（《素问·阴阳应象大论》），排出体外。总体来说，心肺位上焦，其气宜降，肝肾置于下焦，其气宜升，而脾胃居中焦，又是万物生化之源，所以各脏腑之气机升降出入必赖于脾胃的升降出入为枢纽，各种物质的化生转输、敷布出入，也必赖于脾胃的斡旋而得以周流。如脾升则肝木能升发，胃降肺气得顺降；若脾气困阻，清阳不升，中轴失运，则脾土不能化生阴血，肝木失于濡养，木气不能疏泄条达，可见胁痛、腹胀、腹泻等病证；胃气不降，腑气不通，肺金失于清肃而上逆可见喘息气促、胸中闷乱等。

气机的升降出入，主要的内容是清浊的升降与出入，而脾胃正是升清降浊的主体，脾气散精，"清者上注于肺，浊者下走于胃。胃之清气，上出于口，肺之浊气，下注于经，内积于海"（《灵枢·阴

阳清浊》)。张景岳进一步明确:"清者上升故注于肺,浊者下降故走
于胃,然而浊中有清,故胃中清气上出于口,以通呼吸津液;清中
有浊,故肺中浊气下注于经,以为血脉营卫。"说明水谷精微的清升
浊降是通过脾胃的升降功能来完成的,从而保证了营卫气血的生成
与流通。在水液的运化代谢中,其清浊升降,也是脾的升清把水饮
之清津者上输于肺,肺才能将清中之清津布散于周身,滋养全身,
润泽九窍,滑利关节,参与血液的组成。将清中之浊液下输于肾,
其中浊中之清者又复上输于肺,浊中之浊者下趋于膀胱而排出体外。
脾运化水湿所代谢的浊液废物则由胃之降浊而由肠道排出体外,这
样脾胃与肺、肾、膀胱共同维持水液代谢的平衡。《素问·经脉别
论》曰"饮入于胃,游溢精气,上输于脾;脾气散精,上归于肺,
通调水道,下输膀胱;水精四布,五经并行"是其谓也。虽然其他
脏腑也存在着清浊升降,如心肺间的气血升降,肝胆之间的精汁升
降,肺肾之间的呼吸清浊升降等,但总体上是通过脾胃的枢转升降,
使机体的气机升降得以完成。脾气健旺,化生有源,才能保证脏腑
气机升降的动力来源。所以脾胃的升降出入,既是自身新陈代谢的
基本过程,也是五脏六腑气机升降的组成部分。中焦枢轴转运以带
四旁,若中枢不运,脾气虚弱,则脏腑功能失调,气机逆乱,升降
反作,清阳下陷则致内脏下垂,久泻久利,便血崩漏等病证相见;
浊阴上逆,则脘痞呕逆,头目昏眩随之而起。人之衰老病死,莫不
由此而始。

四、洞悉病机,燮理脾胃

脾胃为生命的后天之本,在维持脏腑功能和机体健康中起着重
要作用。正如李东垣所言:"若胃气一虚,无所禀受,则四脏经络皆
病,况脾全借胃土平和,则有所受而生荣,周身四脏皆旺,十二神

守职，皮毛固密，筋骨柔和，九窍通利，外邪不能侮也。"充分说明脾胃健运对维护生理功能、坚固正气的重要性。

1. 饮食有节以保脾胃

脾胃者，仓廪之官，水谷受盛之器，运化之洲，日用不息，劳作不休，最易受饮食所伤。暴饮暴食，水谷滞留，难以消磨，则脾胃受阻，而运化不及；饮食生冷不洁，蕴毒生湿，困脾伤胃；五味太过，偏食恣食，也可耗伤脾胃而失其健运。《素问·痹论》曰："饮食自倍，肠胃乃伤。"《素问·生气通天论》曰："阴之所生，本在五味，阴之五宫，伤在五味，是故味过于酸，肝气以津，脾气乃绝……味过于苦，脾气不濡，胃气乃厚。"所以把好饮食入口这一关，对保养脾胃至关紧要，纳食规律有时，数量节制，种类合理，不贪食生冷或辛辣燥热之物，五味适中勿过，则脾胃纳化有度，气血精微生化充足，故"谨和五味，骨正筋柔，气血以流，腠理以密，如是则骨气以精，谨道如法，长有天命"（《素问·生气通天论》）。饮食伤脾胃还应包括药物所伤，过于苦寒则伤脾阳，过于辛温则助胃热，攻克太过则伤中气，补益太过则壅气机，因此在药物的应用时，也应注意固护脾胃勿受伤损，才能运化药力发挥疗效。

2. 阴阳调和以健脾胃

脾为阴土，喜燥恶湿，其属太阴。阳常不足，寒易中生，阳不化水，脾不运湿，寒湿困脾，运化失司，清阳不升，则诸湿肿满皆以脾生。故健脾宜温养，李东垣主张甘温补脾升阳为调理脾胃之大法，提出"凡脾胃不足之证，当以辛甘温之剂补其中而升其阳"。脾阳得振，脾气健运，气血化生旺盛，转输散精，周营全身。气旺则能统血、生血、行血，并能温煦、卫外、御邪抗邪；血足则能濡养脏腑、肌肉、四肢、百骸，并充盈血脉而形神俱养；脾阳温运，并可运化水湿，代谢水液。

胃为阳土，喜润恶燥，其属阳明。阴常不足，易燥热为病。胃热炽盛，肠腑燥结，则消谷善饥或不饥不纳，口舌生疮，渴喜冷饮，大便艰涩诸证皆起。故和胃宜甘凉濡润，清代叶天士倡导胃阴说，提出"阳明燥土，得阴自安"，胃阴得养，胃气得悦，受纳有时，消化有常，游溢精气，以供脾气散精。胃得柔润则降浊而润肠，则传化物而不藏，实而不满，与脾脏共同完成水谷的受纳、腐熟、消化、吸收、化生精微，输布营养的全过程。叶氏明确指出："所谓胃宜降则和，并非用辛开苦降，亦非苦寒下夺，以损胃气，不过甘平或甘凉濡润以养胃阴，则津液来复，使之通降而已矣。"所以脾阳应温，胃阴宜养，阴阳调和，脾胃健运，气血精微化生有源，先天得培，后天得养，体健形固而无疾恙之苦矣。

3. 气机顺达以运脾胃

脾胃居中，一升一降，既是自身多种生理功能的基础，又是五脏六腑、经络血脉气机升降出入的枢纽，脾升精微之气得以输布，胃降饮食糟粕方能下行。若脾胃气机升降失调，则"清气在下，则生飧泄，浊气在上，则生䐜胀"（《素问·阴阳应象大论》）。《素问·六微旨大论》又曰："出入废则神机化灭，升降息则气立孤危。"脾胃升降既是中枢之纽，必然也易受到其他脏腑气机失调的影响。如肝气郁滞，失于升发条达，则肝木乘土，横逆犯胃，脾失健运，胃失和降，常见腹胀腹泻、胁痛吞酸，故疏理肝木，以复脾胃升降之常。肾阳不能上升温煦脾阳，脾胃阳虚，不能腐熟食物，运化水谷，代谢水液，而见少食呕恶、下利完谷、水湿肿满、四肢不温，故温肾以运转脾胃升降之机枢。肺居膈上，其经脉还循胃口，其气司降，若肺气不降，胃气随之上逆，则有嗳气喘逆；肺之宣降又助脾之运湿，故肺失宣降，水道失于通调，水湿失于布降，脾之运化水湿功能受影响则产生水饮停聚内阻等病证，所以调肺气宣降有助脾胃之升降。

脾胃气机不但受脏腑气机升降之左右，而且也受情志活动的影响。情志太过与不及都会波及脾胃的气机。忧思太过，气机滞结，则脾胃运化呆滞而不思饮食，腹胀失眠多梦等。怒火亢盛，肝气冲逆，阻胃气之降，或横逆犯胃，则见胁痛、胃胀、呕恶吞酸等。所以调节脏腑气机，愉悦精神情绪，无郁无怒，则脾胃悦达、升降相宜。

脾胃功能正常，机体气血阴阳平衡，生理功能旺盛，正胜邪怯，"阴平阳秘，精神乃治"。

参考文献

［1］南京中医学院医经教研组．黄帝内经素问译释［M］．上海：上海科学技术出版社，1981

［2］湖南省中医药研究所．《脾胃论》注释［M］．北京：人民卫生出版社，1976

［3］南京中医学院中医系．黄帝内经灵枢译释［M］．上海：上海科学技术出版社，1997

［4］叶天士．临证指南医案［M］．上海：上海人民出版社，1976

对今病起于"过用"有感

中医认为"生病起于过用"，这是对疾病起因的高度概括。有人说生命在于运动，《吕氏春秋》也有句名言"流水不腐，户枢不蠹"，任何事物只有不断的运动、更新才具有不朽的生命力。对于那些贪图安逸，四肢不勤，出门以车代步，工作之余、三餐之后就端着手机、守着电脑，屁股都懒得动一下的人来说的确是这样，这样的人如同不流动的水、不转动的门枢难免要腐朽。人的生命也是这样，形体要适度活动，使气血保持运行通畅，才能保持正常新陈代谢、吐故纳新，在运动中保持健康。

但是"动"和"用"要适度，不能过度，甚至耗损元真之气。在当今，社会竞争激烈，工作节奏紧凑，心身难免过劳，如果我们自己再过度劳耗，包括劳体、劳心、酒色无度，那真是自作孽不可活了。早在几千年前，古人就已经有"过用"致病的认识。《素问·经脉别论》中有论饮食过饱、情志过惊、负重道远、行走过急、劳力过度而致病理汗出，因而警示人们"春秋冬夏，四时阴阳，生病起于过用"。

一、情志不可太过

《素问·阴阳应象大论》言"怒伤肝，喜伤心，思伤脾，忧伤肺，恐伤肾"。喜、怒、忧、思、悲、恐、惊，是人所应有的精神意识，对外界事物的反应，在正常限度内，并不会致病。但当情志波动过于激烈，或大起大落，或持续过久，则会内耗精气，扰乱气机，影响脏腑功能，导致机体正常生理紊乱而致病。故《素问·举痛论》曰："怒则气上，喜则气缓，悲则气消，恐则气下，寒则气收……惊则气乱……思则气结。"即便是大喜，过度也会夺命的，这在生活中也不少见。更不用说那些常怀愤世嫉俗之心，事无巨细一争高低，岂不知大怒伤肝，肝火上炎，肝气上冲，则会见有头痛、目赤，血压升高，甚至引气血逆乱、蒙闭清窍而昏厥。日常生活中不乏"气昏过去"的例子。肝气太旺还容易动血，还会发生气血逆动的各种出血，如肝火上逆伤及肺络则咳血；肝火下扰血室则会出现月经量过多、崩漏等。所以情志要保持平和柔顺、舒展豁达、积极向上，平和又生机勃勃，全身的生理功能也就随之健康有活力，有生机。

二、财欲不可太过

都知道财富能给人带来舒适的生活，岂知财富也能害死人。故鄙吝者，每以招尤。慢藏者，因多诲盗。为财无穷奔波，多耗竭心力体力，自然影响健康。更不用说贪得无厌者，常顾利忘义、损人利己。甚者骨肉为之相残，手足为之相斗。盖财本通神，不容剥，积则金精崇作，争则罄囊祸生。凡受利中之害者，又不知其几何人矣。

三、饮食不可太过

《难经·第四十九难》有"饮食劳倦则伤脾"，饮食过饱，甚至暴饮暴食会使肠胃负担太过，超出其正常运化功能的承受力，则如《素问·痹论》所言"饮食自倍，肠胃乃伤"。脾胃受损，则食谷不化，食谷不化壅滞难消沤为湿浊痰毒，浸渍机体而生疾病。今所谓"三高"之疾，又何尝不是饮食超过机体自身运化代谢能力所致呢。

四、精气神不可过劳过耗

包括劳体、劳心、劳房，均不可太过，太过则内耗精血，损伤脏腑；外耗神气，消削形体。如过度的费心焦虑、多思多虑伤及心神心力；房欲过度，淫溺好色，无所节制，都会精血耗竭，真元失充。气血妄耗，入不敷出必然会导致身体的亏空。形体的运动也是要根据个人体能来衡量，不可超限过耗。《素问·宣明五气》有言"久视伤血，久卧伤气、久坐伤肉、久立伤骨、久行伤筋"，则是其中之例也。

总之，凡事不可过度，不可失于平和，"生病起于过用"是疾病起因的高度概括。人类是自然界一分子，生老病死，无法逃脱自然规律。遭遇天灾，如洪涝、地震、瘟疫等无法躲逃；横遇人祸，如明争暗斗、凶杀伤残亦时时难避，如今现实生活给我们健康带来的负面影响也不是我们能回避的。在这个世界上，唯一能掌控的是自我的内心和自我的行为。让我们的心不要太累，让我们的行为有理智不狂妄，是我们为自身健康能做到的把控。不为酒色财气所诱，不为功名得失所累，饮食起居有规律，应该是我们的健康守则。

浅谈《血证论》对中医理论的贡献

《血证论》为清末唐容川所著。唐容海，字容川，四川彭县人，生于1862年，卒于1918年。在他年少时期，因父骤患吐血，而遍请名医，均治无效，他又遍查医书，均无精详之述，其父终故。由此激发唐容川立志学医并钻研血证，发奋学习《内经》、仲景之书，触类旁通，结合自己临证所得而著成《血证论》一书。"精微奥义，一一发明，或伸古人所欲言，或补前人所未备，务求理足方效，不为影响之谈。"由此可见，唐氏治学严谨，从实效验证出发，并师古而不泥古，在书中对血证进行了较为系统的阐述，并多有创见，许多观点充实和发展了中医理论。兹就《血证论》读后感悟及其主要学术观点作一浅述。

一、对中医基础理论的贡献

1. 关于水、气、血、火

前人对气血关系、气火关系及血水关系均多有论及，如"气为血帅，血为气母""气行血行，气滞血瘀""气有余便是火""壮火食气，少火生气""津血同源""伤津则耗血""血少则津枯"等，但对水与气之间、血与火之间则少有所及。唐容川在这方面填补了不足。他重点阐述了"水即化气""火即化血"的观点。他认为"盖人身之气，生于脐下丹田气海之中，脐下者肾与膀胱，水所归宿之地也，此水不自化为气，又赖鼻间吸入天阳，从肺管引心火下入脐之下蒸其水，使化为气""五脏六腑息以相吹，止此一气而已"。天阳蒸化肾水而化为气，气之所生则为鼓动五脏六腑的生理功能之动力，并且各脏腑之间的联系也都依靠气来维系。气随太阳经脉布护于外是为卫气，气上交于肺而司呼吸，故气与水本属一家，然气生于水又能蒸化水，水随气而化，则气达肌表化为汗，下走膀胱化为溲，上输于肺化生津如雾露之溉而濡泽周身。气之与水生理相依则必病理相及，若水病停滞则影响到气化，津液不生，无以输布，五脏失荣；若气病不能外达肌表则无作汗；气病不能升降，则水停聚饮为隆为肿为泻不一而足。故临床"治气即为治水，治水即是治气"。以人参补气立能生津，小柴胡和胃气亦能通津液，清燥救肺汤生津液以补肺气，猪苓汤利水而助气化，都气丸补水以益肾气等实例来示以后人，气水同治的大法："此治水之邪，即以治气，与滋水之阴，即以补气者，并行而不悖也。"(《血证论·阴阳水火气血论》)

关于火和血的关系，唐容川认为，火和血都是赤色，中焦运化，脾经化汁，上奉心火，变化而赤是为血。心主火而生血，故血为火所化，火性上炎而血性下注，火得血而不炎，血得火而不凝，并能"内藏于肝，寄居血海，由冲、任、带三脉行达周身，以温肢体"(《血证论·阴阳水火气血论》)。如血虚则肝失所藏，心失所养，血不涵木，则木旺而动火，心火旺而伤血。此是血病即是火病之实也。以大补其血则制其火，此也是景岳"壮水之主以制阳光"思想的具体体现。

唐氏同时也指出，血虽由火生，但"补血而不清火，则火终亢而不能生血，故滋血必用清火诸药"(《血证论·阴阳水火气血论》)。他例举四物用白芍，归脾汤用酸枣仁，天王补心汤中用二冬均含有清火之意。而六黄汤、四生丸更是以泻火热而达补血之效。借以说明火化太过不能生血，补血要清火；同时唐氏也例举炙甘草汤用桂枝宣心阳，人参养荣汤用肉桂补心火。说明补血剂中，不但要注意清热，也要适当加以甘温补火之品，以火化不及阴血不生之故也。

唐氏虽然着重阐述了水与气、火与血的关系，但并不否定气血水火之间的整体关系及相互生发和相互制约的关系。他指出："夫水、火、气、血固是对子，然亦互相维系，故水病则累血，血病则累气……气为阳，气盛即为火盛，血为阴，血虚即是水虚。一而二、二而一者也，人必深明此理，而后治血理气，调阴和阳，可以左右逢源。"（《血证论·阴阳水火气血论》）

2. 注重脾胃而发乎脾阴

唐氏无论在对气血水火的论述中，还是在对血证的治疗中，都强调了脾胃的重要作用。虽然唐氏认为"血生于心火而下藏于肝，气生于肾水而上注于肺"，但他也明确指出"人之初始，以先天生后天，人之既育，以后天生先天，故水火两脏全赖于脾"（《血证论·阴阳水火气血论》）。脾胃是生化气血等物质基础之来源，是运化精微、维系气血水火的后天之本，也是中焦运化上下具有斡旋作用的重要之脏。"期间运上下者脾也。""食气入胃，脾经化汁，上奉心火，心火得之，变化而赤，是之谓血。故治血者，必治脾为主。""气虽生于肾中，然食气入胃，脾经化水，下输于肾，肾之阳气，乃从水中蒸腾而上……故治气者必治脾为主。"（《血证论·阴阳水火气血论》）唐氏列举炙甘草汤补血，参芪运血统血，皆有调理脾胃而发挥其功用；而大黄下血，地黄滋补阴血，也是通过泻地道、润脾土来调理脾胃达到治血之效。余如六君子汤、真武汤、十枣汤等在治气治水同时都以调理脾胃为基础。而针对血从上逆而出的血证，唐氏认为是与冲脉之气逆上而血随之上逆有关，故治血上逆则必以平其冲脉之冲逆之气为其要，而冲脉隶属阳明，治阳明即治冲也，所以治吐血应"急调其胃，使气顺吐止，则血不致奔脱矣"。"胃气下泄，则心火有所消导，而胃中之热气亦不上壅，斯气顺而血不逆矣。"（《血证论·吐血》）在注重脾胃的基础上，同时唐氏还补东垣之未备，提出滋养脾阴："脾阳不足，水谷固不化，脾阴不足，水谷仍不化也。譬如釜中煮饭，釜底无火固不熟，釜中无水亦不熟也。"（《血证论·男女异同论》）笔者在实践中体会出脾不制水，宜燥湿健脾，而脾不升津则宜滋脾升津，脾阴充足则可转输津液运化水谷，发挥正常的生理功能。所以特别指出："脾阳虚不能统血，脾阴虚又不能滋生血脉。补脾阳法，前人已备言之，独于补脾阴古少发明者，予特标出，俾知一阴一阳，未可偏废。"（《血证论·男女异同论》）

二、首创治血四法

唐容川在《血证论》中，以治吐血为例，创造性地总结出治血的四大法则，即止血、消瘀、宁血、补虚。"四者乃通治血证之大纲"，为后世医家治疗出血性疾病提供了指导性的理论依据。

1. 止血为第一要法

唐氏认为，人之一身不外阴阳，而阴阳二字即是水火，水火二字即是气血。气由水化，血由火化，血以养火，血濡周身，留得一分血，便保得一分命，故失血时应以止血为第一要法。而止血"非徒止其溢入胃中之血，使不吐出而已也……独动于经脉之中而尚未溢出者，若令溢出则不可复返矣。惟急止之，使犹可复还经脉，仍循故道复返而为冲和之血"（《血证论·吐血》）。对于止血，以审证辨之，止法各异，顺降逆气，而血随气降而为止；釜底抽薪，泻火祛实，血无以被扰而为止；水虚火盛动血则补肾水而清虚火，血自守而为止；亦有阳不摄阴者阴血返溢，以温阳益气以固血而为止者。种种数法，均为止血之要。唯正在出血之证，不可轻用活血化瘀之法，唐氏指出："不知血初吐时，尚未停蓄，何处有瘀？若先逐瘀，必将经脉中已动之血尽被消逐，则血愈枯而病愈甚，安能免于虚损乎。惟第用止血，庶血复其道，不至奔脱尔，故以止血为第一法。"（《血证论·吐血》）

2. 消瘀为第二法

唐氏已经认识到，离经之血为瘀血，瘀血踞于经隧则可导致再次出血，所以他继止血之后又指出："经隧之中既有瘀血踞位，则新血不能安行无恙，终必妄走而吐溢矣……旧血不去，则新血断然不生，而新血不生则旧血亦不能自去。"（《血证论·吐血》）而且唐氏对瘀血日久不消，继发其他病理变化，也明确告之："或壅而成热，或变而为痨，或结瘕，或刺痛，日变变证，未可预料，必亟为消除，以免后来诸患，故以消瘀为第二法。"（《血证论·吐血》）

3. 宁血为第三法

止血消瘀之后，尚有再动血之忧，须针对引发出血的病因而予以调治，而血之不安的根源，唐氏认为关键在于气，气之冲逆，血随而上逆外溢，故宁血必以调气顺气，宁气清气，总使冲气安和，血海安宁，血能安生而不妄行脉外，故宁血首要宁气。

4. 补虚为治血收功之法

血既离经，不为人体所用，耗损于外，阴血无有不虚者，若不能及时补其所失，阴血不足，阳无所依附，日久则阳也随之消弱，故视虚而补之。唐氏认为，肺为华盖之脏，外主皮毛而内主制节，肺虚则津枯失润，制节失司则气失肃降，常易引动阴血亦上行逆乱，故血止尤要先补肺，润肺，使其气得肃降，下利膀胱，导传大肠，肺得宣发，则如雾露之溉而诸窍润降，五脏受益。另有脾之统血，肝司藏血，肾以摄精，诸脏若虚，则血无所统，无所藏，失常道而多外溢出血。所以宁血之后，视其虚而补之，实为治血收功之法。然唐氏也告之，血证虽为虚证之属，宜滋补，但要考虑留瘀邪实之患，干血瘀滞犹须峻药去之，恐瘀之不去，新血不生，骤用补法，正反不受，故虚之未成，不可早补，留邪为患，而虚证成或有夹实者，攻补兼施，并而行之，以补虚不留邪为要。

唐氏体会："血证中当补脾者十之三四，当补肾者，十之五六。补阳者十之二三，补阴者十之八九。"（《血证论·用药宜忌论》）另外，若见气脱者，则补气以摄血；若下元虚损，水冷火泛动血者，则宜温下清上，引火归元；以甘寒滋阴制阳而护其血。

三、血证治法宜忌

《血证论》中，唐氏在对血证的治疗，除开创性提出"四法"外，还进一步提出血证的治忌。他认为："汗、吐、攻、和为治杂病四大法，而失血之证，则有宜与不宜。"（《血证论·用药宜忌论》）

1. 禁汗

津血同源，仲景对衄家严禁发汗，告之"衄家不可发汗，汗出必额上陷脉紧急，直视不能眴，不得眠"。过汗伤津，衄家血虚阴伤发汗复劫其阴津，津伤血更虚，阴液竭则坏证叠起。故唐氏认为出血既伤阴血又伤水津，忌发汗更伤其阴，更况"发汗则气发泄，吐血之人气最难敛，发泄不已，血随气溢，而不可遏抑"（《血证论·用药宜忌论》）。故虽有表证，上宜和散，不得径用麻、桂、羌、独，果系因外感失血者，乃可从外散，然亦须敛散两施，毋令过汗亡阴。

2. 禁吐

唐氏认为，出血之证之所以出血，是因气机逆乱，血随气乱，上逆为吐血、咳血、衄血，下迫则为便血、尿血。所以唐氏明言：

"至于吐法，尤为严禁，失血之人，气既上逆，若见痰涎而复吐之，是助其逆势，必气上不止矣……知血证忌吐，则知降气止吐，便是治血法。"（《血证论·用药宜忌论》）气下则血下，降肺气，顺胃气，纳肾气，以使气不上奔，而血不上溢。血家最忌是动气，不但病时要禁吐法，即出血已愈后，另有杂证，也不可轻用吐法，往往因吐而引发血证。故吐法为血证之大忌。

3. 适下

血之外溢，为气所乱而随气腾溢。而下法，有折其之冲势，平气之乱势之功，故若血证属气盛火旺，血随气乱而外溢者，则宜用下法而止血于平降之中。唐氏认为，仲景有因阳明热实竭阴之虞，而用急下来存阴救阴；而血证火气冲逆亢盛之时，也有动血耗阴之急，故"下之正是救阴，攻之不啻补之矣"（《血证论·用药宜忌论》）。血证下法要用于正当之时，若无实热气盛冲逆之势，或脾虚正气不足，则不可攻下，"只可缓缓调停，纯用清润降利"。

4. 宜和

和法是为治血证第一良法。唐氏认为和法涉及最广，用之最宜，故为第一良法。"表则和其肺气，里者和其肝气，而尤照顾脾肾之气。或补阴以和阳，或损阳以和阴，或逐瘀以和血，或泻水以和气，或补泻兼施，或寒热互用。"（《血证论·用药宜忌论》）

唐氏提出这些血证的治法宜忌，总体原则是忌动气，忌刚燥，最宜调气以治。为后世对血证的治疗奠定了理法思路与辨证用药的提纲。

读《景岳全书·妇人规》有得

《景岳全书·妇人规》曰："妇人诸病，本与男子无异，而其有异者，则惟经水、胎、产之属。"张景岳是明代杰出的医家，其学术思想对后世影响很大。《景岳全书·妇人规》是他的妇产科专著，其对女科临诊重气血，固脾肾，遵辨证。笔者常习之，思之，验之。

一、女科重气血，固护脾肾

景岳认为，女人以血为主，血旺则经调而子嗣。故治妇人之病，当以经血为先。妇女之病变，在诱发因素上是比较多元的，正如景岳言："病之肇端，则或由思虑，或由郁怒，或以积劳，或以六淫、饮食，多起于心肺肝脾四脏，及其甚也，则四脏相移，必归脾肾。"（《妇人规·经脉类·经脉诸脏病因》）无论外感内伤，均可导致脏腑功能失常，气血生化无源，所以他主张"治妇人之病，当以经血为先"。而脾为后天，是气血生化之源，肾为先天，是气血之始，气血之盈亏，尤与脾肾密切相关。故在治疗上，必须重视固护脾肾，正如景岳所说："调经之要，贵在补脾胃以资血之源，养肾气以安血之室，知斯二者，则尽善矣。"（《妇人规·经脉类·经不调》）温补脾肾，既可以促进气血生化之源，又能调节血海气血储藏运行，经脉旺盛，营卫调和，则诸病不生。景岳并举诸家之论而证之，四物汤为主，肝脾血弱，补中益气汤为主；肝脾郁结，归脾汤为主。

再如妇人带下为病，证情错综而复杂，有因外感六淫为患，有因内伤七情所致。景岳特别强调"不遂""太遂""遂而不遂"及房室之劳等病因，如其在《妇人规·带浊遗淋类·带下》中指出："凡妇人淋带，虽分微甚，而实为同类，盖带其微而淋其甚者也，总由命门不固。"当然，景岳在强调房室为患引起病变的同时，并不否认其他的致病因素。所以他接着便说："此三者之外，则尚有湿热下流者，有虚寒不固者，有脾肾亏陷而不能收摄者。"景岳此论固然不能囊括带浊的所有病因，但认识到脾虚不运，则水湿不化；清气不升、湿浊下流以及肾气亏虚，则蒸腾、封藏失司而致带下绵绵。所以治带除随证施治之外，还要着眼于脾和肾，着眼于命门，总以温补固摄脾肾为主，在临床仍有重要指导意义。

二、胎病多端，辨证为是

俗有多谓胎病多虚，景岳也言"凡胎孕不固，无非气血损伤之病，盖气虚则提摄不固，血虚则灌溉不周"（《妇人规·胎孕类·数堕胎》）；"胎不长者，亦惟血气之不足耳"（《妇人规·胎孕类·胎不长》）。母体受孕聚血养胎，本有气血相对地不足，若不重视气血的生发，脾肾功能的固护，或有母体先天羸弱，往往有因虚致胎动、胎漏等胎元不固之象。但是，景岳也强调，胎孕之为病，有寒、热、虚、实的不同，有内因，也有外因，其证甚为复杂。"盖胎气不安，必有所因，或虚或实，或寒或热，皆能为胎气之病。去其所病，便是安胎之法，故安胎之方不可执，亦不可泥其月数，但当随证随经，因其病而药之，乃为至善。若谓白术、黄芩乃安胎之圣药，执而用之，鲜不误矣"（《妇人规·胎孕类·安胎》）。景岳强调安胎之法应当辨证而立，安胎之方不可执泥固定之方，如果仅以所谓"安胎圣药"的白术、黄芩而统论，难免有贻误病情之虞。当然，景岳在强调"当察其所致之由，因病而调"的同时，也不忘气血对胎孕的濡养。是故胎病当有寒热虚实之辨，不可执一法而不化。景岳之识，当示后学，习之，践之，验之。

三、产后为病，毋泥于虚

产后调养与治法，多崇"三禁"，谓不可汗，不可下，不可利小便。然景岳指出："病变不同，倘有是证，则不得不用是药，所谓有病则病受之也。第此经常之法，固不可不知，而应变之权，亦不可执一也。"（《妇人规·产后类·论产后三禁》）又说："凡产后气血俱去，诚多虚证，然有虚者，有不虚者，有全实者，凡此三者，但当随证随人辨其虚实，以常法治疗，不得执有诚心概行大补，以致助邪，此辨之不可不真也。"（《妇人规·产后类·论产后当大补气血》）景岳所论，验之临床确是切合实际的。妇人产后，气血耗损是为常态，但是也有产褥瘀血出血、邪侵血室发热等产后并病，必当察其标本缓急，辨其虚实轻重而论治，切不可拘泥于以产后必虚必补，不能知常达变，则难免犯虚虚实实之戒。

《傅青主女科》"生化汤"是妇科一宝

"生化汤"是中医女科先祖傅青主所著《傅青主女科》产后篇中的一张中药成方。原是用于新产后，促下恶露、有助生新的一张有助产妇尽快康复的效验方。通过中医临证几百年的临床施用，疗效肯定，民间流传也悠久，成为我国古代传统常用的中医妇科良方。

一、"生化汤"的由来

傅青主是著名的学者，他的遗著《傅青主女科》是一部颇有建树的妇科专著，其中的许多治疗妇科疾病的方法、药方为今人延用，疗效确凿。"生化汤"就是其中一首著名方药。"生化汤"是由当归、川芎、桃仁、炮姜、炙甘草五味药物组成，其方药组织精炼、严密。方中当归养血活血，川芎理血中之气，桃仁行血中之瘀，甘草和中益气助当归扶正。炮姜色黑性温，入营有温经止血、消瘀止痛的作用，助当归、甘草以生新血，佐川芎、桃仁以化旧瘀。传统服法再加童便一盏，可以养阴除热，引血下行。全方合用共奏活血化瘀、温经止痛、去瘀生新之效，用以治疗产后恶露不下、淋沥不净、瘀血内阻、小腹疼痛等症，因该方确有使恶血自去新血再生、病可向愈之功，故名为"生化汤"。

笔者在临床实践中体会到，凡是产后寒凝气滞血虚之腹痛、恶露不下或恶露色褐日久不尽等，服后皆有较好的疗效。笔者以"生化汤"为主方，根据临床上辨证，随症加减均收显效。故称之为妇科一宝。

二、何时可用"生化汤"

生化汤原是用于新产妇人腹痛，瘀块中阻，恶露不下或恶露色褐日久不尽者。由于每个人体质有所不同，产后生活调理不同，会有一些不同的兼症，笔者临证在生化汤的基础上加减一些常用药来治疗不同的产后病证。如产后，因为百脉空虚气血大亏，无以温养脏腑百骸，表气不固，故常有怕风畏寒，可加防风6g、黄芪20g益气固表；大便失于濡润而干结，可加瓜蒌仁15、熟地15g润肠通便；气不摄津而多汗，可加黄芪30g、糯稻根20g益气摄汗；血不养心而失眠，可加柏子仁15g、炒酸枣仁15g、夜交藤15g养血安神。

事实上，生化汤在妇产科临床应用颇为广泛，在笔者的临证中，对自然流产、人工流产后凡属瘀血不除，子宫收缩不佳，子宫内残留胎膜遗物，或不完全流产所造成的阴道不规则出血、小腹疼痛，均可用此方加减治疗，患者服之均能取得很好的效果。对月经来而不畅，行而不收的月经不调、功能性出血等也可随证加减使用。

由于生化汤的配伍药用相对比较安全，基本可作为新产妇人家庭自备药方。目前，许多医院和药房都有生化汤的成药配方，在产后第3天就可服用，一般连服5天即可。医学研究表明，产妇血液具有凝聚性强、流动性差等特点，不利于恶露的排出和子宫的收缩等。而生化汤可以使其血液高黏状态得到不同程度的改善，加快恶露排出的进程，减少或避免由于阴道出血时间过长而引起的生殖系统感染，对子宫功能和月经周期的恢复有明显促进作用。

当然，如果是出血量多或用于复杂的妇科疾病的治疗，则必须由医生根据辨证结果，采取不同的方药来治疗，这样才能达到药到病除之目的。

谈中医心理疏导与情志疗法

中医心理学是以"形神合一""整体观念"为理论基础的，认为"形为神之体，神为形之用"。生理功能的"形"是心理活动的"神"的物质基础，心理活动的正常与否又可直接影响生理功能。而心理活动往往会受到社会因素、认识方式的影响，所以中医的整体观强调了"形神相一""天人相一"。机体气血失调，脏腑功能异常会引起心理的变异，而心理活动的失常也会引发躯体的疾病；另一方面，生活环境、社会因素会使人产生不同的认知和相应的心理活动，甚至引发心身疾病。中医在几千年前就已认识到"生物－心理－社会"这样的医学模式，提出了千古不朽的"整体观"思想，指导人们去认识疾病、预防疾病和治疗疾病。

中医对心理的疏导与治疗，早在《内经》中就有许多论及，后世医家在实践中多有发微与体会，极大地丰富了中医心理学的内容。笔者作为一名中医研究和临床工作者体会，不但在临床治疗神经系统疾病、消化系统疾病及女科疾病时，运用中药配合中医的心理疏导法治疗，能提高疗效，缩短疗程，而且在亚健康的人群中运用心理疏导与意疗方法干预，更可以有效预防疾病的发生，能增强这些人战胜困难、应对压力的信心和勇气，提高生活质量。多年临床实践中，笔者体会中医常用的心理疏导和情志疗法归纳有下几种：

一、语言疏导法

《灵枢·师传》中提出，对那些骄恣纵欲之人"告之以其败，语之以其善，导之以其所便，开之以其所苦"的因势善导的记载，可以说这是中医心理学疏导法的最早的运用记载。它包括了西方心理学的认知疗法。

"告之以其败"就是向患者明示疾病的成因、病情及危害，促使病人对疾病有足够的重视，认真对待。"语之以其善"就是告诉患者配合医生，积极治疗，疾病会有良好预后。"导之以其所便"就是指导患者如何进行自我调节。"开之以其所苦"就是开导病人，对疾病要有积极乐观心态，消除恐惧苦恼。

心理咨询中，语言疏导法是最常用和最基本的方法，"人之情，莫不恶死而乐生"，只要咨询者能与来访者建立起良好的信任关系，运用疏导法，动之以情，晓之以理，有针对性地进行开导，改变来访者不正确的认知，就一定能收到良好的效果。

二、情胜疗法

中医认为，人在心理活动中，存在着喜、怒、忧、思、悲、恐、惊七种情志活动，但是七情的太过与不及，都会导致心理或躯体的异常。《素问·阴阳应象大论》曰"怒伤肝，悲胜怒""喜伤心，恐胜喜""思伤脾，怒胜思""忧伤肺，喜胜忧""恐伤肾，思胜恐"。《医方考·情志门》进一步明确"情志过极，非药可愈，须从情胜"。

情胜法的运用，金元时期医家张子和的传世之著《儒门事亲·九气感疾更相为治衍》中也作了具体的阐述："悲可以治怒，以怆恻苦楚之言感之；喜可以治悲，以谑浪戏狎之言娱之；恐可以治喜，以恐惧死亡之言怖之；怒可以治思，以污辱欺罔之事触之；思可以治恐，以虑彼志此之言夺之。凡此五者，必诡作谲怪，无所不至，然后可以动人耳目，易人听视。"

临床上因七情太过而致病者并不少见，如过喜而发狂，大怒而气厥，忧思过极而抑郁，惊恐过度而致癫。元代中医名家朱丹溪言："五志之火，因七情而起，郁而成痰，故为癫痫狂妄之证，宜以人事制之，非药石所能疗也。须诊察其原由以平之。"

中医古代医案中，常可见运用情胜法来治疗情志过极而致病者，如《奇症汇》中记载，有一"庄先生治喜乐之极而病者。庄切其脉为之失声，佯曰：吾取药去。数日更不来。病者愁泣，辞其亲友曰：吾不久矣。庄知其将愈，慰之，诘其故。庄引《素问》曰：惧胜喜，可谓得元关者。"此即以悲恐来治狂喜之案。

现实生活中，有些婚后不孕的妇女，常因受家庭和社会舆论压力，心情抑郁，久治久不孕。而经过正确的心理疏导，指导夫妇外出旅游，放松心情，情绪得到舒缓，心愉情怡则自然受孕。这就是喜胜忧的效果。《内经》所言"忧则气结，喜则百脉舒""喜胜忧也"。

三、愉悦疗法

中医认为，气血是维持生命活动的基本物质。"气为血之帅"，温煦、推动、制约血液的正常运行；"血为气之母"，为气的功能发挥提供物质营养。人的情绪平和，乐观豁达，保持愉悦的心态，则气血就能畅通，机体免疫力增强，抗病力就会提高。所以用愉悦的方法来治疗心身疾病，也是中医心理学中常用疗法之一。

金元四大医家之一朱丹溪曾用愉悦法治疗一位秀才新婚丧妻，过悲忧郁之疾，茶饭不思，日渐消瘦。丹溪知其病之由来后，决定以调侃悦其心。切其脉，观其色，然后曰："你茶饭不思，纳食较差，脉有喜之候。"秀才听后，失声大笑，后逢人便说丹溪什么神医，男女不分，胡言其有喜。言之笑之，思之乐之，两周病竟痊愈。

愉悦疗法中，包括了前面的情胜法中的喜胜悲法，还包括各种体育运动、跳舞、旅游、垂钓、音乐、书画等多种宽畅胸怀、赏心悦志的内容和方法，来针对不同的患者，投其所好，开其心怀，而治其心病。这其中也包含了情感注意力的转移对疏达情志的作用。

四、静心宁志法

《内经》有谓"静以神藏，燥则消亡"，清净心志则能使精气内藏、神气内敛，形体得以充养。《素问·上古天真论》强调："恬惔虚无，真气从之，精神内守，病安从来。"所以静心安神法是中医防病治病的重要方法，也是中医心理学中配合药物治疗常用的方法。

临床上有些疾病，是由于患者神浮气躁而导致的，也有些病情单纯用药物治疗难收良效的，我们可以配合静心宁志法，引导患者放松精神、意守丹田、消除杂念、内敛精气，来达到治疗效果。如功能性遗精，多因心欲暗动，相火亢盛，扰动精室所致。因此可以引导患者，平静心思，远离女色，清心寡欲，内制相火，收敛精气而疗之。其他如紧张性的头痛、腹泻、胃痛等都可以配合此法进行治疗。

静心宁志法具体运用时，可以采取语言疏导，也可用一些技巧手法来导入静心之境，如导引行气法、清心静养法、打禅坐等。《灵枢·官能》就有"缓节柔筋而心和调者，可使导引行气"，它包括了西方心理学的催眠疗法。

五、转移法

此法是针对因对某事的过度投入引起的心身疾病，而采取能将患者注意力引导到其他方面的一种心理治疗方法。包括使病人情感的转移、注意力的转移、意念的转移、疼痛感觉的转移等。《素问·移精变气论》指出"古之治病，惟其移精变气可祝由而已"。这里的移精，就是指转变病人的精神、意志、思念、注意力等；变气，就是指通过移精，以充利气血、调整气机，使病向愈。更年期妇女常易心情抑郁，遇事多思多虑，但常常在参加社会活动或外出旅游，情绪转移后，则更年期综合征的症状就可减轻或不治而愈。

明代医生程世光，治一孕妇幻听腹中胎儿啼哭，"倾豆于地，令妇低首拾之"，孕妇专心拾豆，豆拾毕，幻听也因此而消失。这就是转移孕妇注意力的疗法。生活中我们常用惊吓来平呃逆难止，也是一种转移法。

六、释疑法

此法是通过一定方法，解除来访者不必要的怀疑、猜疑，或过虑担心。

一个人穷思竭虑、偏执怀疑，往往导致精神心理的异常、行为的异常或心身疾病的出现。过思过虑则暗耗心血，消蚀心气。中医认为，"心欲实，令少思"（《素问·刺法论》），用释疑法可以解除疑虑，引导病人正确地认识事物。它可以包括说理解释、暗示、以疑释疑等多种方式。俞震《古今医案按》记载一病案："徐书记有室女，病似劳。医僧法靖诊曰：二寸脉微伏，是忧思致病，请示病因。徐曰：女子梦吞蛇，渐成此病。靖谓有蛇在腹，用药专下小蛇，其疾遂愈。靖密言非蛇也，因梦蛇过忧成疾，当治意而不治病耳。"这就是一种暗示疗法。佯用下药，谓已去蛇，此女心病除而陈疾愈。

七、顺意从欲法

这是用从欲的手法，达到顺意的目的的一种治疗方法。《素问·

阴阳应象大论》载"从欲快志于虚无之守",荀子曰"善和人者谓之顺"。其本还在于顺势利导,顺应病人的意愿欲求,给予适度心理满足,顺应人的心理活动规律,给予顺情顺志的心理辅导,使病人能有良好的感受接纳心理治疗师。然后共同认定一个适度的欲求目标,治疗给予鼓励、支持、引导患者向有利于心身健康的欲求努力,放弃非理性的欲求。

顺意从欲法多用于心理阻抗者,或因心理压抑克制强烈而痛苦者。通过顺意从欲的先期疏导,使患者能在心理上得到良好地缓解、发泄,为进一步深入治疗作铺垫。

如在现实生活中,有的女性患者,工作紧张、生活事务多,压力很大,又是默默承受不想影响他人的贤妻慈母,但往往会由此失去自我而致生活信心低下,造成诸如失眠、头痛、焦虑等功能性疾病。运用顺意从欲的方法,激发女性爱美天性,引导她们找时间去逛街、购物,在休闲购物中缓解压力、疏泄负面情绪,快其志顺其意,这样可减轻对紧张、压力的感受,增加承受力,使得女性重新获得生活的信念而有积极向上的主动力。

上述仅对中医心理学中所涉及的一些疗法进行粗略的概述。在具体实施过程中,还应根据当事人的心理活动、躯体症状、体质倾向、人格特征等进行综合考虑,单法或数法合用,体现中医学"整体观"和"辨证论治"的精髓。

读医书话中医养生理念

博大精深的中国传统文化,浩如烟海的国学著作,流传和展示给世界的是中华五千年文明史。中医学正是我们中华民族文化的精华结晶,这些中华民族文化的瑰宝如今不但为中华民族也为世界人民的健康增添光彩。

中医学的养生观历经几千年，至今仍有指导和促进当今健康生活的现实意义。我们翻开浓缩着中国哲、史、文、儒、释、道等文化精粹的中医养生宝典，来感受中养生之道和理念。

一、中医养生原则"法于阴阳，和于术数"

"法于阴阳"，就是效法阴阳的法则，遵从阴阳的规律，行使阴阳的道理。什么是中医的阴阳？南边是阳，北边是阴；太阳是阳，月亮是阴；山是阳，水是阴；男是阳，女是阴；实是阳，虚是阴；白天是阳，黑夜是阴；寒是阴，暖是阳；内是阴，外是阳；上升是阳，下降是阴。我们可以发现阴阳都是对立的、有关联的，以及彼此消长互动的，这也正是宇宙的基本规律。"阴阳"的概念，蕴涵着古代朴素的哲学观，逐渐成为一种中国人认识自然、宇宙和人体生命的思维方式，成为一种区分万事万物的分类标准。比如天和地是一对阴阳，天气轻清为阳，地气重浊为阴；水和火是一对阴阳，水性寒而润下属阴，火性热而炎上属阳。春夏升发为阳，秋冬收藏为阴。在人体，内外是一对阴阳，体内包容脏器而不露，是为阴，体表显露在外，接触阳光空气是为阳；脏腑为一对阴阳，五脏具有化生和贮藏精气，故属阴，六腑受纳腐熟水谷、传化精微、排泄糟粕，故属阳；气血为一对阴阳，气为阳，是机体功能的表现，是生命的动力，血为阴，是有形可见的精微物质，为生命动力所提供的营养基础，等等。阴阳既可以用来区分相互对立、相互关联的不同事物，又可以用来区分同一个事物内部相互对立、相互关联的两个方面。

就中医养生来说，"法于阴阳"就是要效法阴阳的变化来调摄我们的日常生活，按照宇宙自然的阴阳规律来做事。如太阳落山，夜幕降临，自然界阳气收隐，阴气当空，人体内在阴阳也要随之相应，收藏阳气，静卧入睡。比如春夏阳气升发之时要顺应养生、养长，要注重充养阳气以补充消散。秋冬万物收敛闭藏，阴气渐生之际，要养收、养藏，注重补养阴精储蓄物质基础，以供体内来春人体之消耗。这就是顺乎自然规律，顺之则倡，逆之则殆。

"和于术数"，就是符合天道的养生方法。"和"是符合、调和、平衡等意。术数就是方法、技术。养生就是养一种健康的生活方法、习惯，就是在普普通通的日常生活中处处按照"法于阴阳，和于术数"来做。具体到食饮、起居、劳作等，比如食饮有节制，不但不可暴饮暴食，而且在饮食品种、性（寒热温凉）味（酸苦甘辛咸）等方面也要讲究相互平衡、调和。不同季节都有适宜的食品品种，少吃反季节的食品，不同体质适宜不同性味，等等。"和"体现的是适度、中和。如果食饮有节制，起居有常规，劳逸适度有常态，体动神静相结合，保持"和"的状态，则能内养精神，外养形体，而乐度天年，健康长寿。如果生活中过度饮酒、喝酒如同喝水，无以节制；过度房事或者淫欲无节；过度喜乐，贪图安逸等，都会损伤脏腑、耗伤精血、衰其筋骨，影响身体健康。总之，凡事不可过度，不可失于平和，"生病起于过用"，这是疾病起因的高度概括。

"和"是中国儒家思想的集中体现。从大框架说，就是要求人跟自然要"和"，人和社会要"和"，人与人要"和"，人的心、身、形、神之间要"和"。"和"了就能健康，"和"了就能长寿。

二、中医养生注重形神俱养

中医养生有个重要的观念就是形神俱养。"形"是指躯体，肌肉、皮肤、骨骼等外在可见的形体；"神"指精血、元气、神情的功能现象，可以通过人的"神态"反映在外。中医认为"粗守形，上守神"，养生重在养神。

形神俱养源于中国道家文化的养生主张，道家强调人的形体与精神现象的统一。形体的营养，由体内精、气的充盛而能得到外养；形体得养，健硕，人的心情、精神自然光彩睿智。中医将"精、气、神"视为人身三宝。1992年世界卫生组织在维多利亚宣言中，提出养生有"四大基石"——合理膳食、适量运动、心理平衡、戒烟限酒。这四大养生基石要达到的最终目的与我们中国人所归结的养精、养气、养神——养生的三大法宝有异曲同工之效。

饮食科学合理，限制烟酒，劳逸结合，动静结合，保持心情豁达愉悦，人的精、气、神就能充沛，身心就能健康，体魄就能强健，也即是我们古人说"形神合一"。形体是精、气、神的载体，精、气、神是充养形体的基础。如果只为追求外在形体之美，而不注重内在精、气、神的滋养，那么形体肯定也不可能强健硕美。所以养生重在养神。西方人注重的是锻炼身体，就是要健身，要去跑步，或者用器械来健身。他们练的是肌肉，是体格。我们养生强调的是形与神结合，有形的形体运动和无形的精神保养结合。我们有些老先生，年事很高，看起来形体并不强健，但道风仙骨，精神矍铄，神采奕奕。他们的养生观注重的就是养"精气神"。中医认为精，是生命的起源，是产生能量的物质基础；气是生命的动力，是脏腑、经络、气血功能的体现；神是生命活力外在的表现。这三者相辅相成，铸就了健康的体魄。

三、中医养生倡导精神情志调摄

现代人的健康内容，包括躯体健康、心理健康、社会健康、行为健康、道德健康等。这些内容，包括了性情、品性、心境，也就是身心健康。身体健康很大程度取决于心情、心境、心理的健康。有了健康的心理，就会有健康的行为，有了行为健康就会有道德健康。众人的道德健康，必然带来全社会的社会健康。每个人的心理健康是攸关重要的。所以我们中医的养生观中，倡导性情、品性、心境即精神情志的养生。

精神情志养生铸就健康支柱。中医认为，情志是由五脏之气化生的，若情志失调，则容易损伤脏腑气血，影响人体健康，并指出喜、怒、忧、思、悲、恐、惊等情志不可过度的跌宕刺激，因为那是引发百病之源头。《内经》有云"怒伤肝，喜伤心，思伤脾，忧伤肺，恐伤肾"，情志过极可伤及相应的脏腑，中医强调要心境恬静，安而勿躁，精神内守，即《素问·上古天真论》所谓"恬惔虚无，真气从之，精神内存，病安从来"。人能经常平心静气，随遇而安，顺乎自然，精无妄伤，神无妄动，正气内守，疾病就无从而生。

精神情志的调养还应包括情操的修养。中国儒家文化体现的养生观，不但调节情志以养神，还要修身养性而颐天年。养生，不光是在养形体、养情志，还要修身养性，不断修正自身品行、道德，以仁为怀，以德助寿。这也就是儒家认为的"智者不惑""知（智）者乐，仁者寿"。明智聪慧的人，不受色物之惑，外无贪欲而内心清净，性情平和而不失仁义道德。具有"仁"的品德的君子，在处世上就会胸怀坦荡，不忧不惧，与人为善，乐善好施，助人为乐，情操是乐观向上，心身愉悦，自然健康长寿。这种积极的人生态度和健康向上的人生观，用今天的观点来说，心理健康、社会健康、行为健康、道德健康，带来的是躯体健康，"仁者"所以长寿。

现代科学研究更充分说明了道德修养与延年益寿的密切关系。根据世界卫生组织的调查统计表明，心情快乐，性情平和的人患结核病、流感、肺炎、糖尿病、脑血管病等常见病和多发病的少，死亡率也低。中国有句俗语道"笑一笑，十年少，精神好，永不老"。可见，中医的养生文化虽然是数千年积累的理论，但其中的至理名言，仍然值得我们现代人借鉴。

目前，全球都十分关注健康问题。健康首先源于健康的生活，乐观的情志，品德修养。不大喜大悲，不急躁，不暴怒，清心寡欲，宁静致远，淡泊名利，物我两忘。"美其食、任其服、乐其俗"，人一生修炼到如此境界，就能到达健康长寿之域了。

从《金匮要略》辨病有感提出个人临证思辨观

传统习惯上，中医所言的"辨证"是运用中医理论来辨识、分析、综合疾病的病因、性质、部位，以及邪正之间的关系，从而概括、判断为某种性质的证，而这种"辨证"的临床运用往往局限于对疾病证型的辨识。《金匮要略》奠定了中医辨病辨证的基础，早在张仲景时代，对于"病"的辨别诊断就很重视。《金匮要略》中就有关于"痉病""湿病""百合病""血痹病"等40多种疾病进行辨识的记载，同时也有对于每种病进行不同"证"的辨别。而在现代时空下的中医"辨证"，应该是对临证所采集的信息、数据、证侯进行辨识的过程。应该宏观认识中医"辨证"内涵，突破其局限性，拓宽"辨"的外延范畴，从"辨病、辨证、辨症、辨药"着眼，在临证中通过整合传统中医基础理论、西医诊断及检查技术，结合医者丰富的临床经验，在"辨"字上下功夫，来提高中医诊断疾病、因证施治的水平与疗效。作为一名真正的中医医师，应该是中医理论系统而扎实，辨证思路宽广而敏捷，临床经验丰富而独到。同时，敢于向疑难杂症挑战。要做到这一点，就要从宏观上认识中医的"辨证"内涵，在"辨"字上下工夫，有与时俱进的发挥与拓展。

辨证是中医的灵魂，疗效是中医的生命。笔者认为，辨证为中医诊断疾病、论治处方之核心。这其中，"辨"字又为关键之所在，若要领悟"辨"字的真正内涵或是临床熟练运用"辨"法来提高疗效，需不断在临床实践中加以体会和总结，并在传统辨证论治的基础上有所创新，方才能有所发挥。

笔者在多年临床经验中提炼出的临证思辨观，落实在"辨病识疾、辨证出法、辨症布方、辨药酌用"，就是强调了继承发展中医的辨证论治。随着科技的飞速发展，社会的前进、生态环境的变化和人类生活方式的不同，古今疾病谱有所差异，为提高疗效，必须提倡汲取现代医学知识，充分运用现代医学诊断与实验室的技术与"辨病、辨证、辨症、辨药"灵活结合，发展传统中医理论，积极整合中、西医可用之术，并在"辨"字上下工夫钻研，这样才能发挥中医优势，与时俱进，对于各类疾病的诊断与治疗方案做出客观、及时和准确的判断和取舍，不断提高中医的疗效。

笔者的临证思辨观在临床具体运用和思路如下：

一、辨病识疾

"辨病"是"四辨"中的第一步。在接诊询问患者主诉、病史以及相关西医治疗及检查情况后，首先对于"病"做出"一辨"。某种"病"包含了疾病的客观特性与病理信息，笔者提倡：在当代社会，中医需要掌握一定的西医诊断知识与技能，了解疾病中、西医的诊断，对"病"加以鉴别，这与下步的辨证论治有密切联系。此举一例说明：如患者就诊主诉咳嗽多日。首先要结合四诊及发病病程，分析其是外感新病还是内伤宿疾。若是病程短，或伴有发热恶寒、鼻塞头痛，脉浮，西医诊断排除肺部及相关脏器的宿疾后，中医则可确诊其为外感咳嗽。下一步辨证则可用表里、寒热、卫气营血等辨证方法，来明确证型，确立治则。如果此患者咳嗽反复病程较长，时好时起，伴有咽干咽痒，呛痰少痰，平素容易声哑不扬，咽部充血或淡红，则多属慢性咽炎引发咳嗽；或者原有宿疾，而被内外之因而诱发咳嗽，那就可从经络、气血、脏腑入手进行辨证立法。所以对"病"进行辨识、鉴别，直接影响辨证的思路和方向，对疾病治疗导向有着积极的作用。

因此，笔者的临证思辨观的理念是：辨病在先，辨证其后；辨病是辨证的由径，辨证是辨病的深化，是治法的依据。

二、辨证立法

"辨证"是在辨病基础上所进行的，对主要症状、证候信息采集、归纳、分析的过程。由于个体体质不同，同种疾病在不同机体内的演变过程反映在外的表现有所不同，故同种疾病可表现出不同证型，而不同的疾病也可有同样的证候表现，而出现相同的证型。"证"的辨别直接关系到中医对治法的确立及疗效的保证，所以在上述对"病"的辨别诊断之后，根据四诊合参所收集的资料、主要症状和体征，进行分析、综合，以辨清疾病的原因、性质、部位以及正邪之间的关系，将其概括判断为某种性质的"证型"，以便能针对患者的个体确立治则、治法，并可随法出方，遵循"方从法出，法随证立，以法统方"的原则。此举门诊病案一例：顾某，女，45岁，来诊主诉右胁胀痛多日，结合西医检查B超及生化检查已明确辨病诊断为脂肪肝。辨病已经明确，进而要进行辨证。此患者伴随症有困倦，多痰，便溏，苔白腻，脉滑或濡，则辨其证型属痰湿困阻；若此患者胁痛明显，口干，大便干结，苔黄腻，脉滑则可辨其证型属痰热内蕴；若同时还伴有唇舌紫暗瘀斑点，胁肋刺痛，则可辨证为痰瘀互结。同属脂肪肝一病，皆为胁痛，证型有异，治则不同。所以笔者认为，辨证是考验中医临床医生的基本功和体现思辨方法及综合分析的能力。辨清了证型，就能确立相应的治则，也就会有相应的疗效。如上述证型，属痰湿困阻，则以祛痰化湿为主，因痰湿阻于肝脉，则有胁痛，故可佐以疏肝通络；若属痰热内蕴者，治宜清化痰热、疏利肝胆；痰瘀互结者，治宜活血祛痰、软坚散结等。所以，笔者的临证思辨观仍然强调辨证是决定治疗的前提和依据。

三、辨次症完善处方配伍

在上述"辨病、辨证、立法"的基础上，在布药处方之前，还要对疾病"次要或伴随症状"做进一步的辨别。"症状"是辨病和辨证的基本元素，有些病在表象上有若干不同的症状出现。如前面所述的"辨病"与"辨证"是依据患者所表现的主要的、突出的、患者作为主诉的症状作为辨病、辨证的依据。除此以外，还要针对一些次要的、看似与主病主证关系不大的症状进行辨析，往往是一些伴随症状却是能反映出疾病的发展趋势，以便医生及时采取相应对策阻断病情发展；同时对复诊时前后症状的变化也要给予重点的关注，这样以便对已确立的治则治法进行佐证或补充，并对处方用药的选择有针对性的指导。

如前所举咳嗽之例，若患者伴有咽痛，口干，鼻塞，头痛，脉浮数，证属风热犯肺，治宜疏风清热、宣肺止咳。若还伴有咳嗽痰黄稠，大便干结之症状，在辨证分析时同时根据这些伴随症状，考虑病情发展有由表入里，由卫转气之势；在用药处方中，除用主方桑菊饮或银翘散外，还佐以清热通腑泻热这一环节，加入瓜蒌仁、郁李仁、杏仁等宣肺润肠通畅之品，因肺与大肠相表里，如此可达到釜底抽薪、降肺气、清肺热的效果。这样即可增强疏风清热、宣肺止咳之功效，又可预先截断表邪内传化热之势，防其病情发展而深入加重。

所以笔者强调：在辨病辨证基础上，明确疾病的性质及确立论治的大方向后，对症状的进一步辨析既能对疾病的发展趋势进行判断评估，又可以补充、完善治法、处方和配伍，以期在治疗中能取得更好的疗效及预防疾病的进一步发展。因此，笔者的临证思辨观中，还提倡对次要症状、伴随症状的观察、捕捉、辨别和分析。

四、辨药择用

在明确诊断、辨清证型、明确治则、确立主方之后，接下来是布药成方、实施治疗，将辨证思维落在实处。一张方子的总体功效是由治则指导下的方药配伍来体现的，但是具体选用哪些药来组方完成方子的治则功效，达到最佳疗效，还需要对药物进行辨析、斟酌。这个过程主要通过"辨药比较，择优选用"来实现。在选药配伍成方时，笔者临证多是灵活选用经方、时方，并根据病证予以加减，使之符合患者个体所发生的疾病来处方施治。此时最具有特色的是，要重视对同类药的性味、功用、归经的细微差别的"辨析"，结合自己临床经验进行"一药多效"的"辨药择用"。"为病寻药，为证辨药，为方择药"，选择针对患者当前病证有着多重功效的药物来配入处方。试举常用方剂生脉散（引自《医学启源》）的变通运用来诠释"辨药择用"的应用。原方由麦冬、五味子、人参所组成。此方本为治疗"肺中伏火，脉气欲绝"，意在"补肺中元气不足"。三药合用，一补一润一敛，益气养阴，生津止渴，敛阴止汗。汗止阴存，气充脉复，故名"生脉"。笔者在治疗诸多疾病中喜用生脉散，作为气阴两虚证型的基本方，并根据不同的病和个体差异对原方中主药"参"的选用有所区别，充分体现出对"辨药择优"的理念。如对于治疗气虚重于阴虚的证型，多选人参或党参入方；以阴虚为主，气虚为次的证型，则改用西洋参；若气阴两虚而兼有热者，改用沙参；若是心脏疾病，属气阴两虚者，则以人参入方，并加以灵芝为对药，用以大补元气，以振心阳、助心力；若治肺虚咳嗽日久，两伤气阴，绵绵不愈，则适宜西洋参与黄芪配伍，既养阴润肺，又益肺气补虚；若用于咽炎，气阴两虚兼痰结瘀滞者，则用玄参为宜，以养阴散结；若是皮疹皮炎见气阴两虚者，则用苦参主之。由此可见，同为生脉散的证治，但用药入方时，可以根据所治的疾病不同，来耐心斟酌药味的差异、所施治的病证，辨药入方，同时不能违背辨证施治的宗旨。

整体观和辨证论治是中医之灵魂。处方中的药物配伍与证型要相一致，不可忽视君臣佐使的主次关系，方药配伍亦不能杂乱无章。强调"临证思辨观"，旨在告知：中医学子在学习祖国医学时，应注意与时俱进，既要保持和发扬中医传统特色优势，又要努力学习现代西医诊断技术与药理研究成果，并在长期临床实践的过程中主动、虚心地积累中西医结合的经验。同时耐心体会和积累药物性味、归经、功效等在临床运用中细微的差异，以选取最适合患体的药味入方，不拘泥于前人的成方固药。

前人的经验是来自实践的积累，古籍医书的理论也是前人不断承接与总结、继承与创新相结合的结晶，只有不断继承、不断总结、不断拓展创新、不断提高，中医药理论才会得到不断补充、完善，才能螺旋式发展与提高。

本文所论临证思辨观的思路，是笔者理论与临床实践结合的心得与提炼，能有效地指导临证思辨的一种范式，希望能对临床医生的思辨和论治有一定的启示和指导意义。

杨悦娅主任医师

愿我们共同努力为发扬
中医医事业做出贡献！

张琪
2002年10月22日

中篇　勤临床

融合诸多导师的学术见解与临证经验，结合自己的临床实践体会，在不断继承、发扬、探索、创新中，作者诊疗水平得以不断提高，临证得以内、妇科兼容，临床上形成了"扶正祛邪，调节气机，鼓动生理功能"为主体的诊疗指导思想，疗效显著。此篇详细阐述作者对临床善治及重点病种的系统认识、诊治经验以及验案。

临床是检验学习是否有成效的最好平台。笔者经过"国家优才"研修项目的学习，融合诸多导师的学术见解与临证经验，结合自己的临床实践体会，在不断继承、发扬、探索、创新中，诊疗水平得以不断提高，临证得以内、妇科兼容，学术观点逐步成熟，临床上形成了"扶正祛邪，调节气机，鼓动生理机能"为主体的诊疗指导思想，疗效显著。以求精的医术、诚信的服务和良好的疗效赢得了患者的好评和赞誉。在患者的口耳相传中，笔者门诊量不断增加，学术地位得到不断的提升。

中医是实践性极强的学科，要尽为医的天职，为患者除却病苦，就必须下工夫学医道，练医术，不断拓展知识结构，提高自己的诊疗水平，即所谓"欲善其功，必先利器"。医者，非精不能明其理，非博不能任其事，非仁不能善其功，岐黄之路，任重道远。吾感此生既已为医，必立为苍生大医之志，尽为医之责，钻研医术，勤于临床，光大医道。

笔者要求自己：为医之心要至诚至仁，慈爱为怀；为医之术要至精至微，纤毫勿失；为医之德，要至实至谦，不得浮夸轻狂。秉承古训，大医要精诚，则必要博极医理，勤于实践。

倡 "胞脉痈疡" 论治盆腔炎

盆腔炎泛指女性内生殖器及其周围结缔组织、盆腔腹膜等处发生的炎症，主要包括子宫内膜炎、子宫肌炎、输卵管卵巢脓肿，盆腔结缔组织炎、盆腔腹膜炎[1]。其炎症可局限于一个部位，也可同时累及几个部位（宫颈、子宫内膜、输卵管等）。盆腔炎可以呈急性发作，也可呈慢性发病。

随着不良的性行为、不科学的生殖卫生；甚至某些医源性因素（如流产、诊刮）等引发生殖系统炎症发生率的增加，炎症因素在当今已成为不孕症的一个主要病因。生殖系统的炎症还会引发免疫性不孕，如产生抗精免疫反应，干扰或杀伤精子的活力。炎症过程除了直接损害生殖器官的生理功能，还会使其形态改变，如输卵管粘连、阻塞、僵硬及子宫内膜粘连等，是导致发生宫外孕的一大危险因素。所以炎症已成为女性生殖健康的一大杀手，对盆腔炎的治疗直接关系到生殖的健康。

中医古籍中无盆腔炎病名之称，但根据其临床表现和古医籍所记载的与之相关病证来看，可归属中医女科中的腹痛、带下病、产后发热、热入血室、癥瘕、不孕等。对于盆腔炎症发生的病因病机在诸多古医籍中均有所论述。《金匮要略·妇人杂病脉证并治》有"妇人中风，七八日续来寒热，发作有时，经水适断，此为热入血室，其血必结，故使如疟状，发作有时，小柴胡汤主之"记载，此与盆腔炎急性发作相似。在《景岳全书·妇人规》中有记载曰："瘀血留滞作癥，惟妇人有之，其证或由经期、或由产后……或喜怒伤肝，气逆血留……一有所逆，留滞日积，渐以成癥矣。"这又与慢性盆腔炎迁延日久，留瘀成积相似。对于盆腔炎所导致不孕的机理，如《诸病源候论·妇人杂病诸候》中就已有阐述，其正气所伤，外邪内侵胞宫，导致闭经、带下、不孕症等。"然妇人挟疾无子，皆由劳伤血气，冷热不调，而受风寒，客于子宫，致使胞内生病，或月经涩闭，或崩血带下，致阴阳之气不和，经血之行乖候，故无子也。""带下之病，曰沃与血相兼带而下。病在子脏，胞内受邪，故令无子也。"其所述病情与现在内、外生殖器炎症导致不孕极为类似。

笔者多年临证感悟，认为现代医学概念的女性盆腔附件的炎症与中医外科概念中体表疮疡、痈疡、溃疡及体内脏腑组织间的内痈、内疡可视为同属之类，只是发生部位不同而已。正如《疡科荟萃·序》中所言："夫外为六气所乘，内为七情所累，邪在荣卫之中，则气不行而血涩，五脏菀热，六府不合，于是发为痈疽。而其所感者，有内外之分，其见端也，有内外证之异。"盆腔炎可视为是发生在女性体内生殖系统的疮疡，与外科疮疡痈肿属同类之病，因其所发生的部位是在胞脉之系，故笔者提出将现代医学的盆腔炎可命名为中医的"胞脉痈疡"[2]，进而确立相应的辨治法则，按此规范来指导临床治疗，收效甚好。

一、消、托、补分期辨治盆腔炎

基于上述理论认识，盆腔炎的内治大法可与外科的疮疡痈肿一样运用消、托、补三大法则予以辨证分期论治。这样盆腔炎（胞脉之痈疡）在治疗上就有了治则规范。

1. 消法

中医外科的消法，是指用不同性质的消散药物，使初起的肿疡得到消散，是一切肿疡初起的治法总则[3]。这里的消法，包含了凡能使肿疡消散的一切针对不同病因、病机所运用的不同的具体治法。

《外科启玄》曰："消者灭也……治当内消，使绝其源而清其内，不令外发，故云内消……绝其毒也。"如有表邪者则解表，有里实者则祛其实；有热毒者则予清解；属寒凝者则行温通；为痰湿者则祛痰化湿；属气滞血瘀者则行气化瘀等。

笔者将此消法作为除邪祛实的总则。消者，尽也，除之、散之。故在盆腔炎的急、慢性期及在炎症性不孕的治疗中，凡病程处于邪实期以实证为主，需要采用清热、解毒、祛痰、除湿、化浊、活血、逐瘀、软坚、散结、消癥、通络等具体治法，均可归属于消法治则之中，以针对胞脉痈疡的邪实毒盛阶段。

盆腔炎急性发作时，可表现为发热、腹痛拒按、带下黄稠或脓性，宫颈及阴道充血、红肿，子宫举痛，可触及有附件包块等，呈现邪实热毒炽盛之势，而迁延以日，又可因炎症的渗出，湿浊痰阻，气血瘀滞，形成结缔组织的增生、粘连、肿块，而成癥瘕积聚之实。正如唐容川在《血证论》中所说"癥之为病，总是气与血胶结而成""瘀久不消，则变成积聚癥瘕也"。所以无论急性盆腔炎起病之时，还是慢性盆腔炎正气未虚阶段，总以有形无形实邪为盛，实证为主，故必以消法，以热者清之，毒者解之，结者散之，瘀者化之，坚者消之等，均属除实之消法。从而消除炎症，减少渗出，松解粘连，疏通冲任胞络的瘀滞，为精卵交合、胞宫受孕育胎扫清障碍。

2. 托法

中医外科中的托法，是指用补益气血和透托病邪的药物，扶助正气，托毒外出，以免邪毒内陷[3]。《外科启玄》曰："托者，起也，上也。痈毒之发外之内者，邪必攻内，自然之理，当用托里汤液……使荣卫通行，血脉调和，疮毒消散。故云疮家无一日不托里也。"托法是外科疾病中正虚毒盛之阶段所运用的治法总则，此法则包含了益气托毒、育阴退热、和营透脓、温通消结等具体治法。凡属借助正气、驱邪外出或运用药力透毒、透脓外达的方法，均可归在托法总则之中。

笔者将托法作为扶正祛邪，调动机体自身的抗病功能的总则。凡是在盆腔炎或炎症性不孕处于正虚邪恋期，有机体抗病能力不足的表现，或有慢性炎症缠绵反复，或疾病处于渐消缓愈阶段，则需要采用多种扶正与祛邪相结合的治法，如益气活血、温化痰湿、温阳通络，以托举正气、推运药力，而助祛邪却病，加快病情向愈，此均归属托法范畴，是针对慢性盆腔炎病情迁延，正气不足而有形无形之邪留恋难除的虚实夹杂阶段。

慢性盆腔炎常为急性盆腔炎未能彻底治愈，或患者体质较差病程迁延所致，但也可无急性盆腔炎病史，而由隐匿感染所致。其病情较为缠绵顽固、经久难彻，当机体抵抗力下降时，则可引起急性发作。正因为慢性的炎症反复对女性生殖器的损害，也就造成了不孕的危害。

慢性盆腔炎的病机表现，往往以瘀滞、湿浊和正虚三大方面为主。反复的炎性破坏，使局部纤维组织增生，毛细血管通透性增强而渗出较多，而形成瘀、湿之病理产物。同时因病情的反复，短则数月，长则可达数年甚10余年，必将耗伤人体正气，正虚则无力抗邪，无力推运血液的运行，进而导致瘀血、湿浊的留滞沉积，郁阻气机，又可使机体气化受累，对炎症更难吸收，瘀积更难散消，致使病情缠绵难愈，日渐加重。此阶段的病性应属本虚标实，本虚为正气不足，肝、脾、肾亏损；标实为湿、瘀蓄积胞系。所以此时之治疗，不可单用大量活血祛瘀或苦寒清解之药更伤元真，破耗正气，应以扶正祛邪相结合，托里外达相为用，以助正祛邪。

3. 补法

中医外科补法的应用，在于用补养的药物恢复其正气，助养其新生，使疮口早日愈合[3]。往往是用于溃疡后期，毒势已去，正气亦伤，表现为疮口久难收口愈合，或疮疡趋好但伴神疲虚弱、精神难复者。《外科启玄》曰："补者，治虚之法也。经云，虚者补之……自然肌生肉长，气血和而体自强矣。"此法则包括了补益气血，填精补髓，调补脏腑等各种助益生肌之治法。

笔者引用补法是针对形体薄弱者，在盆腔炎的稳定期或不孕症患者机体受孕功能低下而无明显有形或无形之邪的正虚不足期，是调动机体受孕功能之总则。可用于盆腔炎及炎症性不孕治疗过程中，炎症得到控制，邪毒湿瘀已清，胞脉络道已畅，可以调经择机受孕之阶段；或病人来诊即为虚证不孕表现，为促使机体脾肾气实、气血盈溢、冲任脉充盛，减少盆腔炎的复发，提高氤氲受孕功能而应用的扶正促孕之法，诸如滋补肝肾、调理冲任、温经暖宫、健脾益气、培精养血等，均为补法应用之属。

总之，如《素问·阴阳应象大论》所言："血实则决之，气虚则掣引之。"若人气血壅盛，营卫满实，抑遏不行，腐化而为痈者，是邪气实盛期当泻之以夺盛热之气，此"消"法之意所在；若人饮食少思，精神衰弱，气血不足，肝脾肾亏虚，冲任匮乏，正气耗损，邪气已清，是邪去正虚之期当补不足，填精培元以扶正促孕，此"补"法所用也。消补为治虚实两端而用，若证属虚实相见，正虚不能驱邪、拒邪，或正虚难以运药而发挥药用，病程反复缠绵是为正虚邪恋期，则又当以扶正托邪之法两全之。

三大法则，视证情所处阶段而辨证应用，有是证就统以是法，或一法为度，或三法统领，具体治法分而施之。

二、临证治验

笔者于临床治疗炎症性不孕，每从"胞脉痈疡"论治，根据病情，施用消、托、补之法，多收到良效。

【验案】

曹某，女，34岁，已婚。2004年2月27日初诊。

主诉：原发性不孕10年。

患者1993年结婚，夫妻同居不避孕至今未孕。2003年5月左附件因囊肿而全切除，术中发现右侧附件严重炎性表现，伴有子宫多发性肌瘤。术后服用"内美通"7个月，于2004年1月停药，用药期间出现肝功能异常。2004年2月23日B超示：子宫前位48mm×50mm×41mm；内膜11mm，多发性子宫肌瘤，大者分别为：18mm×18mm×17mm，11mm×10mm×20mm，15mm×15mm×4mm；LOV切除，ROV：40mm×37mm×26mm；液暗区：17mm×15mm×14mm。肝功能测定：谷丙转氨酶82u/L。男方精检正常。

刻诊：15岁月经初潮，周期多有迟后。末次月经2004年2月6日，3天净，量少。带下量多质稠色黄夹赤，少腹隐痛，胀气。2003年8月因中耳炎手术，遗有耳鸣。溢乳黄稠，泌乳素正常。舌暗红苔薄白，脉濡。此为肝经湿热，气滞血瘀，内蕴冲任，胞脉受阻。邪实为主，正气尚能抗邪，故属消法阶段，施以清热祛湿、行气活血之法，以祛实邪为主并护肝降酶。方用：红藤，败酱草，蒲公英，紫花地丁，半枝莲，白花蛇舌草，垂盆草，六月雪，香附，石见穿，桃仁，红花，莪术。首诊7剂。并嘱避孕，测基础体温。

在此方基础上加减，守法治疗至2004年4月9日诊时，生化测定肝功能已正常，各项女性激素指标均在正常范围。月经周期基本正常，经量渐较前增。

复诊：末次月经2004年3月29日，量中，有块，5天净。带下色质已转黏白。乳胀，乳房挤压仍能见溢乳滴淋，但色转白质清。右少腹时隐痛。舌淡边有齿痕，苔薄浊白，脉沉细。邪已去半，气虚不固，应属托法治疗阶段。辨证气虚湿阻为主，故施以益气健脾、温化祛湿、行气通络。自拟"妇托方"为基础加减：黄芪，党参，白术，当归，川芎，佩兰，藿香，败酱草，红藤，肉桂，莪术，乌药，桃仁，香附。2004年6月1日造影提示右侧输卵管通而极不畅，伞端周围粘连明显，左输卵管阻塞于宫角（切除）。

上方入出治疗至2004年7月，患者主观症状均减，月经间期赤带已消，基础体温（BBT）双相，经量正常。此时病情以气滞血瘀、胞脉阻塞为标，素体肾虚、元气不足、冲任匮乏为本。治应祛痰活血、消癥通络与益气养血、健脾补肾、资冲温任相结合，标本同图，既可以清消有形或无形之邪实，疏通胞络，又可通过托举正气，运化药力，以培补精血，资充肾元，填冲任而养胞宫。仍以托法统领治法，以"妇托方"为基础加减：黄芪，党参，当归，川芎，熟地，狗脊，淡吴茱萸，肉桂，金樱子，菟丝子，白术，莪术，乌药，桃仁，香附，炮穿山甲，王不留行，皂角刺，三棱。

调治至2004年11月再行造影，提示：右侧输卵管通而不畅，左侧切除，未提示伞端粘连。指征明显改善，守法继进。唯将疏补之法按月经周期分主次而实施，行经后以补肾填精，益气养血为主，佐以疏通冲任；经前以化瘀消滞，疏通冲任为主，佐以调补气血。如此调治并予以生活指导，嘱其可中断避孕，择期交合以冀能摄精成孕。

2005年2月底来诊，告知末次月经2005年1月26日，2月份经水未行，基础体温持续高相，遂嘱其测早孕，并予促孕保胎方。2005年3月12日来告，早孕测定为阳性，无特殊不适，舌质紫苔薄，脉细稍弦。随布以扶正固胎药1周，善其后，嘱其注意饮食起居，将息养胎。2005年11月初剖腹产下8.3斤男婴，现母子健康。

按语： 此患者结婚11年，原发不孕10年，多发性子宫肌瘤。

2003年5月左侧卵巢因囊肿而切除。右侧输卵管形态不柔软,通而极不畅,伞端周围粘连明显。该患者客观体征已使受孕成为难事,而一侧附件已做切除,又减少五成受孕概率,加之患者主诉有少腹常痛,带下量多色赤黄间夹,常有耳鸣等候,此为肝经湿热,蕴阻冲任,胞脉受扰,更增其成孕之难度。

初诊之时,湿热邪实,应以祛实邪为主,并护肝降酶。此为消法阶段,具体施以清热祛湿、行气活血之法。第二阶段以肝功能恢复正常为标志,且患者腹痛、带黄等均已改善,但余邪未净,正气已虚,此为托法阶段,故次以祛实与扶正相结合,除湿、化痰、消瘀、通滞并佐以补益气血为法,以清除余邪,并扶助正气,提高体质,调动机体抗病祛邪功能,托余邪外出,正气运药力有助癥瘕结的消散,使盆腔内环境改善。以上两个阶段均嘱患者注意避孕,不可轻试摄精。

第三阶段以带下改善、少腹痛平、基础体温双相良好、月经量增至正常为标志,则实施行经后补肾填精、益气养血为主,佐以疏通冲任;行经前以化瘀消滞、疏通冲任为主,佐以调补气血。如此调治并予以生活指导,以提高患者治疗信心与择孕常识,择期交合以冀能摄精成孕。

此案始以消法,终以托法,治疗共分三步而行之,前后治疗恰巧1年而成孕。患者在得知怀孕之后喜极而泣,10年求孕之路终有收获,送笔者"医术精湛,观音再现"锦旗以表由衷之情。

近些年对盆腔附件炎症及其不孕的中医治疗报道中[4],大多以辨证论治,内外合治,专方验用及中药离子导入法等具体治法的分别施用为主,还尚未见有系统的、标准化的治疗法则作为纲领来规范整个疗程的治疗。

笔者在多年临床实践中,基于对盆腔炎认定为"胞脉痈疡",故将中医外科消、托、补三大内治之法援用于盆腔炎进行施治，以外科之法施于妇科之用。以消、托、补三大法则为纲，具体治法为目，分期论治，进退有序，辨治有效。建立一个中医对"胞脉痈疡"规范有序的、可操作性的治疗法则，对提高炎症治疗的效果、增加受孕的成功率及规避宫外孕发生等方面都有积极的指导意义和实效意义。

参考文献

[1] 李祥云. 实用妇科中西医诊断治疗学［M］. 北京：中国中医药出版社，2005

[2] 杨悦娅. 盆腔炎从"胞脉痈疡"论治的提出与临证［J］. 上海中医药杂志，2009，(7)：48－50

[3] 广州中医学院. 外科学（中医专业用）［M］. 上海：上海科学技术出版社，1980

[4] 率腊梅. 近5年中医治疗慢性盆腔炎研究概况［J］. 甘肃中医，2007，20（1）：34－37

治疗闭经临证经验

闭经是妇科疾病中常见的病证，也是目前世界性关注的疑难病证[1]。中医认为，女子正常月经周期取决于肾－天癸－冲任－胞宫性腺轴生理功能正常来实现的，相当于现代医学的丘脑下部－垂体－卵巢轴的各个环节的内分泌对子宫内膜周期性变化的调节，致使子宫内膜周期性脱落出血形成正常月经周期。如果任何一个环节发生障碍就会发生月经失调，甚至导致闭经。

近年来闭经的发病率有增高趋势，且继发性闭经的年龄有年轻化倾向。现代医学多用性激素替代疗法，但长期使用，患者或患者家属往往惧其副作用而难以坚持，中医药治疗闭经已经得到患者广泛认可。笔者在临床根据闭经的不同性质、不同辨证，采用不同的治则，结合分期治疗，收到较好的疗效。

分期治疗就是根据肾-天癸-冲任-胞宫性腺轴在经前期、行经期和经后期的不同生理特点进行加减用药。行经期的特点应该是泄而不藏、清净胞宫，所以需采用因势利导、行气活血、祛瘀生新之法，常可选用药物为当归、川芎、益母草、川牛膝、桃仁、红花、青皮、陈皮、香附、炒路路通等；经后期的特点为血海空虚，需填精养血，使之藏精气而不泄，所以采用补肝肾填阴精、调脾胃养气血之法，常可选用药物为肉苁蓉、女贞子、桑椹子、熟地、党参、茯苓、当归、白术、山药、佛手、香附等；经前期的特点为阴阳调和、冲任资盈，为月经疏泄做准备，所以采用平衡阴阳、双调气血、温宫通络治法，常可选用药物为当归、川芎、生地、熟地、铁刺苓、茺蔚子、山药、菟丝子、枸杞子等。

一、培本通经法治疗功能性闭经

治疗功能性闭经，笔者在临床实践中施以自拟"培本通经方"（基本组成：党参，黄芪，当归，熟地，桑椹子，女贞子，仙茅，坎炁，香附）结合滋补肝肾、益气养血、疏通气机诸法，以经前与经后分期加减施药，获得较好疗效。曾对 42 例闭经病例进行观察，治疗 3 个月经周期为 1 个疗程，连续治疗两个疗程。根据"中药新药治疗闭经的临床研究指导原则"[2]确定的疗效评定标准跟踪疗效，结果痊愈 26 例、显效 8 例、有效 5 例、无效 3 例，总有效率 92%[3]。

1. 培本通经法与方的思路与理论

（1）补肾应贯穿治疗闭经之始终。女子"二七而天癸至，任脉通，太冲脉盛，月事以时下，故有子"。肾、天癸、冲任、胞宫是产生月经的主要环节，而直接影响月经的天癸只有在肾气盛时，才能按时而"至"，同时还需要后天精血的不断滋养、培育，才能维持其正常的生理效应。《灵枢·邪气脏腑病形》曰"肾脉……微涩为不月"。肾脉微涩，精血不充，故为经闭。《傅青主女科》曰："肾水本虚，何能盈满而化经水外泄。"故肾虚，精血衰少，冲任气血不足，血海空虚，无余可下，是闭经的主要病机，虚证占多数。在观察的病例中，肝肾不足者占了45.2%，即便是痰湿、气血瘀阻的实证，也多存在虚实夹杂之证。13~30岁的患者占了73.8%左右，而这个年龄段正是需要后天精血不断化生充养机体消耗之时，又正是承受学习、工作竞争压力较大而饮食起居又最不注意调摄的人群组。常使得机体内在的自我调节机制失控或受抑，脏腑气血失调，肝肾受损，精血化生不足，消耗有余而补充不够，冲脉不盈，任脉失养，导致经水枯源，闭而不行。正如近代医家许润三认为，肝肾虚弱与月经关系至切，而肝肾又关乎冲任，冲任不足则月经后延，且易引起坠胎、闭经、不孕[4]。罗元恺等认为闭经中以虚证及虚中夹实为最多见[5]。由此也证明了许多医家认为补肾疗法是治疗闭经的第一大法，应贯穿在整个治疗闭经的始终[6]，确为实践经验之积累。

（2）培本通经，充源启闭。笔者所拟"培本通经方"本着"肾气全盛，冲任疏通，经血既盈，应时而下，否则不通也"（《妇人良方大全》）之意，益气补血，滋养肝肾，以充其源；疏通理气，调理冲任，以开其闭。方用桑椹子、女贞子、淫羊藿来滋补肝肾，调养冲任，充培天癸而激发其正常生理效应；党参、黄芪、当归、熟地补益气血，充盈血脉，蓄溢胞宫，则度时而泄；更有坎炁血肉有情之品，加强温养滋补之力；香附、川芎疏通冲任，调畅气机，推运启闭，并防滋补之滞。行经前期加益母草、川芎、红花，以增疏通活血行经之功；行经后期加肉苁蓉、菟丝子、杜仲以加强温补培元促卵泡助黄体之效。至于气滞血瘀、痰湿内阻或阳虚血寒而闭经者，也均在原方补肝肾、益气血、续经水之源的基础上加减用药而调治之。总以滋养为大法，培本续源为基础，祛其邪实，破其有形，地道通畅，月事时下，临床疗效颇佳。

2. "培本通经方"的周期用法

"培本通经方"在具体运用时也根据月经周期来进行加减。行经期加益母草、川芎、红花。行经后期（月经第 7 ~ 20 天）加肉苁蓉、菟丝子、杜仲。肝肾阴虚内热者，加生地、生首乌、龟板；痰湿内阻者，加苍术、白术、陈皮、石菖蒲、皂角刺；气滞血瘀者加青皮、鸡血藤、丹参、桃仁、泽兰；阳虚血寒者加制附子、桂枝、鹿角胶、巴戟天；痛经者加延胡索、路路通、生蒲黄、五灵脂。行经前期（月经第 21 ~ 28 天）加茺蔚子、山药、菟丝子、女贞子。

用法：每日 1 剂，水煎两次取汁，早、晚分服，每次约 200mL。3 个月经周期为 1 个疗程。

【验案 1】

周某，女，38 岁。2006 年 9 月 6 日初诊。

主诉：月经闭阻不行 3 年余，失眠 4 年余。

患者月经闭阻不行 3 年余（2002 ~ 2003 年服妈富隆而经行，停药后至今未再行），西医诊断为性早衰性闭经。因有子宫癌症家族史，患者心存顾虑而停用激素，转求中医。生育史：1 - 0 - 0 - 1。失眠 4 年余，夜难入睡。刻诊：末次月经在 2003 年（服西药激素促经行）。失眠甚，入睡困难，约需 3 小时以上，夜眠浅而不安，周身肌骨酸痛，盗汗，便溏。舌淡苔薄白，脉沉细软。

综合上述诸症，笔者辨其证为脾肾两虚，气血不足。治以"培本通经方"加肉苁蓉、菟丝子、杜仲、桂枝、鹿角胶、巴戟天、茯神、炒酸枣仁、熟附子等。服药两周，入睡有进步，9月18日起阴道见经血少许，连续5天净。患者欣喜激动，如遇久别之友。后按此见红之日为周期，第7~21天"培本通经方"加茺蔚子、肉苁蓉、菟丝子、杜仲、制附子、桂枝、茯神、炒酸枣仁。头目眩晕加天麻、女贞子、夜交藤；周身酸楚疼痛加羌活、独活、桑寄生、豨莶草等。月经第21天起加茺蔚子、川芎、红花等，并嘱测基础体温。至10月11日又见少量经血，持续8天收，已能正常入睡，但有梦扰易惊醒，周身无酸楚作痛。舌质渐转微红，脉细但不软。如此周期性守法治疗近1年，月经周期已完全恢复，生活起居均已正常。

按语：此案患者，脾肾两虚，气血生化不足，上不能养心，下不能充盈血海，中不能荣养百骸。日久精血渐趋枯槁，而至闭经、失眠、周身疼痛，均属气血失于濡养所致，故以"培本通经方"加减，培本通经，充源启闭，养心安神，标本兼顾而收良效。

二、温肾豁痰通络启闭法治疗肥胖性闭经

"培本通经方"虽可加减治疗不同证型的闭经，但据临床观察，以肝肾不足及气滞血瘀型收效满意，而痰湿内阻与阳虚血寒型疗效较前者稍逊，尤其是肥胖性闭经或多囊卵巢综合征的闭经，多为痰湿所生，或为水湿不化，或为气滞水停，或为过食膏粱厚味，或为郁热化火，均可聚湿成痰，或炼液成痰。痰湿内阻，壅滞冲任，则胞脉闭塞，经水不行。在闭经中痰湿壅盛，体态肥夷的人最难治效，这也符合中医"痰湿之邪，其性黏滞，难于速祛"的理论。

1. 对肥胖性闭经的认识

肥胖性闭经是妇科常见病，也是难治病，在世界范围内都有逐年增加的趋势。现代医学认为，肥胖性闭经属继发性闭经，除与性腺激素、糖皮质激素、胰岛素等内分泌激素水平有关外，还与下丘

脑功能紊乱有关。

中医对肥胖性闭经的认识源自《丹溪心法》，认为"积痰下注于胞门，闭塞不行"，"躯脂满盛经闭"是肥胖性闭经的主要原因，后世医家也有所论述，如《女科切要》认为是"肥白妇女经闭而不通者，必是痰湿与脂膜壅塞之故也"。直至今天，中医对肥胖性闭经的治疗仍然是从化痰论治为多。有从虚论治，如健脾益肾化痰；有从实论治，如化瘀通络导痰。也都在不同程度获得疗效。中药治疗的机理是多靶点、多层次、多渠道的，有的可降低血胰岛素，改善胰岛素抵抗；有的降低血睾丸酮，有的可提高血雌激素。

笔者认为，肥胖性闭经的发生与脾肾功能失调以及痰、湿、瘀病理产物堆积体内有关，在治疗上当以补脾肾、祛痰湿、化瘀滞为主。景岳论痰饮言："五脏之病，虽俱能生痰，然无不由乎脾肾。盖脾主湿，湿动则为痰；肾主水，水泛亦为痰。故痰之化无不在脾，而痰之本无不在肾。"（《景岳全书·痰饮》）痰湿凝聚，其本为肾阳不足，脾胃失却温煦，肾不能蒸津，脾胃不能行津，故致体内水液停留，久之聚湿为痰，闭阻胞脉血络，壅塞冲任所致闭经。治疗关键在注重助肾化痰。笔者在临床采用温肾豁痰通络启闭法对此类型的闭经进行治疗，疗效甚好。

2. 温肾豁痰通络启闭法辨证运用

温肾豁痰通络启闭法在临床辨证运用中，也要注意虚实之辨，组方用药应有所侧重。

偏于肾阳虚者，多以温肾暖宫之药为君，豁痰通络之品为辅，以达温通温化之功。常用温阳药为淫羊藿、仙茅、巴戟天、菟丝子、紫石英等；豁痰之品为铁刺苓、半夏、南星、苍术、陈皮等；活血通络之品为香附、桃仁、鸡血藤等。

偏精血不足者，以滋养肝肾之药为君，温化痰湿通络之品为辅，以达滋养温通、精溢胞宫之功。常用药为当归、生地、熟地、女贞子、枸杞子、桑椹子等；温化痰湿通络用半夏、南星、泽泻、茯苓、丹参、郁金、枳壳、八月札等；可加一二味温肾阳之品，以达"阳中求阴"。

若是痰壅湿盛，气血瘀滞，偏以痰实之候，则当以先祛其实，后治其虚。豁痰化湿理气通络为先，常选用苍术、半夏、胆南星、石菖蒲、茯苓、砂仁、荜茇、大腹皮、厚朴、香附、陈皮、川芎、当归、路路通等。

肥胖性闭经属痰湿闭经的范畴，舌苔多为腻苔。观其舌苔可知痰湿之轻重，证候之寒热，对辨证甚为重要。薄腻者，痰湿之轻也，厚腻者，痰湿之重也；白腻者，寒湿也，黄腻者，湿热也。结合舌苔在药物配伍中可权衡加减用药。

【验案2】

王某，女，17岁，学生。2009年8月22日初诊。

主诉：多囊卵巢发现5年余，月经稀发，常闭经数月不行。

数年来患者每遇月经停闭3～4个月不行则服安宫黄体酮促经，形体渐胖。末次月经于2009年6月18日（服安宫黄体酮）至今两月未临。

自测基础体温（BBT）无双相。望诊：体毛、唇须较显，胸背痤疮明显。体胖（身高170cm，体重82kg）。易倦，精神不振，多有烦躁。咽中痰黏，口干不欲饮，大便溏，舌尖红，苔白浊，脉滑。

辅助检查：B超示：子宫：45mm×34mm×35mm，右侧卵巢（ROV）：28mm×18mm×15mm，左侧卵巢（LOV）：20mm×18mm×16mm，双侧卵巢内均见多于12枚直径在6～8mm之间的小卵泡。激素测定：黄体生成素（LH）与促卵泡成熟素（FSH）之比值>3，且有皮质醇增高。

痰湿内盛，水湿不化，责之脾失健运，然肾阳不足，火不生土，水湿难蒸腾气化是为病本。聚湿为痰，痹阻阳气，故体重困倦。津液不能气化上承，口干痰黏不思饮；湿浊下干肠腑大便溏稀不调。水液不布，湿聚痰盛，瘀滞气血，壅塞冲任，胞络瘀阻，则经闭不行。证属脾肾不足，痰湿壅盛，胞络瘀阻，治法拟温肾豁痰通络启闭。因其有烦躁、舌尖红，苔虽白浊但不厚，脉见滑，有肝肾阴虚、精血不足之象，故还当以滋养肝肾之药为君，温化痰湿通络之品为辅。药用：当归，川芎，茺蔚子，女贞子，肉苁蓉，熟地，胆南星，半夏，皂角刺，铁刺苓，泽泻，徐长卿，桃仁，鬼箭羽，香附，昆布，白鲜皮，生山楂。

首诊7剂药后，大便已实，腻苔已见退，舌微红薄脉濡。嘱测基础体温。守法加减治疗，至10月16日，首次月经自行，量正常，腹痛未起，胸背痤疹渐隐，大便已成形。11月27日阴道见有褐色分泌物，量少，小腹作痛，BBT有向上之势，胸闷喜叹息，痰湿阻内，胸阳不展。于上方加瓜蒌皮，八月札，甘松，益母草。去泽泻、徐长卿、鬼箭羽、生山楂。12月21日月经再行，量一般，见有血块，腹隐痛，大便调。至此，月经周期渐有恢复，基础体温也渐趋双相。

坚持守法治疗1年余，每于经期以疏通活血为主，经后滋养肝肾、温化豁痰、化湿通络为主。2010年月经来潮9次，2011年停药后随访，月事维持基本正常。体重也由原82kg渐降至70kg。

按语：中医认为，肥胖多与痰湿有关，肺、脾、肾功能失调，津液不能正常运化，不能蒸腾气化发挥生理效应，则聚集为湿为痰，外充形体则肥胖，内壅胞脉阻滞气血则闭经。《万氏女科·调经》云："盖妇女之身，内而肠胃开通无所阻塞，外而经脉流利无所凝滞，则血气和畅，红水应期。惟彼肥硕者，膏脂充满，玄室之户不开；挟痰者痰涎壅滞，血海之波不流。故有过期而经始行，或数月而经一行，及为浊为带，为经闭，为无子之病。"

参考文献

［1］郑怀美．妇产科学［M］．第3版．北京：人民卫生出版社，1994

［2］中华人民共和国卫生部．中药新药临床研究指导原则，第一辑［M］．中华人民共和国卫生部制定发布，1993

［3］杨悦娅．自拟培本通经方治疗闭经42例［J］．江西中医药，2001.32（4）：31－32

［4］王永炎，等．今日中医妇科［M］．北京：人民卫生出版社，2000

［5］许润三．医案五则［J］．中级医刊，1984，（5）：36－38

［6］罗元恺．闭经证治［J］．中医杂志，1985，（8）：569

不孕症治疗心悟

目前不孕症的发病呈日趋上升之势，据国内报道，不孕症的患病率为10%～15%，其中女方因素占40%～60%[1,2]。这对受传统观念影响比较深的中国家庭来说，是一个很大的不稳定因素。

不孕症概指妇女在育龄期有正常性生活，其性伴侣生殖功能正常，未避孕而经两年以上未生育的妇科疾病[3]。《备急千金要方》云："妇人立身已来全不产，及断续久不产三十年者。"将不孕称为"全不产""断续"；《脉经·平带下绝产无子亡血居经证》所载："妇人少腹寒，恶寒久，年少者得之，此为无子；年大者得之，绝产。"将其称为"无子"。

不孕症又可分原发不孕与继发不孕，即女性性成熟后有性生活而从未受孕称原发不孕，而曾有过孕育、生产却不能再次受孕则称继发不孕[3]。原发不孕又可分为绝对不孕与相对不孕，绝对不孕是指女性有先天性的或后天性的解剖上或功能上的缺陷，致使无法怀孕[3]。如中医早有记载的"女函男"两性畸形，"五不女"先天性生殖器畸形等生理缺陷者。《格致余论·受胎论》指出："男不可为父，女不可为母，与男妇兼行者……其类不一。以女函男有二：一则遇男为妻，遇女为夫。一则可妻而不可夫，其有女具男之全者。"《广嗣纪要·择配》载男女各有五种先天性生理缺陷导致不孕不育。女子五种不宜为："一曰螺……二曰纹……三曰鼓花头……四曰角花头……五曰脉……此五种无花之器，不能配合太阳，焉能结仙胎也哉。"相对不孕是指因某种因素影响受孕，而经过治疗是有可能受孕者。在临床，我们所遇到的大多数是相对不孕的原发性或继发性不孕患者。

不孕症的发生其原因内外综合有多种，中医对不孕症的认识和治疗有着悠久的历史。早在《素问·骨空论》中就已提出"督脉为病……其女子不孕"。清代医家陈修园在《女科要旨·种子》中高度概括了不孕的内外之因，指出："妇人无子皆由经水不调，经水所以不调者，皆内有已情之伤，外有六淫之感，或气血偏盛，阴阳相乘所致。"古人早就认识到妇人无子与体质、情志及感受外源之邪等都有密切关系。

现代医学认为，女性的输卵管堵塞、排卵障碍、子宫内膜异位症、多囊卵巢综合征、子宫肌瘤等多种疾病均可引发不孕。

笔者在多年临床实践中积累了对各类不孕症的辨证诊断经验和独特的治疗用药，并以"识病辨证，调经助孕，分型证治"为不孕症治疗总纲，对不孕患者进行纲举目张有步骤的调治，收效甚好。

一、识病辨证，调经助孕

不孕症的治疗是个比较复杂的过程，首先要梳理和分析其发生的原因，客观科学地收集现代医学能够提供的各种检测信息，参考现代医学的病情诊断，结合患者的体质、病史、配偶的情况来分析，识病、调经、助孕三步走，并始终坚持助孕先调经的原则，以提高受孕率和孕胎的质量。

识病，就是首先明确不孕症的西医诊断。作为新时代的中医人，应学习西医的基本知识，能掌握对疾病的诊断依据。面对每个不孕症患者，首先要追溯西医的诊断属于哪类的不孕。西医对于女性不孕的原因基本可分为以下几大类：一是卵巢功能障碍，包括排卵障碍、黄体功能不全等；二是输卵管因素，如粘连阻塞、输卵管先天性过长等；三是子宫因素，如子宫内膜过薄、过厚、息肉、肌瘤等；四是宫颈因素，如炎症、占位、黏液异常等；五是子宫内膜异位症；六是免疫因素[1]。也有一部分属于功能性的因素，没有明确的器质性病理诊断。如果没有明确诊断的患者，也要与患者进行耐心的沟通，询问结婚同居以来的生活史、既往孕育史、疾病史、月经情况，以及男方的健康情况、生活嗜好、精液情况等，来逐一梳理可能引发不孕的因素，再结合望、闻、问、切所采集的证候信息进行辨证分型论治。

调经，就是在助孕之前必须要将月经调治到正常方能有效促孕。《妇人大全良方·求嗣门》有曰："然妇人挟疾无子，皆由劳伤血气生病；或月经闭涩，或崩漏带下，致阴阳之气不和，经血之行乖候，故无子也。"月经周期以及月经量恢复正常，说明卵巢、黄体已恢复生理功能，即肾－天癸－冲任－胞宫生殖性轴功能恢复正常，卵泡发育正常，具备受孕条件，受精后的受精卵能量足以支撑到其着床发芽，胞宫凝聚气血濡养胚胎能正常发育成长。《女科证治准绳·胎前门》言："胎前之道，始于求子。求子之法，莫先调经……妇人经事不调，即非受孕光景，纵使受之，亦不全美。"

笔者在调治月经中，往往根据经前期、行经期和经后期的不同特点，采用不同方法进行中药调理。行经期的特点应该是泄而不藏、清净胞宫，所以需采用因势利导、行气活血、祛瘀生新之法，常用药物为当归、川芎、益母草、川牛膝、桃仁、红花、青皮、陈皮、香附、炒路路通等；经后期的特点为血海空虚，需填精养血，使之藏精气而不泄，所以采用补肝肾填阴精、调脾胃养气血之法，常用药物为肉苁蓉、女贞子、桑椹子、熟地、党参、茯苓、当归、白术、山药、佛手、香附等；经前期的特点为阴阳调和、冲任资盈，为月经疏泄做准备，所以采用平衡阴阳、双调气血、温宫通络治法，常用药物为当归、川芎、生地、熟地、铁刺苓、茺蔚子、山药、菟丝子、枸杞子等。

助孕，是经过上述调治过程，月经周期及月经量恢复正常，则可进入助孕实施阶段。这个阶段尤其要注意对基础体温、性激素水平、卵泡的发育状况等进行动态监测，将中医的辨证与现代检测技术相结合，根据患者体质、证型来进行个性化的用药配方。

二、分型证治，纲举目张

如今现代技术的发展，已探知引发不孕症的原因很多，病理复杂。但是，中医临证除了要掌握现代科学知识来识病辨病以外，更重要的是凭借深厚的中医理论功底和在临床多年的经验，将错综复杂的不孕症进行综合分析，找到中医病机理论的归属，理出辨证思路、辨析证型，确立治疗法则。

笔者在临床执简驭繁，将不孕症辨证分为三大类，即肾虚不足型、气滞血瘀型和痰湿蕴滞型。围绕三大证型，分别探寻这些证型的形成与个体患者机体的内在环境、既往病史、生活状况、工作性质等有何内在联系。妇人之不孕，有脾胃虚损，气血化生不足，不能营养胞脉；亦有肝肾耗损，阴精不能充盈冲任，或阳气虚衰，子宫虚冷等虚证；也有因六淫、七情侵伤冲任，瘀阻胞宫之实证，等等。如此诸多病因病机，如果不对病机演变后的最终证候表现进行归整和辨析分证，就难以提纲挈领、纲举目张，难以分类论治。笔者对其分三大证型，相应采用补肾填精养血、理气活血疏通和豁痰开窍启闭法作为治疗法则，这只是大要，是为了指导临床辨证分析时能归类患者的个体属性，在临证出法时便可以纲目清晰。事实上，在临床上少有完全单一的证型，常常是虚实夹杂，寒热交错，所以临证需仔细辨审，察其主证，究其亏盈，旁及兼顾，审而治之。可一法单用，也可将诸法合用，圆机活法，随证伍药。

1. 肾虚不足型

中医认为，肾对生殖功能的调节是通过肾－天癸－冲任－胞宫轴来实现的，有类似于现代医学的下丘脑－垂体－卵巢－子宫轴。中医所说的肾主脑生髓、肾主封藏、肾主生殖发育与现代医学所说的下丘脑垂体分泌激素促进人体成长、促进卵巢子宫的发育有异曲同工之妙。《圣济总录·妇人经血暴下兼带下》有云"夫人所以无子者，冲任不足，肾气虚寒也"，肾虚不足，天癸迟发，精血不充，冲任不盛，胞脉不荣，不能滋养肾精，肾气不足，气化不利，则卵泡发育受阻或（和）无力推动卵泡排出，这类似于现代医学所指的生殖系统发育迟缓、卵巢功能障碍的不孕。此类患者多表现为腰膝酸软，神倦乏力，头晕耳鸣，月经不调等。偏于肾阳虚者兼见形寒肢冷，小腹寒凉，小便清长，舌淡苔白等；偏于肾阴虚者兼见颧红，潮热盗汗，舌红苔薄等。治疗时应以补肾填精、顾护命门为主。张景岳在《妇人规·子嗣类》中云："是以调经种子之法，亦惟以填补命门，顾惜阳气为之主。"

【验案1】

邱某，女，29岁。2015年1月10日初诊。

患者结婚两年余，原发不孕。生育史 0－0－0－0。11 岁初潮起月经周期迟后，每年月经次数仅有 6～7 次，行经时间 8 天，曾短时中药调理，未系统检查治疗。2012 年结婚至今未孕。月经周期为 50～70 天，最近一次行经日期 2014 年 10 月 24 日，经行 7 天，月经量正常有血块，有痛经。

2014 年 9 月查性激素全套（经行第 3 天）：促卵泡生成素（FSH）：7.97IU/L，黄体生成激素（LH）：10.43IU/L，雌二醇（E2）：257nmol/L，睾酮（T）：1.86nmol/L，催乳激素（PRL）：271.13μg/L，孕酮（P）：1.30μg/L。2014 年 8 月 29 日查阴道 B 超：子宫大小30mm×42mm×45mm，子宫内膜厚 7mm，左侧卵巢（LOV）24mm×26mm×28mm，右侧卵巢（ROV）25mm×29mm×27mm。

此诊：经阻未行两月余，基础体温（BBT）无明显双相，带下见黄稠，平素无明显腹痛，四肢不温。纳食尚可，大便调，舌微红苔薄，脉沉细。辨证为肾虚阳气不足，兼有湿蕴血瘀。采用补肾温阳，活血化湿法。予当归 15g，川芎 6g，鸡血藤 10g，生地 15g，熟地 15g，河车粉 3g（吞服），菟丝子 15g，女贞子 15g，茺蔚子 15g，红花 6g，金樱子 20g，香附 6g，铁刺苓 15g，胆南星 15g，半夏 9g，皂角刺 15g。7 剂。并嘱其先行避孕，恐肾气稍动未壮，血气稍增未盈，此时若交合子落，虽种不长，中途废萎，岂不可惜。

二诊（2015 年 1 月 17 日）：经阻未行，基础体温（BBT）初升，带下见润，纳谷可，大便调，舌淡苔薄白，脉细。继予上方加仙茅 20g，制附子 6g，去鸡血藤。10 剂。

三诊（2015 年 1 月 29 日）：经闭 3 个月余，BBT 已升，高相维持 13 天今始降，经水尚未行。寐多梦，纳可，大便调。舌微红苔薄白，脉细。经期将届，予以行气活血、祛瘀生新之法。川芎 6g，当归 10g，川牛膝 10g，益母草 30g，陈皮 6g，青皮 6g，桃仁 10g，红花

6g, 香附 10g, 炒路路通 10g, 炒酸枣仁 15g, 夜交藤 15g, 艾叶 6g, 延胡索 10g。8 剂。

四诊（2015 年 2 月 10 日）：经水闭阻 3 个月余，于 1 月 29 日终于自行，量正常有块，腹不痛，8 天净，BBT 已降，刻无不适主诉，纳可，大便调，舌微红苔薄白，脉细。前诊收效，守法续方，结合周期加减治疗，经水 2 月 20 日、4 月 2 日分别行至。遂嘱可予试孕。

五诊（2015 年 5 月 23 日）：早孕测试阳性，刻诊：无特殊不适，但感腰酸腹坠感，纳可，大便调。舌胖齿印、苔薄白，脉沉、小滑乏力。予党参 15g, 白术 20g, 菟丝子 15g, 杜仲 20g, 肉苁蓉 15g, 狗脊 15g, 金樱子 15g, 仙茅 30g, 女贞子 15g, 川断 10g, 苎麻根 15g, 覆盆子 15g, 葛根 15g。12 剂，以补肾安胎。

末诊（2015 年 7 月 18 日）：末次月经 4 月 2 日，至今早孕 3 月半，上方出入保胎至今安好。刻诊因外阴痒，带下腐浊前来再诊。遂予外洗方：苦参 15g, 蛇床子 15g, 每日煎汤外洗 1 周。嘱将息养胎，尽量自然分娩。

按语：此案患者两年未孕，其症状虚实错杂，从月经来潮就开始月经稀发，四肢不温，兼性激素水平明显低于正常，知其肾虚已久，故予菟丝子、女贞子、金樱子及紫河车血肉有情之品共温补肾气，合四物汤养血调经。患者行经时痛经兼见血块，带下黄浊，知其有湿瘀实邪存在，故佐化湿祛瘀，并结合调理月经周期。在此期间嘱其应避孕，以免勉强受孕后因受精卵能量不足导致胎萎不长。当月经周期趋正常，基础体温见有双相，说明卵巢黄体等功能已恢复，肾气充足，卵泡能发育正常，具备受孕条件，嘱其择期试孕，而受孕筑胎成功。

2. 气滞血瘀型

清代费伯雄曾指出"男子以肾为先天，女子以肝为先天"，强调了肝在女子的生理病理过程中有着重要的意义。如果女子忧虑多思，慈恋憎爱，忌妒忧患，七情内伤，导致肝郁气滞，使气血运行受阻，也可导致不孕。《傅青主女科·种子》云："其郁而不能成胎者，以肝木不舒，必下克脾土而致塞……带脉之气既塞，则胞胎之门必闭，精既到门，亦不得其门而入矣。"肝属木，喜条达，恶抑郁，肝气不舒则百病生，这类不孕症的表现主要在于情绪不悦，抑郁多思，肝血暗耗，气滞血瘀，冲任渐枯，胞脉失养，最终导致冲任胞宫功能障碍，引起女子月经不调乃至不孕。治疗大法为疏肝理气、填精柔肝、疏通胞脉。同时要考虑到，因为肝肾同源，乙癸同源，肾为肝母，肾水滋养肝母以柔其刚悍之性。所以在治疗肝气瘀滞所导致的不孕时，应注意肝肾同治，即使没有明显的肾虚症状，也应注意护肾，以求未病先防。

【验案2】

董某，女，31岁，已婚。2005年2月2日初诊。

继发不孕1年半，患者于2003年难免流产并清宫。患者自述，自流产后易多思多虑心情压抑。测基础体温（BBT）双相不理想，波动起伏不稳，月经周期迟后已有半年。2005年1月血液生化检测：FSH 5.89IU/L，LH 26.2IU/L，PRL 119.69μg/L。生育史：0-0-1-0。伴原发性痛经，月经量尚正常。LMP：2005年1月23日，经行7天，腹痛，经量中有块。

刻诊：精神可，纳寐正常，大便干结。舌紫气苔薄，脉弦细、左反关。辨证为气滞血瘀兼肝肾不足，采用滋肾养血柔肝、行气化瘀法治疗。予当归10g，川芎6g，生地、熟地各15g，白芍10g，女贞子15g，菟丝子15g，茺蔚子15g，枸杞子15g，合欢花9g，香附9g，佛手9g，枳实9g。10剂。嘱其避孕，测基础体温，以看卵巢黄体功能，并心理疏导慰其心情。

复诊（2005年2月16日）：期中时带下黏有拉丝，并感少腹作胀，四肢不温，大便调，舌紫气苔薄，脉沉细弦，测BBT高相良好。予上方加巴戟天15g，紫石英30g，仙茅20g，阿胶9g，党参15g。10剂。

三诊（2005年2月26日）：排卵期稍有腹痛。今天经水初行，迟后3天。经量偏少但痛经程度减，现诊纳可，二便调，无特殊不适。舌尖红，苔薄黄少津，脉细。正值经期，予以养血活血、化瘀生新。用当归9g，熟地15g，红花6g，益母草20g，川牛膝9g，路路通9g，桃仁9g，泽兰9g等。5剂。

四诊（2005年3月5日）：LMP 2月26日，6天净，无腹痛，四肢欠温，带下正常，二便调。舌尖红，苔薄白，脉细。嘱其试孕。

守法继予柔肝行气补肾。组方：当归10g，川芎6g，熟地15g，茺蔚子15g，红花12g，女贞子15g，金樱子15g，佛手片12g，生麦芽30g，菟丝子15g，肉苁蓉15g，枳壳12g，香附15g，夜交藤30g，莪术15g，徐长卿15g。14剂。

五诊（2005年3月19日）：本月期中无腹痛，心情愉悦，纳可寐安，二便调。舌尖边红有齿印，苔薄，脉细软。上方继服。

六诊（2005年3月26日）：BBT持续上升，经水居期未行，排卵期有试孕交合。纳可，二便调。舌微红，苔薄白，脉少滑。嘱测早孕。方予当归10g，熟地15g，党参10g，炙黄芪10g，白术10g，川断15g，桑寄生15g，菟丝子15g，女贞子15g，杜仲12g，肉苁蓉15g，砂仁6g（后下）。14剂。嘱若受孕成功可继续服完，若月事来潮则停服此方。

7月30日患者家属来电告知，测早孕阳性，50天时B超提示胚芽良好。现已怀孕5个月，均安好，特来电以谢。

后去电话随访，于2005年12月7日剖宫产下3.45kg重女婴，母女平安健康。

按语：此患者继发不孕 1 年半有余，素有痛经，近半年来月经迟后。因流产而心情不畅，家庭压力较大，舌紫气苔薄，脉弦细为典型的气滞血瘀之象。经血源于气血，藏受于肝，肾为冲任之本，主胞宫而藏精气。气血充，则血海满盈，肝气疏泄，则经行有度，患者流产之后气血本虚，经血匮乏，加之肝郁气机不畅，胞络瘀阻故行经腹痛，且月经周期延迟。胞脉瘀阻气血不能充养，肾虚冲任不足，因此难成胎孕。治拟疏肝养血补肾促孕为法，益气补血养肝肾以固其本，疏肝活血以理气散瘀生新。守法调治近两个月，终受孕结胎产子。

在临床上，气滞血瘀虽为实证，但是成因、兼证、体质等的不同，其用药配伍也不同，在辨证用药时应多方面考虑，而不只能一味地活血化瘀。该患者血虚内瘀，故不宜用香燥理气之品，而宜养血柔肝解郁，用合欢花、生麦芽、川芎、枳实、佛手等，此类药物性平和，疏理功缓，配合养肝肾，柔肝体，即能达到行气活血解郁之效。除在经期和经前期时，用红花、益母草、川牛膝、路路通、桃仁等活血化瘀生新外，经后期多为疏补结合以助孕。

3. 痰湿蕴滞型

《傅青主女科·种子》有云："妇人有身体肥胖，痰涎甚多，不能受孕者……乃脾土之内病也……夫脾本湿土，又因痰多，愈加其湿，脾不能受，必浸润于胞胎，日积月累且肥胖之妇，内肉必满，遮隔子宫，不能受精，此必然之势也。"《丹溪心法·子嗣》云："若是肥盛妇人，禀受甚厚，恣于酒食之人，经水不调，不能成胎……躯脂满溢，闭塞子宫，宜行湿燥痰。"痰湿蕴滞型是不孕症中较为多见的证型。此证型多出现在肥胖型闭经、多囊卵巢综合征、生殖系统炎症（包括输卵管阻塞粘连）等所导致的不孕。

生殖系统炎症所致不孕多表现为日久反复的慢性过程，证属痰湿蕴滞型为多。湿为阴邪，其性重浊，所致疾病常缠绵难愈。治疗大法以化痰祛湿、疏通胞脉为主。笔者一向认为，西医的"炎症"不能与中医的"热证""热毒"相等同，在治疗慢性盆腔炎等炎症性疾病时，清热解毒之法应谨慎使用，尤其是那些反复迁延不愈的慢性盆腔炎症，日久正气已伤，寒湿明显，且易困阻阳气，蕴滞下焦日久，则阳气渐弱，更是寒从中生，再用苦寒之药，岂不雪上加霜？所以在治疗此类疾病时以温化寒湿为总纲，以"消、托、补"为分步治法[4]。痰湿蕴滞胞宫，气血受阻，胞宫不宁，何以受孕。所以先用消法化痰祛湿，疏通胞脉，还胞宫清宁；消法之后，若余邪未清，正气已伤，无力托邪外出，则用托法扶正祛邪；经过消、托二法之后，实邪已去，胞宫已清宁，但此时气血未荣，真元亏虚，则再用补法补虚培元，待气血荣和，月经调畅方可受孕。

【验案3】

徐某，女，已婚，28岁。2005年2月22日初诊。

主诉：继发不孕4年，原发痛经10余年。

患者2001年3月结婚，婚后未避孕至今不孕（婚前曾有人流史）。月经史：13岁初潮，周期28~30天。月经量中，有血块，素有痛经。生育史：0-0-1-0。

2004年8月外院B超检查发现盆腔积液，LOV囊性占位。于2005年2月2日B超复查：子宫50mm×39mm×42mm，内膜6mm；LOV 30mm×20mm，ROV 28mm×19mm与子宫粘连；盆腔少量积液18mm。提示：附件炎，左卵巢囊性偏大。西医诊断为不孕症；慢性盆腔炎；卵巢囊性变。曾在西医专科医院抗炎、促孕治疗无果。

时诊：末次月经2005年2月16日，3天净，月经量一般，有血块，经行腹痛。现带下量多色黄，右少腹常刺痛。白带常规检查示霉菌阳性。大便正常，肛门时有坠胀感。察其舌质尖红，苔薄白腻，面色不华。诊其脉来弦细。病属中医不孕、经行腹痛、积聚之列。

症有盆腔积液，带下黄稠，苔薄白腻，舌质红，苔腻此为下焦湿热蕴遏之象；而患者有左侧卵巢囊性占位，小腹刺痛，且有痛经、肛门坠胀等子宫内膜异位症之征，是为瘀阻胞络之证；面色不华，脉细，为正虚不足之色脉。当此之时以邪实为主，湿热瘀邪内阻胞络所致。证属湿热内蕴，瘀阻胞络。欲促孕育胎，首当清理门户，逐寇驱邪，还胞宫之清宁。故治以清化湿热、化瘀通络为先，以消法驱邪为主。处方：当归 10g，川芎 6g，红藤 15g，败酱草 15g，生薏苡仁 15g，香附 12g，土茯苓 15g，猪苓 15g，徐长卿 15g，川楝子 10g，生黄芪 15g，忍冬藤 30g，淡芩 12g。首诊 7 剂，每日 1 剂，水煎两次，上、下午分服。嘱其现阶段避孕，以防胞络瘀阻，精卵难归正舍，而酿成宫外孕。

复诊：少腹痛改善，肛门坠胀感已消。两髋部酸困，带下仍多，质稠色黄，纳可，大便调。舌尖红，苔薄白，脉细。证法相应，效不更方。上方加台乌药 10g，金樱子 15g，黄柏 15g，川断 15g，虎杖 15g，红藤增至 30g，土茯苓增至 30g。10 剂。

守法续方至 3 月中旬月经来潮，痛经未起。3 月 25 日复查 B 超：子宫 49mm×38mm×41mm，内膜 4mm，肌层后壁见散在光点。LOV 28mm×21mm，ROV 24mm×18mm，提示：子宫肌腺症；两侧卵巢正常。（原提示 LOV 囊性变、ROV 与子宫粘连，盆腔有积液，现均无提示）。白带常规复查提示霉菌已转阴。盆腔积液未见，少腹痛减，带下改善，10 余年的痛经得以霍然而消。湿毒热邪渐清，然邪稽已久正气必伤，此时施以扶正补虚祛邪为大法。继而引托法为继治法则，托举正气，清肃余邪。益气健脾祛湿，活血理气通络，育肾培元，调理冲任等诸法并施，标本同图。处方：党参 15g，生黄芪 15g，苍术、白术各 10g，狗脊 12g，醋柴胡 6g，延胡索 10g，香附 15g，菟丝子 15g，肉苁蓉 15g，虎杖 15g，土茯苓 15g，川牛膝 10g，半边莲 15g，桂枝 6g，车前子 10g，乌药 10g，红藤 15g，莪术 15g，三棱 15g，铁刺苓 12g。7 剂。

嘱其继续避孕，并在每天早晨醒来未动之前即测基础体温。

在后续诊中，视正邪强弱而于上方出入加减，腹痛平去醋柴胡、延胡索；经前去半边莲、桂枝、车前子、苍术。经期以疏通冲任为法，以其旧血当去新血方生。如此治疗数月。期间 4 月 26 日子宫输卵管造影提示：左侧输卵管通而不畅，右侧输卵管通而欠畅；盆腔轻度粘连，无积液；输卵管形状屈曲。5 月 23 日输卵管通液提示：通而欠畅。

至 6 月诸症显减，在前消、托两法的治疗基础上，湿热瘀滞等均已清除，炎症及其炎性物已基本吸收，患者已无明显腹痛、腰胯酸困及肛门坠胀感等自觉症状，痛经数月未作。带下正常，基础体温双向。精神爽慧，面色华润，病情整体向好。此时实邪已去，胞宫已净，已具备受孕条件。

从 2 月份治疗至今已 4 个月有余，期间患者几次想侥幸搏运欲试孕被笔者阻止，耐心告知邪之不去，胞宫不宁，虚之不补，胎孕难筑。至今邪气已去，正气待复，是以补法为主，为能进一步促进生殖功能，提高受孕概率。故拟益气养血，补肾培元为主，佐以疏通冲任。再拟处方：党参 12g，黄芪 15g，白术 12g，当归 10g，川芎 6g，熟地 15g，菟丝子 15g，女贞子 10g，肉苁蓉 15g，苍术 10g，枸杞子 10g，杜仲 12g，铁刺苓 15g，红藤 20g，香附 12g，红花 10g，河车粉 6（吞）。7 剂。

上方每于月经后服，制附子、仙茅、莪术、黄精等择其一二加之。铁刺苓、苍术、红藤酌情减之。同时指导患者择期交合。

每至月经前两日与月经期则以疏通冲任为主，方用：当归 10g，川芎 6g，益母草 30g，徐长卿 15g，台乌药 10g，红藤 20g，三棱 15g，莪术 30g，桃仁 9g，红花 6g。香附 15g，羌活、独活各 10g，延胡索 10g，川牛膝 10g。

至 8 月 25 日末诊：患者来述，末次月经 7 月 15 日，基础体温 36.9℃，至今居高未降，本月经期已逾，经水未潮，8 月 20 日早孕测试阳性。因今早晨起阴道见血，恐流产先兆，故复来诊。时无腹痛，舌尖红，苔薄白，脉滑。防胎漏可能，拟益气养血升提，补脾培元以固胎。处方：黄芪 15g，白术 10g，菟丝子 15g，苎麻根 20g，南瓜蒂 3 只，川断 15g，桑寄生 15g，熟地 15g，当归 6g，升麻 6g，柴胡 6g，仙鹤草 30g，淡芩 6g。7 剂。

嘱：药后若血止无特殊不适可不必再诊，将息养胎即可。

2006 年 5 月家属报喜：孕妇于 2006 年 4 月 19 日下午剖宫产 1 女婴，3.1kg，母女平安。

按语：患者继发不孕 4 年余，且伴有盆腔炎，一侧附件囊变，伴输卵管不通畅，多种生殖器官病症使受孕成为艰难之事。症有盆腔积液，带下黄稠，小腹作痛，舌红，辨其为湿热内蕴之证，而患者有左侧卵巢囊性占位，且有痛经，肛门坠胀等子宫内膜异位症之征，是为瘀阻胞络之证。湿热、瘀阻均属邪实之象，欲促孕育胎，首当清理门户，逐冠驱邪，还胞宫之清宁。

对治疗伴有炎症性或积聚性不孕，笔者援用外科消、托、补大法予以分阶段治疗。在中医外科中，将体表较浅显的局限性的炎症病灶称为疮痈，将溃破的创面称为溃疡，将化脓性炎症病灶称为痈。而这些体表肌肤之间的疮痈、溃疡、痈疡，同样是可以发生在机体内在的脏腑组织之间，如肺痈、肠痈等。所以笔者认为，盆腔附件的炎症同样可将其视为内痈、内痈之列，而援用外科内治三大法则——消、托、补予以分阶段治疗，确有规范治疗获得疗效的作用。

此案，笔者首用消法驱邪为主，具体以清化湿热、化瘀通络为法。治疗月余盆腔积液已消除，少腹痛平，带下改善，白带常规转为正常，白带化验霉菌转阴，10余年的痛经得以霍然而消。继而引托法为后继治疗法则，托举正气，清肃余邪。此时施以益气健脾祛湿，育肾培元，调理冲任，佐以活血理气通络等，诸法并施，标本同图。再经过后续3个月左右治疗，痛经已瘥，复查输卵管较前通畅，整体向好，诸症显减或改善，则以补法益气养血，补肾培元促孕为主。而后测尿液早孕呈阳性，后又以益肝肾、补气血、固冲任防胎漏。终于次年剖宫产1健康女婴。此案是笔者援用消、托、补之法于不孕症治疗中的又一验案。

【验案4】

戴某，女，已婚，28岁。2014年8月23日初诊。

患者于2010年曾行宫外孕保守治疗，2013年12月早孕60天，因胎萎不发而清宫。生育史：1-1-2-1。现月经周期尚可，为30天左右，但月经量少。2014年3月孕前体检发现有疱疹病毒，抗CD4-BE：-2.35（正常≥1.0），抗CD25-BE：-2.85（正常≥1.0），IgG、IgM均属阳性，服阿昔洛韦1个月及阴道用药后复查仍为阳性。2014年6月26日输卵管造影（HSG）：双输卵管通而不畅。

刻诊：现已清宫后8个月，欲备孕第二胎。LMP：2014年8月6日，经行5天，经量偏少。纳可，带下量多质稀，少腹常有隐痛。大便调，时头晕。舌淡红苔白腻，脉滑。证属湿蕴冲任，络脉阻滞，兼有肾虚。欲备孕，应先祛邪还胞宫清宁，但该患者冲任屡有受损，气血屡有消耗，病久正气已虚，故消、托之法并举。予当归10g，川芎 6g, 生地 18g, 熟地 18g, 党参 15g, 黄芪 15g, 肉苁蓉 15g, 生薏苡仁 30g, 土茯苓 15g, 白鲜皮 20g, 红藤 15g, 炒薏苡仁 15g, 潼蒺藜 15g, 茺蔚子 15g, 香附 10g。7 剂。并予苦参外洗方煎汤, 每日 1 次外洗外阴部。嘱其避孕, 以免胞宫未宁, 强行受孕而至胎萎或畸胎, 并每日早晨测基础体温, 监测黄体功能及排卵情况。

二诊 (2014 年 8 月 30 日): 告之前方收效, 少腹隐痛已消, 带下量减。现无特殊不适, 经期将近, 治以活血通经, 予当归 10g, 川芎 6g, 益母草 30g, 桃仁 10g, 红花 6g, 青皮 6g, 陈皮 6g, 香附 10g, 炒路路通 10g, 川牛膝 10g, 红藤 15g, 女贞子 15g, 月季花 9g, 延胡索 9g, 石见穿 15g, 党参 10g。7 剂。

在后续诊视中, 守法续方, 结合周期疗法, 经期以二诊方出入, 余以一诊方出入。

三诊 (2015 年 1 月 24 日): 告知复查疱疹病毒已阴性, 2014 年 12 月 4 日 HSG 提示双侧输卵管基本通畅。2015 年 1 月 18 日生化检查: 促卵泡生成素 (FSH): 4.85IU/L, 黄体生成激素 (LH): 5.51IU/L, 雌二醇 (E2): 19.2nmol/L, 睾酮 (T): 1.22nmol/L, 催乳激素 (PRL): 18.63μg/L, 孕酮 (P): 0.7μg/L。2015 年 1 月 22 日查阴道 B 超: 子宫大小 43mm×33mm×38mm, 子宫内膜 6mm, 左侧卵巢 (LOV) 27mm×18mm×28mm, 右侧卵巢 (ROV) 29mm×19mm×27mm。

邪去正气待复, 进入调补备孕阶段。拟益气养血, 补肾填精之法, 予当归 9g, 川芎 6g, 熟地 18g, 女贞子 18g, 肉苁蓉 18g, 菟丝子 18g, 杜仲 18g, 河车粉 6g, 党参 18g, 茺蔚子 18g, 仙茅 27g, 黄芩 9g, 香附 6g, 白术 18g。14 剂。此方于月经后服, 并嘱其试孕。守法继进, 前方随证稍行出入。

四诊 (2015 年 4 月 15 日): 末次月经 3 月 7 日。早孕 5 周, 稍有泛恶，纳可，大便调，舌尖红苔薄白，脉细滑。4 月 5 日生化：人绒毛促性腺激素（B－HCG）4989.6IU/L。4 月 14 日生化：B－HCG 65948IU/L；孕酮（P）110.6μg/L。至 2015 年 5 月 19 日末诊，早孕 73 天，隐有小腹作痛，早晚有泛恶，纳食少，二便调。5 月 7 日 B 超：子宫内见妊娠回声，48mm×32mm×51mm，内见胚胎有心管搏动。5 月 14 日生化验血提示：B－HCG 80314.9IU/L。P 81.77ug/L。刻诊：小腹隐痛，恶心，大便调，舌紫苔白浊，脉小滑。治以补肾和血安胎，化湿和胃止呕。予当归 10g，川芎 6g，仙茅 15g，淫羊藿 15g，杜仲 30g，菟丝子 15g，肉苁蓉 15g，女贞子 15g，狗脊 15g，苎麻根 15g，姜竹茹 6g，半夏 6g，白术 20g，党参 20g，白及 10g，砂仁 6g，黄芪 15g。予 14 剂。

按语： 对于该案，患者输卵管通而不畅，疱疹病毒阳性，少腹隐痛绵绵，带下湿浊，舌苔白腻，实为湿邪蕴阻胞宫、胞脉瘀滞不通之证。欲使其成孕，必先逐寇驱邪，还胞宫清宁。对此本应先用消法，清除湿蕴之实邪，通胞脉之瘀阻，后则适时使用托法，托举正气，清肃余邪，但该患者病程已久，正气已虚，只用消法恐正气无力鼓邪外出，而先用补法又恐闭门留寇，此时应圆机活法，消托兼施，鼓邪外出。继而输卵管通畅、诸症明显改善，月经正常，继施以补法，以补肾培元、填精温宫，促孕筑胎。后以益肝肾、补气血、固冲任，以助安胎收功。

综上所述，在临证治疗不孕症时首先要识病辨证，综合患者的既往病史、目前情况，加以辨证分析。辨对证，方能选对法、用对药。其次注重受孕时机，必在胞宫清宁、气血调和的前提下才能受孕，切忌急于求成反而欲速不达。笔者这里提出的"消、托、补分步疗法"对于治疗痰湿瘀血等实邪阻滞所致的不孕，对临床有切实的指导意义，疗效颇佳。

不孕症从古至今都为难治之证，备受关注。当今受诸多因素影响，不孕症更是高发和棘手。近来二孩政策放开，不孕不育不仅是家庭问题，更成为社会问题，中医在治疗不孕症的领域里大有可为，愿共研之。

参考文献

［1］高俊，高尔生．中国孕龄妇女不孕率及其影响因素分析［J］．中国卫生统计，2005，22（1）：26－27

［2］张燕，杨菁．不孕及其影响因素的流行病学研究概况［J］．现代妇产科进展，2005，25（9）：570－572

［3］吴克明，张庆文．中西医临床妇科学［M］．北京：中国医药科技出版社，2001

［4］杨悦娅．"消、托、补"三法在治疗女性炎症性不孕中的应用［J］．中华中医药杂志，2007，22（12）：867－870

论治子宫肌瘤

子宫肌瘤是女性常见的良性肿瘤。据统计，约有5%～20%的女性患有子宫肌瘤，好发在40～50岁。子宫肌瘤和女性的孕产史关系密切。没生过孩子的女性容易患上子宫肌瘤。但由于肿瘤的发展缓慢而早期无特殊的临床症状，很多是因为常规体检无意间发现此病，或者是因为月经量多而就医发现，或因不孕就诊检查发现等，所以大部分人未得到更早的治疗，甚至没有治疗。

女性患子宫肌瘤发展到一定程度会有很多并发症，容易导致月经不调、不孕或流产、继发性贫血等。严重的还会合并心血管、肝、肾及造血系统等严重疾病。此外，子宫肌瘤也会并发输卵管、卵巢病变，对女性身心健康有直接的影响。

西医学认为，内分泌失调、月经紊乱导致孕激素周期性调节缺乏，使女性子宫内膜长期处于无孕激素拮抗的雌激素过度刺激作用之下，局部组织形成异常高的雌激素环境而诱发子宫肌瘤。所以月经量比较少或者月经周期不准，或者脂类代谢比较高的女性，相对于正常女性来说子宫肌瘤发病率高。

再就是有盆腔炎者，发病率要比没有盆腔炎者要高，因炎症因子刺激子宫内膜，日积月累，使细胞增生、变性，引发生子宫肌瘤。

当然还有一些饮食因素。现在的很多食品含高脂肪和激素，有研究发现，激素含量高的食品，或本身激素水平高，对子宫内膜细胞分裂的刺激，也会引发子宫肌瘤。

子宫肌瘤属于中医的"癥瘕积聚"范畴，早在《内经》中就已经有所阐述。《灵枢·水胀》有"石瘕"的记载："石瘕生于胞中，寒气客于子门，子门闭塞，气不得通，恶血当泻不泻衃以留止，日以益大，状如怀子，月事不以时下，皆生于女子，可导而下。"其症状描述与子宫肌瘤的表现颇为相似。

中医学认为，肌瘤的发生与气血痰湿郁积胶结，内阻胞脉有关。任何不利于气血流通的因素都会导致子宫肌瘤的发生。如外因风、冷、寒、热、湿之邪内侵，与气血相搏结导致气血运行受阻，日久则凝聚为瘕，积聚成癥；或内因情志过激，气机郁滞，脏腑气血失调，痰、血运化失司，瘀阻脏腑经络，气血痰湿互结瘀积，日久则为癥为结。隋代巢元方《诸病源候论·腹内结强候》云："此由荣卫虚弱，三焦不调，则令虚冷在内，蓄积而不散也。又饮食气与冷气相搏，结强而成块，有上有下，或沉或浮，亦有根亦无根，或左或右也，故谓之腹内结强。久而不瘥，积于年岁，转转长大，乃变成瘕病也。"所以中医认为，子宫肌瘤发病是多因素的，情志抑郁、饮食内伤、感受外邪、脏腑失和、正气日衰、气机阻滞都可以引发子宫肌瘤。总以痰、气、血内结瘀阻为其病机关键，肌瘤只是本病最终可见于形的病理产物。

一、子宫肌瘤的治法舍取

目前子宫肌瘤的治疗，无非手术与药物。一般西医对肌瘤较大者大多数以手术为主。从笔者临床经验来讲，对手术切除肌瘤也要看指征。首先，看肌瘤的大小，小者可以保守治疗消除，5~6cm 以上大肌瘤消失是不太可能的，因为诱发因素无法完全消除，肌瘤就会不断地增长。大的肌瘤，影响子宫收缩或生长的位置有丰富血管，会出现月经量过多，甚至崩冲不止，引起贫血，甚至合并心血管、肝、肾及造血系统等严重疾病，或肌瘤生长速度快及肌瘤有变性趋势，或有明显压迫症状等都要及时手术。如果患者计划怀孕，那么子宫肌瘤过大，子宫内部的空间都被肌瘤所占据，会影响受孕着床及孕胎的健康发育，那么也要先除其肌瘤后才能提高怀孕成功率。

一般来说，对部分肌瘤较小、有生育要求者，或手术后复发的患者，可以用中医药保守治疗，控制生长并促使瘤体缩小。中医药保守治疗还有其独特优势和疗效。大量临床与实验研究表明，运用中医辨证施治，既能明显改善整体症状，又能促使肌瘤缩小或消散，还能在一定程度上提高受孕生育可能。笔者在临床遇到多例巨大子宫肌瘤且呈多发性的患者，执意不肯接受手术治疗，辗转找到笔者要求中医药治疗，在告知只能治疗试试的前提下，结果 3 个月后复查，肌瘤成倍缩小，子宫也相应回收，有些原来血液肿瘤标志物生化指标异常者也得到降低或降至正常。

中医关于癥瘕肿块的治法，大多遵《素问·至真要大论》提出的"坚者削之，客者除之，结者散之，留者攻之""可使破积，可使溃坚"之法，采用活血化瘀、散结消癥为主，或用泻下逐瘀，或消补结合等方法，临床多以祛瘀扶正贯彻始终。

虽然子宫肌瘤病位在胞宫，诊断比较直观，但发病的病因病机是复杂的。所以中医治疗子宫肌瘤要考虑到内外因素，病程长短，关键还要根据病人具体情况进行辨证治疗，酌情攻补，或先攻后补，或先补后攻，或攻补兼施。气滞血瘀为主者，当理气破血逐瘀；痰瘀互结为患者，当导痰消积，软坚散结。兼寒者散寒祛瘀；夹热者则宜养阴清热，活血行瘀。治疗过程均要顾及扶正。由于本病乃久积成癥，是顽固之疾，得之以渐，疗之费时，故用药当遵"大积大聚衰其大半而止"的原则，取徐图缓攻，勿过于攻伐，伤其正气。

近年来有统计，中医临床治疗子宫肌瘤主要根据"瘀血停滞"这一总的病机，治疗以化瘀消癥为主，辨证主要分为气滞血瘀、气虚血瘀、阴虚血瘀、肾虚血瘀、寒湿凝结、痰瘀互结等类型[1]。

但据笔者临床观察和经验，针对子宫肌瘤的治疗，不能仅着眼于具体的"瘤"上，也不能以血瘀一统所有的病机病理过程，还要结合病史、病程、病症及患者整体的体质状况来加以辨证，既要消瘤又要注重改善有利肌瘤生长的宿主整体环境。有些患者体胖阳虚，苔白厚腻，虽有肌瘤肿块，但整体血瘀并不明显，辨之多有痰湿瘀滞、气滞阳虚之候，治疗则重在化痰理气消癥破结，佐以活血祛瘀。若仅着眼活血破血，不但肿块肌瘤不能有效消散缩小，还会伤及正气，败伤脾胃，使患者难以坚持治疗。有些子宫肌瘤虽然不大，但日久病史较长，病人面色晦滞，瘀斑布及，舌暗瘀紫，整体状况血瘀较突出，在治疗时既要活血去瘀行气消结，还要顾及久病正气伤的情况，兼顾扶正。针对月经量多的病人，还要注意分月经期和非月经期来采用不同的治法，攻补各有侧重。月经期以化瘀调经、去瘀生新、活血止血为主，摄血治标为先。非经期以"攻"为主，去瘀消癥破结，寓补于攻。治疗上生活指导与药物治疗相结合，手术治疗与保守治疗科学权衡，方能不延误病情，有效治疗。

二、以气血辨治

来找中医治疗的子宫肌瘤大多已有较长病史，兼夹证情多有交叉并见，较难划清证与证之间的界限，容易造成治疗思路不清。笔者在此借以气血津液辨证来分析临证错综复杂的证候，辨清气、液为病还是已影响到气、血俱病；分清是以证在血分为主，还是气血津液均有其候。正如明代武之望在《济阴纲目》中所言："癥瘕积聚，并起于气，故有气积、气聚之说，然谓瘕属血病者，气聚而后血凝也，其夹食夹痰，又各随所积而变见矣。"辨证有据，治法相应也就明确。

一般临床病史较短者，是证多在气分，证候以寒、痰、湿、气滞瘀结为主，治以温化行滞、豁痰散结为大法；若病史较长，或伴有阴虚内热者，是为证在血分为主，证候以气滞血瘀明显，气血胶结为主，治以活血化瘀、破气消癥为大法。当然，临证面对复杂多样的病因病机，以及不同患者的体质，还需细辨虚实寒热、邪之轻重，梳理病由之源。

1. 从气辨治

此类子宫肌瘤患者大多数的证候表现为寒、痰、湿、瘀，如形寒怕冷，或小腹发凉，体胖倦怠，月经量少或闭经。舌淡紫气，苔白腻浊，脉沉涩或沉滑。多由荣卫虚弱，三焦不调，虚冷在内，脏腑不和，气机阻滞，水液运行不畅，痰湿凝结，蓄积胞宫不散，痰气胶结日久，积为癥结肌瘤。《济阴纲目》论肠覃曰："肠覃乃寒气客于大肠，与胃相搏，大肠为肺传送，肺主气，气得热则行，得冷则凝，凝则清气散，而浊气结为瘕，覃延日久不已，息肉乃生。始如鸡卵，久如怀胎，按之坚，推之移，月事时下，或多或少，气病而血未病也，宜二陈汤加香附以开之，或香粉丸。"可见中医对肠覃、石瘕之类的癥瘕积聚，早有从气血分而辨治。痰气交结宜用二陈汤加香附以开之，若痰气阻滞脉络，气病及血，血行不畅，久之积而为瘀，则用香粉丸（《医学入门》卷八，方名：香粉丸；组成：香附四两，海粉一两，桃仁一两，白术一两；主治：妇人血块如杯，有孕难服峻药；用法：口服；制备方法：上为末，神曲糊为丸）。气血同治痰瘀并除。

由此可见，子宫肌瘤在临床往往是气、血、痰、瘀兼夹，只是主次而已。治疗多以温化行滞、豁痰消结为大法。常用自拟"痰结消散方"：当归、川芎、三棱、莪术、半枝莲、龙葵、夏枯草、山慈菇、半夏、香附、厚朴、牡蛎、皂角刺。有湿热者加昆布、铁刺苓、苦参；寒凝明显则加桂枝、制附子；兼有血瘀明显则加桃仁、石见穿、蛇莓。

【验案1】

刁某，女，28岁，已婚。2009年5月20日初诊。

患者发现子宫肌瘤两年余，且渐有肿大之势。今年结婚后，继发痛经。试孕数月未果。2009年4月3日查B超：子宫65mm×66mm×67mm，子宫内膜厚13mm，子宫后深肌层见肌瘤42mm×40mm×38mm。同时生化验血CA199升高至209U/mL（正常应小于37U/mL）

刻诊：近次月经2009年5月15日，月经量少，但不易收净，淋沥时长，现未净。平素两次月经之间的中期时有出血，持续1周，小腹不暖发凉隐痛。易倦乏力，纳可，大便黏滞。舌微红，苔薄白浊，脉细涩。患者婚后虽数月试孕，但胞宫癥积所占，气血不能为孕胎所用反助肌瘤日有增大。气虚湿阻，下焦阳气不布故见倦乏、腹寒，大便黏滞不畅。病尚在气分居多，气虚阳微，水湿不化，痰湿凝结，瘀阻胞脉，日久成积为癥。治拟益气行滞，豁痰散结。方用：生黄芪20g，当归10g，川芎6g，桂枝6g，牡蛎30g，铁刺苓15g，白术15g，制半夏10g，地鳖虫15g，昆布15g，皂角刺15g，半枝莲30g，三棱15g，莪术20g，刘寄奴15g，香附10g，生薏苡仁20g。14剂。

二诊（2009年6月11日）：本月期中出血时间少量减，3天净。刻诊：经期将近，无腹痛之感，纳谷可，二便调。舌微红，苔薄白（腻浊已退），脉细。于前方加水蛭10g，桃仁15g，益母草30g，血竭2g，以增加月经期活血消癥之功。去牡蛎、昆布。7剂。

三诊（2009年6月18日）：昨见经血已畅，腹痛未作，口干，纳谷可，二便调。舌暗红，苔薄白，脉细。守法继进。初诊方加厚朴6g，山慈菇10g，白花蛇舌草20g。14剂。

此后在初诊方基础上随证加减龙葵、天花粉、益母草等治疗至9月30日，复查：CA199递降至48U/mL；B超示子宫肌瘤缩小至33mm×33mm，子宫66mm×62mm×68mm，内膜9mm。LOV 23mm×15mm，ROV 29mm×19mm（内见14mm×13mm优势卵泡）。

期中未再见出血。因患者有生育要求，继续调治，至2010年3月开始嘱其可以择期试孕，并于前方去半枝莲、天花粉、龙葵等，加仙茅、穿山甲片、杜仲、肉苁蓉等以补肝肾调冲任；经期加益母草、红花、桃仁、八月札等活血通经化瘀之品。其间因为注射甲流疫苗出现咽痛、咳嗽、低热等新疾急病，则以清解宣表为先，邪祛正安，继以消癥补虚调经促孕。

四诊（2010年7月21日）：择时有试孕，刻BBT已升良好，带下正常，大便调。舌微红苔薄，脉细。处方：当归10g，川芎6g，茺蔚子15g，生地15g，熟地15g，川断12g，杜仲15g，菟丝子15g，香附 6g, 肉苁蓉 15g, 白术 10g, 生黄芪 10g, 仙茅 15g。14 剂。

五诊（2010 年 8 月 5 日）：近次月经 6 月 28 日，7 月经水未行，早孕测定阳性，基础体温上升良好。测血 HCG 已达 1257IU/L，时有少腹抽痛，带下正常，无见红。舌微红苔薄，脉滑。予上诊方去茺蔚子、生地；加半夏 6g，女贞子 15g，神曲 12g。14 剂。嘱：若无特殊情况，可停药将息养胎。后随访，2011 年 3 月 30 日剖宫产，得 1 男孩，母体健康，孩子聪慧活泼。

按语：王肯堂《证治准绳·杂病》曰："温气不行，凝血蕴裹而不散，津液涩渗，着而不去，而积皆成矣。"该患者素体阳气不足，气血津液气化失司，推运无力，内寒气滞，水液不布，五脏六腑之气已积聚于内，湿阻痰凝，牢固盘结于胞宫，日久则子宫肌瘤形成。肌瘤虽有两年，但病尚在气分诸症为主，故治重在益气温通，豁痰散结，佐以活血消癥。肌瘤得以有效控制并能缩小，同时 CA199 也能同时清降，说明机体内环境得到改善，气血津液得以气化疏通，同时酌情予以益肝肾调冲任扶正补虚，终可孕育结胎得子。

2. 从血辨治

子宫肌瘤日久可由气及血，或也有外邪内侵或饮食积滞，气机受阻，血气交结在血脉，瘀滞于胞脉，日久为癥为积，渐肿为瘤也。其证候表现多在血分为主，当然夹食夹痰，又各随所积而变见矣。王肯堂在《证治准绳·杂病》说道："有寒气客于小肠募原之间，络血之中，血泣不得注于大经，血气稽留成积，谓之瘕者……有任脉为病，女子瘕聚者。"此类子宫肌瘤病人的证候表现大多以瘀阻突出，肌瘤日久，小腹按之坚硬，时有作痛，面色晦暗或布瘀斑，常有潮热、口干不欲饮，月经量多或伴有血块冲下。此病在血分，治以破血消癥、行气散结为法。但无论痰、血、津液为病，还是癥积凝结在脏腑、经络内外，皆赖气为之且行且化，故破血、消痰、散癥之剂，必不可忽视气药以助功力。

笔者对血分子宫肌瘤治疗，常用当归、川芎、桃仁、三棱、莪术、石见穿、刘寄奴、地鳖虫活血行滞破结消癥，白英、龙葵、蛇莓、山慈菇清解伏毒，活血消瘤。八月札、香附、延胡索、枳实行气化滞以助消结散癥之功。大便干结者用大黄、制首乌；阴虚有热加地骨皮、百合。

【验案 2】

童某，女，47 岁，已婚。2015 年 12 月 12 日初诊。

患者子宫肌瘤史近 6 年，伴月经量多经期长，近月来子宫及肌瘤均有明显增大，妇科内检子宫质地较硬，西医明确必须手术治疗，但患者执意非手术保守治疗。经其朋友介绍，辗转寻找到笔者要求中医药治疗。

2015 年 5 月 20 日 B 超提示：子宫 109mm×99mm×96mm，内膜厚 10mm，宫内见大小不等的多发性肌瘤，较大者 50mm×49mm×45mm，30mm×29mm×23mm，40mm×39mm×33mm，20mm×20mm×18mm，29mm×27mm×29mm，尚有数个小肌瘤。左卵巢（LOV）31mm×23mm×20mm，右侧卵巢（ROV）35mm×29mm×24mm（内见 6mm×26mm×20mm 低回声）。刻诊：末次月经 2015 年 11 月 25 日，量多血块瘀下，8 天净，经期腹隐痛。平素乳胀痛，夜盗汗，心悸胸闷，小腹硬痛拒按。纳可，大便黏滞不畅，带下淡黄有异味。舌质暗红瘀滞，苔厚白，脉濡。子宫肌瘤发现已有多年，血气稽留成积，邪实癥瘤占据胞宫，腹痛拒按，痰湿内蕴大便黏滞，苔厚脉濡。迫于患者苦苦恳求中医药治疗，只好殚精竭虑攻坚克难治沉疴，治拟活血化瘀，破气消癥，兼以化痰散结。方用：夏枯草 15g，寒水石 30g，紫草 15g，半枝莲 30g，桃仁 15g，三棱 15g，莪术 20g，白英 30g，龙葵 20g，蛇莓 20g，地鳖虫 10g，八月札 10g，香附

10g，红藤 15g，水蛭 10g。7 剂。

二诊（2015 年 12 月 19 日）：上药后自觉周身舒坦，大便通畅，盗汗、心悸胸闷平，纳可，经期将近，舌暗红，苔薄白浊，脉濡。

月经期以自拟疏通活血方（当归 9g，川芎 6g，益母草 30g，路路通 10g，红花 6g，桃仁 9g，香附 9g）加地鳖虫 9g，莪术 20g，三棱 15g，泽兰 15g，刘寄奴 15g，龙葵 15g，白英 30g，鬼箭羽 15g。10 剂。

三诊（2015 年 12 月 30 日）：经阻未行，带下正常无异味，纳食可，大便已调。舌微红，苔薄白，脉细。12 月 12 日初诊方加地鳖虫 15g，桃仁 15g，路路通 10g，鳖甲 15g，枳实 10g，瓜蒌仁 15g。14 剂。

四诊（2016 年 1 月 9 日）：2016 年 1 月 8 日月经行，现未净。经量较前有减少，腹不痛，纳可，大便调不黏滞。舌微红，苔薄白，脉细。初诊方加血竭 2g，白花蛇舌草 30g，鳖甲 15g，皂角刺 15g，桃仁 15g。14 剂。

五诊（2016 年 1 月 30 日）：上诊药方，患者自续 1 周。现月经期将近，腹不胀，纳可，大便调。舌微红，苔薄白，脉细。予以自拟月经期方加地鳖虫 10g，水蛭 10g，鬼箭羽 15g，生蒲黄 15g（包），龙葵 15g，白英 30g，泽兰 15g，三棱 15g，莪术 15g，刘寄奴 15g，半枝莲 30g，去红花。10 剂。

六诊（2016 年 2 月 27 日）：2 月 15 日月经迟后 1 周而行，量正常偏少，8 天净。月经后于 2 月 24 日复查 B 超提示：子宫 69mm × 69mm × 81mm，内膜厚 5mm，宫内肌瘤见 41mm × 38mm × 48mm，23mm × 21mm × 19mm，29mm × 22mm × 27mm，24mm × 25mm × 28mm，20mm × 21mm × 25mm，LOV 26mm × 15mm × 37mm，ROV 32mm × 20mm × 23mm。刻诊：B 超提示各肌瘤均已缩小，子宫回收，

精神可，纳可，大便调。舌微红苔薄白，脉细。医患对继续治疗增强了信心，继予四诊方加桃仁15g，石见穿30g，去夏枯草。

目前，患者尚在继续服用中药治疗。

按语： 隋代巢元方《诸病源候论·积聚病诸候》曰："积聚痼结者，是五脏六腑之气已积聚于内，重因饮食不节，寒温不调，邪气重沓，牢痼盘结者也。若久即成症。"此案子宫肌瘤数年生长，充满胞宫，子宫大如妊娠。牢固盘结于血分，小腹硬痛拒按，舌质暗红瘀滞。非破血消坚、活血化瘀不能攻其癥。及乎积块已坚，气血久郁，内蕴湿热内毒，又当破气行滞，清消郁毒散其结。桃仁、三棱、地鳖虫、水蛭活血破血；白英、龙葵、蛇莓、红藤、半枝莲、紫草清消郁毒；八月札、香附、莪术、山慈菇、夏枯草、石见穿行气散结。又因胞脉瘀血，血室不宁，致血不归经而月经血量多，故经期用当归、川芎、益母草、路路通、川牛膝、地鳖虫、生蒲黄、泽兰、三棱、莪术、八月札、刘寄奴等以活血疏通、理气清宫而达祛瘀生新、引血归经之效。治疗两个月经周期后复查，影像学报告客观地证实了癥积肌瘤的缩小。

癥瘕积聚，随气血津液运行或留着于脏腑，或滞于血脉，稽留不去，则息而成积，不一其处。临证还须要辨证分明，察其所痛所苦，以知其病有余不足。是何积聚，兼见何证，论治何法，攻补缓急先后取舍，出具何方何药，或又增加佐使为何，均需思量权衡，要在临证通变活法也。患者也需慎起居节饮食，无逆病机天时，医患共同依时守月，慢攻缓图，方能收磨消破结之功。

参考文献

［1］闫菊芳．子宫肌瘤的中医治疗概况［J］．光明中医，2008，(23)：11

痛经调治四法

痛经是妇科常见病，在《金匮要略·妇人脉证并治》中就有描述"带下，经水不利，少腹满痛"。在临床上，中医对疼痛有虚实之分，因实者谓"不通则痛"，虚者谓"不荣则痛"。实痛多由外邪侵袭，痹阻经络，或因气血痰火食湿郁阻经络，或跌仆损伤、瘀血停滞等导致脏腑经络气机运行不畅，难以通利，从而产生疼痛，则有"不通则痛"；若气血虚弱，津液不足，精血亏虚，阳气虚衰等内在虚损，导致人体脏腑、经络失于温养、濡润、充达而导致的疼痛则为"不荣则痛"。正如《素问·举痛论》言"脉泣则血虚，血虚则痛气"，《金匮翼》所云"精气不足，则经脉虚而痛"。

在临床上，一般青少年痛经以原发性为多，其病机在于肝肾不足，冲任气血未盛，胞宫、胞脉失于濡养，"不荣则痛"；而在中年以上女性的痛经，以继发性常见，属实证居多，辨证有气滞血瘀、痰湿交结等使胞宫脉络阻遏，气血运行不畅，经水排出不顺，则"不通则痛"。也有一些寒邪凝滞，收引拘挛而痛经者。鉴于上述病机，笔者在临床对痛经辨证治疗常用如下四法：

一、滋补肝肾，调养冲任

此法多适用于虚证痛经，以经期或经后小腹绵绵作痛或伴有空坠感为主，喜温按，可伴有头晕、乏力、腰酸，月经颜色偏淡。舌质淡嫩，脉沉细不足。临床见少女痛经多属此类。肾气初盛，"天癸"虽至，但后天之精气滋养尚有不足，冲任脉充盈不够，则胞脉宫体失于濡养而作痛经。

笔者以桑椹子、旱莲草、巴戟肉、菟丝子、制首乌等滋补肝肾养阴填精之品，与当归、川芎、鸡血藤、丹参、香附等调养冲任气血诸药相结合，以荣养为主，少佐疏理，使之滋而不滞，疏而不燥。此类痛经患者，多素体不足，常兼有气血两亏，故应重在平时的调养治疗，仅在经前暂服用药则难收长效。若气血虚损明显者，可加党参、黄芪、坎炁等温补气血。气生血、精化血，精血充足，血海充盈，胞宫得以濡养，经水蓄满度时而泻，则无经行血虚失养之痛。若兼见肾虚不足阳虚里寒者，酌加淫羊藿、仙茅、补骨脂、艾叶、附子、紫石英以加强温阳暖宫之力。

【验案1】

于某，女，未婚，27岁。2001年12月5日初诊。

痛经数年（西医诊断为子宫内膜异位症），月经周期正常，但量多。经行小腹冷痛，腰骶部坠胀。经期将近，肝区偶有胀痛（有乙肝"小三阳"史），劳累尤甚。时常头昏头痛，手心发热，落发明显，面色不华。末次月经（LMP）2001年11月13日。纳谷可，大便偏干但每日可行。舌紫气，苔薄白，脉细弦。证属气血不足，阴虚血瘀。治拟补气血养肝肾，佐以理气活血。处方：丹参15g，郁金15g，黄芪20g，延胡索15g，陈皮10g，鸡血藤15g，桑椹子15g，陈艾4g，小茴香5g，台乌药10g，益母草30g，香附15g，当归15g，茯苓15g，杜仲15g，菟丝子15g，郁李仁15g，制首乌15g，川芎6g。14剂。

二诊（2002年1月5日）：LMP：2001年12月12~18日，痛经明显改善，肝区无不适，前几天外感发热头痛也未起。刻诊：热已退，稍有咳嗽，大便调。舌微红，紫气，苔薄白，脉滑。上方去陈皮、艾叶、乌药、益母草、小茴香，加生地、熟地黄、茺蔚子、女贞子、泽兰以加强滋养肝肾、荣养胞脉之功。14剂。

三诊（2002年1月19日）：月经1月13日届时而行，6天净。

经期腹不痛，时有倦怠，头昏未作，大便日行。舌淡，苔薄白，脉细。此诊气虚显现明显，健脾则生化气血，补肾则滋养胞脉，共济冲任血海。处方：党参 15g，黄芪 15g，当归 15g，丹参 15g，红花 6g，坎炁 1 条，川朴 5g，砂仁 6g，茯苓 15g，白术 10g，川芎 6g，生地、熟地各 15g，白芍 10g，肉苁蓉 15g，杜仲 15g，淫羊藿 15g，菟丝子 15g。14 剂。

四诊（2002 年 2 月 9 日）：经期将近，精神佳，面色润华，大便偏干。舌微红，苔薄，脉细弦。初诊方 14 剂。

五诊（2002 年 3 月 2 日）：月经 2 月 13 日行，痛经已平未起，量适中稍有血块，大便干结，数日 1 行。舌暗红，苔薄，脉细弦。三诊方，去益母草、川朴、砂仁，加郁李仁 15g，制首乌 12g，熟地 12g。14 剂。

2002 年 3 月 23 日来电告知：月经 3 月 18 日来潮，腹不痛，经量适中。无特殊不适，大便已能日行。问可否停药，考虑到痛经已连续 3 个月经周期未作，临床见效，嘱可停药观察。半年后随访无恙。

按语：此痛经案例，实属精血不足，胞脉失养，不荣而痛。多年经血偏多，阴血耗损，气随血失，终致气血双虚，肝肾失养。头晕、发落、腰酸、大便干结均为可征之症。故治以补气血、养肝肾、滋胞脉为大法，经期佐以疏通和血。方药配伍考虑中动静结合，滋养之中伍以芳香醒脾或健脾运脾之品，以防滋补壅滞。气血得复，肝肾得养，胞脉温润舒缓，则经行无腹痛之苦，痛经得瘥。

二、活血化瘀，理气行滞

此法多用于素无体虚，又无明显器质性病变的痛经，临床以行经小腹胀痛拒按，或按之痛不减反有加甚者为特征，伴有胸乳胀痛，经行不畅夹见血块，经色紫暗。经血瘀块排出则腹痛缓解。此类患者往往性情多有急躁易怒或精神抑郁，忧思难释。以中青年多见，社会竞争或学习压力大，工作紧张，使得正处于工作、升学关键之时的女性们难免思虑忧结、心气浮躁，而致机体气血失于调畅，瘀滞而生痛经诸症。

笔者治疗，以当归、鸡血藤、丹参、桃仁、泽兰、蒲黄、五灵脂、川芎等活血化瘀之品，与香附、莪术、生谷芽、玫瑰花、延胡索等疏理气机诸药配合使用。药选取既可活血又能养血之品，使之活血而又不伤正。若气郁化火者，酌加黄芩、青皮、川楝子以清肝火，解肝郁。肝为体阴用阳之脏，肝郁化火易灼伤肝阴，而阴虚不足，肝体又失柔养，则致使肝失条达而气机郁结难舒，故在气滞血瘀的痛经治疗中除用上述药物治疗外，还应加入一些养阴柔肝之品，如枸杞子、生首乌、生地等以使化瘀而不枯源，理气而不伤阴。

【验案 2】

熊某，女，43 岁，已婚。2010 年 10 月 21 日初诊。

患者子宫肌腺瘤症发现两年，痛经剧，经量偏多，结婚 10 余年 0－0－3－0 继发不孕 7 年，男方精检未做，夫妻双方均无求子意念。

刻诊：LMP 2010 年 10 月 6 日，8 天净，量多有块，腹痛。面色㿠白晦滞。时有心慌气短，性情抑郁，急躁易怒，经前后胸乳胀痛，大便调，带下黄稠。舌暗红，苔薄淡黄，脉细稍弦。证属气滞血瘀兼有气血不足。治拟理气化瘀散结，益气养血扶正。处方：当归 10g，川芎 6g，半枝莲 20g，红藤 15g，黄柏 10g，生黄芪 15g，茯苓 15g，白术 15g，桃仁 9g，莪术 15g，败酱草 15g，香附 10g，鸡血藤 12g，延胡索 10g。7 剂。

二诊（2010 年 12 月 23 日）：患者服上方后自觉精神转佳，且经前胸乳未感胀痛，遂自配上方又服 3 周。11 月经水迟后至 21 日方行，且经行淋沥不净延至 12 月 16 日经水方见有量增，有块，现尚未净。近两月痛经未起。刻无腹痛。舌微红苔薄少津，脉细。气滞已疏血瘀未化，旧血不去，新血不生；瘀血不净，血无归经。故以去瘀生新为主。处方：生黄芪30g，枳壳15g，桃仁12g，益母草30g，当归10g，川芎6g，蒲黄炭20g，天花粉20g，三七粉2g（吞）。5剂。

三诊（2010年12月30日）：经血已收，心情愉悦，寐安，纳可，大便调，面色华润，舌微红，苔薄，脉细。继法理气化瘀散结，益气养血。

初诊方为主加减，处方：当归10g，川芎6g，路路通10g，佛手片15g，天花粉15g，生黄芪15g，茯苓15g，泽泻10g，郁金10g，香附10g，鸡血藤12g，白术15g，灵芝10g。14剂。

此后周期治疗，经期以疏通去瘀荣养为主，经后以理气化瘀散结，益气养血扶正为主，以三诊方为基础，铁刺苓、皂角刺、地鳖虫、玫瑰花、女贞子、熟地等出入加减。至2011年春节停药，痛经未起。

按语：患者因多年无后，性情抑郁，急躁易怒，经前后胸乳胀痛，肝气不疏显见，但多次流产，气血也虚，而至气不行血，血虚运缓，更加甚胞脉滞瘀。初诊之时尚夹有下焦湿热，故先于去实活血去瘀，清化湿热为主，然患者不懂药以法出，法由证立，擅自连服4周，以致经行前后胞脉过于寒凉致瘀血更甚，血瘀胞脉，血不归经而至经血淋沥不收。幸得及时调整，循规服药，方有后效，痛经得瘥。

三、化湿涤痰，消结通络

此法多用于痰湿阻滞、气血交结，胞络阻遏或衍生瘀积或积而化热而痛经者。平素多有小腹闷痛不舒，行经时疼痛加重拒按。伴有嗜睡、体胖，舌质暗而苔腻。此类患者常伴有子宫内膜异位症、子宫肌瘤、盆腔炎、生殖器肿瘤等器质性病症，以中年以上女性多见。

笔者临证，常用皂角刺、山慈菇、夏枯草、制半夏、胆南星、刘寄奴、穿山甲、白芷等除湿涤痰消积散结之品，以疏通脉络而除痛经。痰湿交结，必形成瘀阻，使气血运行不畅，故而常有气滞血瘀，痰湿气血交结难解，日久必成瘀结有形之肿块痰核，为此治疗中还应配伍莪术、桃仁、石见穿、香附、青皮、王不留；重者可用虫类破结之品，如水蛭、地鳖虫等以活血化瘀，行气破结诸药。若见以湿热内蕴为主者，加黄芩、黄柏、生薏苡仁、败酱草、红藤等以清热祛湿；若以痰结为主，可加海藻、昆布、路路通、王不留行等以加强消散软坚之力；气滞血瘀明显者加乳香、没药、苏噜子等以增破瘀消积之功。总以消其有形，除其隔阻、疏通胞脉、畅其经水为治则，以取"通则不痛"之效。

【验案 3】

龚某，女，45 岁，已婚。2000 年 3 月 10 日初诊。

患者继发性痛经 5 年，近 2 年来疼痛逐渐加剧，每至经行，小腹疼痛伴腰骶部坠痛酸困，服用止痛片或肛纳止痛栓可稍减疼痛程度，药性过后腹痛难忍。西医诊查有子宫内膜异位症。

刻诊：2000 年 3 月 2 日经行，小腹疼痛，伴有胃脘不适、泛恶、肢冷，经行见有血块紫暗，随血块排出而有轻重交替，肛纳止痛栓可稍缓，复又痛起。剧痛持续 2 天左右，不能正常工作。现经行已净，腹痛仍有隐作，神情疲惫，体态略胖，舌胖苔白，脉沉而弦迟。证属痰湿交结，气血瘀滞，治宜祛湿化痰，行气活血。处方：皂角刺 10g，苍术 10g，山慈菇 10g，桃仁 10g，丹参 15g，当归 12g，川芎 8g，王不留行 12g，地鳖虫 10g 为主体以消痰湿气血之瘀结；考虑经行刚过，气血正虚，故配伍党 15g，黄芪 15g，鸡血藤 15g，制狗脊

10g 以益气血而扶正。

此法于经间期加淫羊藿、杜仲、川断、桂枝、茯苓；经前期加白芷、乳香、没药、生蒲黄、五灵脂；经行期减去皂角刺、王不留行、地鳖虫。如此加减施治，前后共服药 2 个月经周期，痛经明显好转，逐步递减，已不需用止痛栓且能正常工作、生活。服药 4 个月，痛经痊愈，追访至今未再复发。

四、温经散寒，暖宫止痛

此法主要用于寒凝胞宫，脉络收引，气血凝滞的痛经，以经行不畅、小腹冷痛、喜温喜按为主症，伴有四肢不温、畏寒怕冷，舌淡苔白，脉沉迟。此类病人多有经期淋雨涉水、饮冷贪凉史。

笔者以桂枝、细辛、小茴香、补骨脂、白芷、当归、川芎、艾叶、香附等温经散寒之品来温通血脉。因寒主收引、凝滞气血，所以散寒药中尤应选用温散寒邪又可行气活血的辛温之品，或两种药物相伍合用，以达驱寒温通止痛之效。若以虚寒阳气不足为主，可加温补肾阳的巴戟肉、仙茅、紫石英、肉桂等；若是行经冒雨涉水，饮食生冷，以致寒邪直中为主，则加炮姜、桂枝、乌药等以驱寒温散使之。

【验案 4】

任某，女，23 岁，未婚。2009 年 2 月 18 日初诊。

患者原发痛经 10 年，且渐加重伴经期头痛，13 岁初潮时，经行腹痛不甚，后逐年加重，经量正常，周期提前约 5～7 天。近年来痛经加剧，喜温按。作时头痛、泛恶伴冷汗，甚至发生一过性昏厥，必服止痛片方可防剧痛。自幼贪凉饮冷，父母忙于工作，无暇顾及匡正。刻诊：LMP 2009 年 2 月 1 日，7 天净。四肢不温，大便日行，舌胖淡嫩，苔薄白，脉沉细。素体虚寒，气血凝滞，胞脉收引而痛难缓，治拟温经散寒，暖宫止痛。处方：当归 10g，川芎 6g，香附

6g，艾叶 5g，乌药 10g，淡吴茱萸 5g，杜仲 15g，党参 10g，鹿角霜 10g，熟地 15g，补骨脂 10g，女贞子 15g，杜仲 15g，玉蝴蝶 10g，茺蔚子 15g。14 剂。

二诊（2009 年 3 月 11 日）：LMP 2 月 26 日，经水提前而至，量较前少，痛经霍然而失，经后稍有头痛。刻诊：手足渐温，纳谷可，大便调，舌淡苔薄，脉细。效不更方，初诊方加红花，细辛。

守方服药至 2009 年 5 月 21 日来诊谓，近几月来经行腹痛明显减轻，无须服用止痛片。LMP 5 月 1 日，经量正常，经期后头痛未作。大便调，舌微红，苔薄白，脉细。于首诊方加生蒲黄 15g，五灵脂 10g，徐长卿 10g，血竭 2g。14 剂。

患者后未再来续药，至 2010 年 10 月 20 日因月经周期提前伴有量减又前来求医。笔者问及前治疗痛经情况，其言至今已有 1 年多未有痛经。

上述四法为笔者治疗痛经常用，收效甚为满意。然患者各异，变化万千，临床所见也并非如上述各法独立施之可收全效，有单法独用，有诸法并施，应视具体证情所需而灵活变通。在用药选择上也应效其法而不拘其药。均不可拘泥不变，刻板墨守。

生蒲黄、五灵脂、乳香、没药、血竭等活血祛瘀、破气化滞之品，有抑制和降低前列腺素分泌、增加子宫内膜溶解性，使月经排出通畅，调节子宫异常收缩，改善子宫血循环而使痛经得到缓解。所以在上述各型痛经治疗中，可酌情加入这些药物以增强疗效。

从冲任通盛失时辨治女童性早熟

女童性早熟在现代社会中发生率日渐增多。笔者认为，女童性早熟的病源在肝肾，病位在冲任，病机关键在于天癸过早萌发，冲任通盛失时。

对性早熟，中华医学会儿科学分会对其的定义是：女童在 8 岁前，男童在 9 岁前呈现第二性征的发育异常性疾病[1]。性早熟分为中枢性性早熟和外周性性早熟，有统计显示，中枢性性早熟在一般人群中的发生率为 0.6%，其中女性患儿多于男性患儿（比例约为 23∶1）[2]。而我国儿童性早熟的发生率约为 1%，在某些经济发达城市约为 3%[3]。性早熟除了导致女童提早进入青春期，并且因患儿发育进程过快，导致骨龄偏大，骨骺提前闭合，最终引起患儿成年身高不达标，发育障碍，同时因其心理状况并不随同身体发育一样提前，易造成患儿心理精神负担，甚至引发心理障碍性疾病。

一、天癸过早萌发，冲任通盛失时

中国古代医籍中虽无"性早熟"病名，但对人的生殖发育则早有认识。《素问·上古天真论》对人的正常发育过程描述道："女子七岁，肾气盛，齿更发长。二七而天癸至，任脉通，太冲脉盛，月事以事下，故有子。"由此可见，女子正常的生殖发育与肾、天癸、任脉、冲脉功能正常密切相关。

肾者，封藏之本，受五脏六腑之精而藏之；天癸为肾中精气所化的一种精微物质；冲为血海，任主胞胎，而肝主藏血，肝经与任脉交于曲骨，与冲脉交于三阴交，冲任两脉通盛功能正常与否和肝肾密切相关。若肾精不藏，水不涵木，肝气过旺，引动冲任二脉过早通盛，则出现儿童发育提早。因此，笔者认为性早熟的病源在肝肾，病位在冲任，病机关键在于天癸过早萌发，冲任通盛失时。当各种原因引发肝肾阴阳不平衡，肾失封藏，激发天癸过早萌发，冲任通盛失时，肾气－天癸－冲任－胞宫轴提前发育，就会导致女童出现性早熟。其临床表现主要有：在 8 岁前出现乳房增大，出现乳核硬块，阴道分泌物增多，阴毛、腋毛有生长等第二性征出现，或在 10 岁前出现了月经的初潮等，其理化表现有：妇科 B 超显示有子宫或卵巢的增大，性激素水平测试异常，骨龄发育早于实际年龄等。根据患儿的症状体征，性早熟可归于中医的"月经先期""乳疬"等病。

目前国际公认治疗中枢性性早熟最有效的药物是促性腺激素释放激素类似物（GnRHa），但其价格昂贵，而且存在造成不明机制的可逆性骨质损失和体重增长的风险[4]，因而临床未广泛使用。

二、分型论治

笔者在临证实践中观察女童性早熟的主要表现，总结其证型有 3 种：肾失封藏，相火偏旺（肾虚火旺）；肝气不舒，郁而化火（肝郁化火）；脾虚湿盛，痰热互结（痰热内蕴）。分别采用：补肾固精，清泻相火；疏肝解郁，清热泻火；健脾化湿，清热涤痰，收到良好疗效。

1. 肾失封藏，相火偏旺（肾虚火旺）

肾藏精，为封藏之本，寓元阴元阳，主生殖，且络胞宫连任冲两脉，人体正常的生长发育生殖与肾中精气的盛衰满溢密切相关。儿童稚阴稚阳之体，加之饮食环境等因素，更易导致肾失封藏，精血不固，阴不制阳，水不涵木，相火妄动，伤及冲任，冲任通盛失时，天癸萌发过早，月经提前而至。治以补肾固精，清泻相火为主。

肾虚火旺型的性早熟，临床表现为乳房提早发育，月经提前来潮，五心烦热，面色潮红，口渴，盗汗，大便秘结，舌红少苔，脉细数等。可选知柏地黄丸、六味地黄丸、大补阴丸等方加减。治以补肾固精，清泻相火，常用的补肾泻火类中药有山茱萸、覆盆子、杜仲、山药、桑螵蛸、知母、地黄、黄柏、龟板、丹皮、泽泻、夏枯草、玄参、龙胆草等。药理研究显示，此类中药可抑制雌激素的生成，从而达到延缓骨成熟的目的[5]。

2. 肝气不舒，郁而化火（肝郁化火）

肝藏血，主疏泄，其疏泄功能主要表现在两个方面。一个是疏泄气机，调畅情志；一个调节人体血液水液的运行输布。且肝经环阴器抵小腹布胁肋，与冲任两脉均有相连，两肋为乳房所居，乳房属肝，故女性乳房、月经与肝的功能正常与否均密切相关，即所谓女子以肝为先天。当患儿因疾病、心理、环境等因素导致情志不畅，肝气郁结，肝郁日久易化火热，火盛灼伤肝络，以至乳房胀痛不适，而火盛伤及冲任，冲任通盛失时，天癸妄动，可见月经早发等性早熟症状。治以疏肝解郁，清热泻火为主。

肝郁化火型女童性早熟的主要表现，有心烦易怒，胸闷不舒，乳房胀痛，胁肋不适，口干多饮，大便秘结，月经早发，舌红苔黄，脉弦数等。治以疏肝解郁，清热泻火，可选柴胡疏肝散、丹栀逍遥散、龙胆泻肝汤等方加减，常用的药物有柴胡、白芍、当归、夏枯草、栀子、甘草、黄芩、制香附、丹皮、薄荷、生麦芽等。

3. 脾虚湿盛，痰热互结（痰热内蕴）

脾主运化，主要包括运化食物和运化水液，因小儿素食肥甘厚腻，营养过剩，伤及脾胃，脾失健运，水液代谢异常，水湿停聚体内，凝聚成痰，或先天体质偏痰湿，痰湿日久，郁而化热，热与痰结于乳房则形成乳核，乳房胀痛不适，痰湿下注则带下异常，痰热蕴结日久伤及冲任则冲任通盛失时，天癸妄动，月经早发。治以健脾化湿，清热涤痰为主。

痰热内蕴型女童性早熟的临床表现，有形体偏胖，喜食肥甘厚味，咽中有痰，双侧乳房发育，胀痛不适，带下量多，少动懒言，大便溏软，舌质或淡或红，苔腻，脉滑等。治以健脾化湿，清热涤痰，可选二陈汤、温胆汤等方加减，常用的中药有浙贝、海藻、昆布、泽泻、茯苓、山药、甘草等。

在实际临床上，单一证型较少出现，往往都是两个甚至三个证型夹杂出现，故治疗亦须视证型偏盛三法各有侧重，兼而用之。

【验案】

万某，女，6岁。2012年10月27日初诊。

发现乳房出现肿块2月。乳房有所增大，B超提示乳腺回声明显。子宫卵巢B超提示卵巢有过早发育，骨龄部分早熟，于浙江某医院诊为性早熟。刻诊：于人多处易多动，不喜饮水，纳少，夜间能安睡，但易翻动，有尿床，周发，脾气急躁易怒，乳房作痛。喜食鱼虾。舌淡，苔白腻，脉细软。牡蛎15g，灵磁石10g，龙骨15g，夏枯草10g，茯苓10g，山茱萸4g，覆盆子10g，制半夏4g，姜竹茹4g，生黄芪10g，灵芝6g，炒酸枣仁10g，益智仁10g。7剂。

二诊（2012年11月3日）：上药服后情绪有所平稳，乳房硬结有软散，夜尿床，大便较前质软。舌微红，苔薄有净，脉小滑。初诊方加桑螵蛸10g，山药12g，杜仲10g，橘核8g，炒麦芽12g，去夏枯草。10剂。

三诊（2012年11月17日）：昨日下午饮食不慎，胃脘不适，呕吐，腹痛，未作泻。近来情绪可控，入睡较晚，入夜口干，纳谷一般，大便调，今诊精神萎顿。舌淡，苔白，脉细。姜竹茹4g，制半夏4g，白及8g，玉蝴蝶6g，山药12g，桑螵蛸10g，杜仲10g，陈皮6g，党参8g，覆盆子10g，灵芝6g，牡蛎15g，炒麦芽12g，合欢花4g，茯苓10g。12剂。

四诊（2012年12月1日）：前症均瘥，纳谷欠馨，便干结，夜遗尿1次，乳房肿结已消，躁动强硬已平。舌边尖红，苔薄，脉小滑。三诊方加龙骨15g，山茱萸4g，柏子仁10g，瓜蒌仁6g，太子参

10g，去党参。12 剂。

五诊：前症递减，夜尿遗床未再出现，纳乃欠佳，大便隔日一行，已不干结，情绪较前安静。舌暗红，苔中滑，脉细软。三诊方加山茱萸 6g，柏子仁 10g，瓜蒌仁 6g，太子参 15g，神曲 12g，生黄芪 15g，炒麦芽改为 15g，去党参。12 剂。

随访：诸症平稳，起效已佳，时值冬令，制膏缓图以资先后天之本，巩固疗效。

按语：患儿多动，夜间易翻动，脾气急躁易怒为肝阳偏亢，肝风易动，肝郁化火之象；查 B 超乳房肿块生成，且有胀痛，并喜食鱼虾，鱼虾偏寒，易伤脾阳，脾失健运而水湿形成，日久成痰，结于肝脉则形成乳房肿块，胀痛不适，此为病标。骨龄、卵巢提早发育，为肾失封藏，天癸早萌，冲任通盛失时之象，此为病本。初诊急则治标，以镇肝潜阳、清泻相火与健脾化湿、消痰散结两法并用为主，以牡蛎、磁石、龙骨、夏枯草潜肝阳、泻相火，以黄芪、茯苓、半夏、姜竹茹健脾化痰，少佐山茱萸、覆盆子等补肾固精之品以治病本。随后肝阳亢、相火旺之象渐减，治法改以健脾化痰和补肾固精两法并用为主，以姜竹茹、制半夏、白及、玉蝴蝶、山药、陈皮、党参、茯苓等健脾化痰，以桑螵蛸、杜仲、覆盆子、灵芝等补肾固精，少佐疏肝之麦芽、合欢花，五诊乳房肿结即消。再后继续加强补肾固精之功而遗尿之症亦平。诊治过程三法兼用而有所侧重，最终肾阴得补，肾精得固，相火得清，痰结得消，冲任通盛有节，性早熟之病取效甚捷。

参考文献

［1］中华医学会儿科学分会内分泌遗传代谢学组．中枢性（真性）性早熟诊治指南［S］．中华儿科杂志，2007，45（6）：426－427

[2] 曾畿生，王德分. 现代儿科内分泌学 [M]. 上海：上海科学技术文献出版社，2002

[3] 武星户. 警惕儿童性早熟 [J]. 药物与人，2010，23（9）：28－29

[4] 汪萌，鲍仕慧. 儿童特发性中枢性性早熟药物的治疗进展 [J]. 中国现代医生，2011，49（19）：23－27

[5] 孙青，李海浪，王旭，等. 滋阴泻火中药对性早熟模型大鼠骨密度的影响 [J]. 江苏预防医学，2007，18（2）：11－13

行气化瘀治溢乳

溢乳是指非生理状态下或非产后哺乳期出现的病理性泌乳，属中医"乳泣""乳溢""乳汁自溢""泌乳"等范畴。《校注妇人良方》谓"未产而乳自出，谓之乳泣"。临床表现为一侧或两侧乳头溢出乳汁，滴沥不止，可伴有闭经。现代医学认为，溢乳的产生与内分泌失调有关，系多种原因导致血清泌乳素增高，但也有部分病人血清泌乳素水平不高。中医对溢乳的认识，历代医家多从脾胃气虚及肝经郁热着眼，如《疡医大全》言"其有乳汁自出者，若胃气虚而不能敛摄津液者"，《校注妇人良方》论"有因肝郁化热，热迫乳溢，致乳汁自出"。然而笔者在临床实践中，观察到还存在有气滞血瘀之患者，用活血化瘀、疏肝理气治之而收效，在此略述体会，以奉同道指正。

乳房为足阳明胃经所主，乳头为足厥阴肝经所过，乳汁的化生源于脾胃，与精血同源，而乳汁之泌溢则有赖于肝的疏泄。故乳汁之丰盈受脾胃运化之统，乳汁之分泌有赖肝气之推送。人乳在哺乳需要时之泌溢，属于机体生理范畴，是为精血津液之精华，为乳儿所需。而在非生理状态下的溢乳，则是属于病理产物之一。笔者认为，与瘀血、痰湿同类，当究其成因，抑其之生成。

溢乳之原因，众说纷纭，但究其病机莫不与肝脾有关，然其乳汁外溢而非缺乳化生之弊，当与脾胃无涉，泌溢之异常，显然与肝之疏泄有关。古有"女子以肝为先天"之说，又有"女子多哀忧"之论，故病理之溢乳常系肝郁之因。正如《丹溪心法》所谓："气血冲和，万病不生，一有怫郁，诸病生焉。"肝气郁滞，会气机失之调畅，何以反见泌溢乳汁之变？戴元礼曰："郁者，结聚而不得发越也，当升不得升，当降不得降，当变化者不得变化也。"（《金匮钩玄》）可见一旦气机郁滞，升降失可，由气及血，血瘀不循常道，上走乳管，化为乳汁而外溢，但其并非满溢，而系气郁之因，故溢乳滴沥不止。若瘀滞日久，地道受阻，可伴有月经量减或闭经。由于情绪起伏，气机聚散不定，故这类病人临床表现为乳汁时溢时止，两胁乳房胀满时痛。经来量少有瘀块或闭经不行，舌质多呈紫暗或见有瘀点。脉来细涩或弦。

对溢乳病人，笔者常以疏肝理气、化瘀收乳为治法。然而，肝为藏血之脏，体阴用阳之器，肝之疏泄，有赖营血的濡养才能柔润条达，故疏肝行气必先养血柔肝，而活血化瘀又须防伤血破血，笔者常用柴胡疏肝散合桃红四物汤加减为方。投柴胡、枳壳、香附、陈皮以疏肝行气使气行则血行，取桃仁、红花、川芎、赤芍、当归、生地以活血养血、益阴柔肝。常加牛膝下引乳血，以归常道；炒麦芽、莲蓬壳以消瘀收乳。对伴有乳腺导管炎症者，可加入生鹿角取其行血止乳并消散炎症；闭经者加用益母草、泽兰活血通经。

气机不畅，瘀血内阻，此乃郁积之属，常有日久化热之势，若见乳汁外溢质黏色黄，伴有烦躁咽干，舌红苔黄，脉弦数者，是证为化热之势，可用丹栀逍遥散合桃红四物汤加炒麦芽、莲蓬壳，活血去瘀，疏肝行气，清热回乳标本同治而收效。若肝郁犯脾，则又可见虚实夹杂之证,临床应诊当细辨而随证治之。

【验案】

王某,女,48岁。1993年5月3日初诊。

患者自1991年11月起发现右侧乳头时有溢乳,且伴有血水。西医检查泌乳素水平正常,乳房有小叶增生,乳管扩张及炎症,无恶性病变。病来月经量渐少,时有瘀块,伴有两胁乳房胀满时痛,头晕神疲,纳差,病人面色萎黄,舌质暗有瘀点,苔薄白,脉弦涩。证系气滞血瘀兼脾气不足之象。治拟疏肝理气,活血化瘀,健脾益气。桃仁6g,红花6g,当归6g,赤芍6g,香附9g,柴胡9g,黄芪15g,莲蓬壳12g,白术9g,蒲公英30g,益母草12g,生鹿角6g,炒麦芽30g,牛膝9g,甘草4g。服药7剂,病人自述乳汁分泌减少,且转为乳白色。效不更方,继服7剂,溢乳已明显减少,经水按时而至,唯夜寐不实,上方去川芎、香附、赤芍,加珍珠母30g,炒酸枣仁9g,制远志6g。继进12剂,溢乳已罢,面色有华,诸症改善。CT报告显示乳腺导管炎症消失,未见异常。追访数月,安好无恙。

从瘀论治偏头痛

偏头痛是一种临床常见的慢性神经血管性疾患。属临床常见病、多发病。据有关资料显示其发病率为6.3‰,占所有头痛患者的1/4以上[1,2]。由于其病因尚未充分阐明,其发病机理比较复杂[3]。为此在临床治疗上,远期疗效不甚理想。

偏头痛属祖国医学"头痛""头风""偏头风""偏头痛"等病范畴。中医认为,头为"诸阳之会""清阳之府",髓海之所,脏腑气血皆上会于头。故任何原因使清空受扰,或清阳受阻,或脑络瘀阻,均可引起头痛。如瘀血、痰浊、气滞、寒凝、邪热或气血不足均可使血液正常运行受影响，涩滞不畅，脑之脉络受到瘀阻，不通则痛。

一、血瘀是基本病机

笔者曾对 70 例偏头痛患者进行中医辨证分型，并根据中医血瘀证的辨证指征，分别观察其在偏头痛中的比例及在各证型中的分布，试求探讨偏头痛与血瘀证的关系，找出中医辨证的规律，为临床治疗偏头痛提供一定的依据。结果提示，有血瘀兼证在偏头痛中占了较高比例（74.3%）[4]。现代医学认为的偏头痛是一种血管舒缩异常所致的病症，其发生与血浆中 5 - 羟色胺、前列腺素等生化改变有关，可伴有血小板聚集力增高、血液黏滞度增加[5,6]，这与中医血瘀的特点是相符的。而且在各型中，血瘀兼证的分布率也有差别。除肝阳上亢型外，其他各型中，有血瘀兼证的比例较高。进一步分析可以看出，血瘀证在痰浊内阻型头痛中分布率高于肾气虚弱型和气血亏虚型，提示痰浊内阻型与血瘀证的关系密切，显示了血瘀是偏头痛的主要病机，与中医学的传统认识及西医学的实验证明都是一致的。可以认为，瘀血是大多数偏头痛的发病基础。临床治疗时应侧重于活血化瘀、蠲痰祛浊。这对临床辨证用药，提高疗效有着重要意义。

二、活血是基本治疗法则

由于偏头痛的病因尚未充分阐明，其发病机理比较复杂[5]，西医在临床治疗上，远期疗效不甚理想。

根据笔者临床观察结果提示，血瘀在偏头痛中具有普遍性，用中医的活血化瘀法应该是治疗偏头痛的一种基本法则。即使在无血瘀兼证组的各型偏头痛中，由于其病证的反复发作，病程一长，有

"久痛入络""久病必瘀"之势，故在治疗上也应结合活血化瘀之法，以预防和阻断病情发展，进而提高疗效。事实上，许多医家在临床治疗偏头痛时，均以活血通络为基本法则。王氏用具有活血化瘀祛风通络的"头痛定"胶囊，治疗血瘀型偏头痛 30 例，总有效率达 96.7%[6]。治疗头痛的传统要药川芎和辛温，活血行气、散风止痛，是常用的活血化瘀之品。现代药理研究证实，川芎嗪能改善微循环，抑制血小板聚集，减少 5 - 羟色胺的释放[7,8]，改善了中医血瘀证中具有的客观实验指征，如血小板形态和功能异常[9]，由此，也进一步证明了活血化瘀是治疗偏头痛的重要手段。

通过分析还发现，痰浊内阻型与血瘀证关系密切，在痰浊内阻型偏头痛中，其血瘀证的分布率较其他各型中分布率高。中医认为，痰浊与瘀血均是机体病理性产物。痰浊随气机无处不到，阻于脉络或机体其他各部位，均能影响血液运行，久之而致血行不畅，血因痰浊阻滞而为瘀，血瘀与痰浊互结，则痰浊因血瘀而难涤，血瘀因痰浊而难化，二者互为因果，缠绵难愈。所以对痰浊型头痛，在治疗中更应结合活血化瘀之法，以获良效。

应该强调，活血化瘀是治疗偏头痛的重要方法，但不应是唯一的。气为血之帅，血为气之母，气行则血行，气滞则血瘀。因此在活血化瘀的同时，还应考虑到疏肝理气、益气养血、补肾滋阴、平肝潜阳，补其虚、祛其实等诸法施治，以提高疗效。活血化瘀之品，在不同程度上有散血、耗血之弊，故临床应用应适当加入补血养血之品，以顾护正气不受损伤。

笔者治疗偏头痛的一首基本方，就是将活血化瘀与涤痰祛浊相结合，川芎、当归、桃仁、胆南星、制半夏等，加减用之，总有效率可达 85%，而且远期疗效理想。

【验案】

赵某，男，46 岁。2011 年 5 月 26 日初诊。

主诉：偏头痛 30 余年，逐年加重。

患者血压正常，脑 CT 及血流图无明显异常，几乎每周发作 2～3 次，常年服用止痛药（散利痛 3 粒及止痛粉），且服止痛药量逐渐加大方可缓解。

此诊：患者自述记忆中自小学起就有发头痛。常在受寒时引发，服止痛片可缓解。近十多年来，头痛频发，止痛药量逐渐加大仍然难以止痛。发作时伴畏光，泛呕、吐，冷汗等症，甚至狂躁摔物。痛及双目眶及后颈牵拉。平素睡眠浅，易醒梦扰，面色不华，易倦乏力，纳可，大便欠畅。舌质紫气，苔白浊，脉濡，唇紫暗。

中医辨证为寒凝血脉，痰瘀互阻。阳虚痰湿之体，寒凝血瘀，痰阻脉络；痰瘀互阻，脑络血行不畅，瘀而作痛。治以活血化痰，温阳通络。处方：泽泻 10g，半夏 10g，胆南星 15g，天麻 10g，全蝎 3g，竹茹 10g，桃仁 10g，丹参 10g，郁金 10g，细辛 3g，白芷 10g，藁本 15g，川芎 10g，决明子 15g。7 剂，每日 1 剂，水煎分早、晚两次服。

二诊（2011 年 6 月 9 日）：头痛显减，频率及程度均改善，睡寐已正常，面色转华，未再呈冷汗呕吐等，纳可，大便调。舌淡苔中黑灰，脉滑。处方：初诊方中加生黄芪 15g，肉苁蓉 12g，茯苓 15g。14 剂。

三诊（2011 年 6 月 23 日）：服上药期间，两周中有两次头痛起，但程度轻，可自缓解，已无须服西药止痛。尚感颈僵不舒，夜寐浅易醒，余无不适。纳谷可，大便调。舌微红，苔薄白，脉小滑。处方仍以初诊方加防风 10g，合欢皮 10g，桃仁改 12g，茯苓 15g，白术 15g，徐长卿 10g，延胡索 10g。14 剂。

四诊（2011 年 7 月 2 日）：头痛未起，睡眠改善有梦扰，颈板诸症均减，患者自诉头痛未作，生活质量得到明显改善。纳可，二便调，舌微红苔薄白，脉细。

此后以三诊方加减出入治疗至 2012 年 1 月春节前停药。头痛基本未再发作，偶尔有头稍疼痛不适片刻自缓。自 2011 年 6 月份以来未再服过止痛片，精神爽慧，无所苦。

参考文献

［1］程学铭，等．我国六城市居民偏头痛流行病学调查［J］．中华神经精神科杂志，1990，23（1）：44

［2］何绍奇．现代中医内科学［M］．北京：中国医药科技出版社，1992

［3］邝贺龄．内科疾病鉴别诊断学［M］．北京：人民卫生出版社，1983

［4］杨悦娅．偏头痛与血瘀证之关系［J］．浙江中医杂志，2001，36（8）：356

［5］陈灏珠．实用内科学［M］．北京：人民卫生出版社；1997

［6］王小娟，等．头痛定胶囊治疗血瘀型偏头痛的临床和实验研究［J］．中国中药杂志，2000，25（8）：506

［7］王树华．中西医结合治疗顽固性头痛 170 例［J］．陕西中医，1999，20（3）：127

［8］吴葆杰．中草药药理学［M］．北京：人民卫生出版社，1983

［9］王冬娜．偏头痛血瘀证患者血小板超微结构研究［J］．中国中西医结合杂志，1995，15（12）：716

中风重症辨治体会

中风之病，历居杂病之首，其病因多与风、火、痰、虚有关，元代王安道曰："夫中风者，《内经》主于风，此真中风也。若河间主于火，东垣主于气，丹溪主于湿，皆是因火、因气、因湿而为暴病。"明代张景岳提出："凡病此者，多经素不能慎，或七情内伤，或酒色过度，先伤五脏之真阴……阴亏于前而阳损于后，阴陷于下而阳泛于上，以致阴阳相失，精气不交，所以忽尔昏愦，卒然仆倒。"叶天士则进一步指出："精血衰耗，水不涵木……肝阳偏亢，内风时起。"其证治常以中脏腑与中经络来辨证。笔者析古人之说，验之于临床，获心得点滴，略述于此，与同行分享并求指正。

一、中脏腑的辨治

中脏腑（卒中）是指突然昏仆，不省人事，伴有口眼㖞斜，半身不遂等症状者，往往病情较重，甚者危及生命。中脏腑又可分闭证与脱证。邪实内闭属实，即为闭证；正气外脱属虚，即为脱证。闭证根据阳热偏盛与否，又可分阳闭与阴闭。

在辨证施治中，对中脏腑的卒中期明确辨证，正确立法，及时抢救是赢得转机的关键所在。大多数医家重在辨其脱与闭。认为脱、闭二证病机不同，证情相反，治法各异，即所谓"闭证开窍以至宝，脱证回阳以参附"。然笔者认为，此时辨证，固然是要辨明脱与闭，但临证之际，深感中脏腑的闭脱，并非截然可分，往往虚实相兼，闭脱并见，只是主次有别而已。为此在治疗上，应根据邪实与正虚的多少，而立祛邪开泄为主兼以扶正，或以固脱回阳为主兼以启闭之法。下例是笔者跟师出诊所治病例，即为扶正固脱与豁痰开窍合用，闭脱兼治而取效之案。

【验案 1】

李某，男，72 岁。素有高血压史，1993 年秋夜，临厕跌仆，神志不清，遂送急诊，伴呕吐，右半身完全性瘫痪，口眼㖞斜，肌力为 0 级，血压 160/120mmHg，心率 88 次/分，夹有早搏，西医诊断为脑溢血。第 7 天出现上消化道出血，大便隐血（＋＋～＋＋＋＋），并有蛋白尿，心律紊乱等症状。请吾师张老会诊，见病人神志模糊，颜面潮红，右半身瘫痪，目合口开，撒手汗出，呼吸气粗，二便失禁，舌苔微黄厚腻，脉数结弦芤无力。此时病人消化道出血已 11 天，又脱证诸症尽现，当速以止血、益气、固脱为首法。然虑其舌苔厚腻，呼吸气粗，颜面潮红，脉虽芤但仍弦中带数，断为痰浊内阻，肝火上亢之证，思其痰热不除，肝火不降，故出血不止。因此，还当佐以清热凉血，平肝豁痰同治。处方：西洋参 9g（另炖）、生龙骨、生牡蛎各 30g（先煎）、生地 9g、白芍 6g、丹皮 6g、焦山栀 9g、陈皮 5g、茯苓 12g、广藿香 9g、制半夏 6g、石菖蒲 6g、陈胆星 6g、炒薏苡仁 18g、鲜芦根 60g、鲜茅根 30g、六一散 12g（包）、三七粉 3g（冲服）。1 剂水煎两次，每 4 小时服 1 次，昼夜连服。进 2 剂后症状好转，4 剂后神志渐清，二便自控，上消化道出血已平。后上方出入巩固疗效，经治两年，直至各项检查指标均正常，生活自理，行动基本复常。追访无复发。此乃扶正固本与豁痰开窍合用，闭脱兼治而取效之案。

二、中经络的辨治

中经络是指不经昏仆，仅以歪僻不遂为主的疾病。除了卒中期之闭脱为抢救的关键外，卒中后的病人所出现的半身不遂、口眼㖞斜、舌强语謇等，大致与中经络相似，临床治疗可概括为"潜阳，豁痰，通络，扶正"八字要诀。中风前阶段宜潜阳降逆、豁痰开窍为主，后阶段应以滋阴益气、活血通络为要。

【验案 2】

宋某，女，66 岁。1995 年 11 月 9 日初诊。

患者近来因烦劳过度，自感头痛目胀，于 1995 年 11 月 7 日忽跌仆在地，当时神志略有不清，后渐清醒，但已半身不遂，口眼㖞斜，舌强语謇，胸闷不舒，大便干结，舌苔厚腻，脉弦滑。平素中焦失运，痰浊中阻，加之烦劳忧郁，肝阳上亢，肝风夹痰，上壅清窍，痹阻经络，故见半身不遂，语言不利诸症。治拟豁痰开窍，佐以潜阳通络，利湿清热为治。处方：珍珠母30g，生龙骨、生牡蛎各30g（先煎），制川朴5g，广藿香9g，仙半夏9g，陈皮4g，茯苓9g，陈胆星6g，石菖蒲6g，淡竹茹9g，枳壳6g，伸筋草9g，络石藤12g，六一散12g（包煎）。

复诊：神清，言语稍有恢复，舌苔已退，舌质稍红。上方去川朴、六一散，加白芍6g，当归9g，丹皮6g，丹参9g。服7剂后，右半身已能活动，口渴喜饮，舌质红。原方去藿香，加生地12g，石斛12g。继服14剂，行动、语言如常人，后以黄芪、钩藤等益气平肝之品加减善后，治疗3月余，未再来诊。1年后随访，一切正常。

上案初以导痰开窍，辅以潜阳镇肝，加伸筋草、络石藤等祛风通络，中以四物养血活血取"血行风自灭"之义。末治取补阳还五汤之意，合二陈健脾化痰，生地、钩藤滋阴柔肝、扶正祛邪而善其后。此乃豁痰、潜阳、通络、扶正相参为用治之例。

三、中风的预防与预治

中风发病，暴急凶险，且后遗症重，故当以预防为主，防于始发之时，平于先兆之际。捕捉中风的各种先兆，则可防止中风的发生。预防中风，除了平日调摄饮食起居，避免过嗜酒肉肥甘，慎防风邪寒热外侵入络，喜怒悲思恐五志有节，遇事虚怀若谷之外，还要慎察先兆之象，及时预治。

由于中风发病与风、火、虚、痰有关，所以临床可从以下几个方面着手进行辨证预治。如见有头痛，目赤面红，烦躁，便秘，溲赤，舌红苔黄，脉弦数者，此为火盛于上，宜清肝泻火，用龙胆泻肝汤加牡蛎、珍珠母、代赭石、石决明等重镇潜阳之品；如火势鸱张，气粗息高，头痛耳鸣，脉弦数而实大，可加羚羊角粉冲服，这类病人一般多以阴虚为本，在气火平息、痰浊涤除之后，可用六味地黄丸、四物汤之类"壮水之主，以制阳光"；如见胸闷身重，四肢麻木，痰涎壅滞，治宜豁痰开泄，顺气降逆，用涤痰汤加减。湿重者加藿朴之类，芳香化湿；若有手足颤动，口舌麻木，半身不仁，此为中风前奏，风动木摇之危象，当速辨痰火之偏颇，施以潜阳降逆，清火豁痰，柔肝养血等诸法。待痰热得清，气火得平，肝风自息。内风平定，痰壅既开，则可用二陈汤、六君子汤之类补中健脾，以杜生痰之源。

预防或预治，乃先发制人之举，为减少中风发病之上策，当引起病家与医家重视，放之首位为要。

从脾论治失眠

《素问·至真要大论》曰"诸湿肿满皆属于脾"，先贤简明扼要，总领病机之纲，以示学者。笔者初学此条，认为很好理解掌握，无非是告之，凡因湿邪肿满者，多与脾的生理功能失调有关，而脾是主运化水湿之脏，当然在治疗湿邪引起的诸多病证时，应着眼于脾，恢复脾之运化水湿之功则聚湿肿满可消也。但久于临床之后，却感到，临诊所遇湿饮、肿胀、痞满等，并非单以运脾、健脾可应手而除。

2004 年之秋，赴京拜中医大师路志正教授为师学习，早悉他老人家的学术特色之一是重脾胃于临床，用药轻灵却疗效显著。在随诊间暇，问及路老从脾胃论治诸病之要，路老谈道：重视脾胃着眼在脾胃的中焦处位，重视于脾胃的气机升降产生的生理效应，或者说是从脾胃的生理特性、运化功能的延伸作用来论述对机体整体的影响。笔者忽有所悟，所言"诸湿肿满皆属于脾"是强调了湿邪肿满所成疾病与脾的关系，明示后人着眼于脾的大原则，并非单以脾之运化水湿而言。

此后于临诊，遇有水湿肿满之病证，除健脾之外更注重醒脾运脾、调理气机，并从影响到脾之功能的其他脏腑气机来多方面考虑。如肝气不疏，肺气不降，均会影响脾的运化水湿功能，影响水液的代谢而成水湿肿满之证。

脾主运化水液，脾失健运，津液输布障碍，留而为湿，湿积为饮，湿聚为痰，故见湿所致诸病当从脾治是为常理。但若单从健脾气来运湿、消饮、祛痰，临床取效甚微则又当从常理思其变。脾胃居于中焦，是三焦之中枢气机升降之枢纽，是升清降浊的主体，在水液的运化代谢中，脾之升清把水饮之清津上输于肺，肺才能将清中之清宣发布散濡养周身，清中之浊则下输于肾，通调水道由膀胱排出体外。故脾胃气机升降与水湿代谢有很大关系。更况水湿内停，阻滞气机，气机失于流畅则生肿胀、痞满诸证，故在治凡因湿而致诸证肿满者，更重要的是恢复脾胃斡旋机能，使气机上下疏通，三焦流畅，水湿得以外达内化，则湿化水行，水行气行，气行百行，肿满皆除。故治脾胃之者，莫过于气机升降。临床治疗不单是着眼于"健"脾，而且更重要是在"运"脾，使脾胃气机运动起来才能发挥健脾的作用。试举痰湿困阻气机、郁热上扰心神而至失眠之例，从芳香化湿、醒脾运脾论治收效。

【验案】

郑某，男，63 岁。2002 年秋季来诊。

主诉：失眠已半年。

患者每天仅能维持 2~3 小时睡眠，甚则彻夜不眠。身重乏力，精神萎靡不振。近两月来，纳食乏味，大便黏滞，夏季曾有过一次较度的腹泻，后一直感到腹胀。诊其脉象沉濡，舌色淡质胖苔薄黄。此为痰湿内困脾胃，中阻气机。郁热上扰心神。治从脾胃，以运四旁。药用石菖蒲、苍术、白术、藿香、佩兰芳香化湿；砂仁、白芷、木香、陈香橼、佛手醒脾运脾，行气运湿；竹茹、川连、炒酸枣仁、合欢皮、茯神去痰热，清心火，理气安神。服药 1 周，精神明显好转，且腹部顿觉宽松，纳食稍增，但睡眠仍然较差。上方加半夏、胆南星、附子，再服药 1 周。病人喜笑颜开而来，告知除前症递减外，最明显的是睡眠有进步，睡眠时间增到 3~4 小时，重要的是睡眠质量明显提高，一觉醒来，不觉困乏。后守方 1 月，去附子、竹茹、白芷，加车前子、泽泻，嘱其守方服用，以固疗效。

此案虽是失眠之证，但病机为痰湿作祟，故治从脾胃，但是并不以健脾益气为主，而以醒脾运脾、行气运湿为主。以"行"促"运"，以"运"促"健"，脾胃健运，痰湿得消得化，心神免于郁痰内扰则神安寐酣。

温法辨治炎症性疾病

传统中医治法分为八种：汗、吐、下、和、温、清、消、补。温法属于八法之一，是指使用温性或热性药物来振奋阳气，祛除寒邪，从而消除里寒证的一种治法。《素问·至真要大论》中"寒者热之""劳者温之""寒因热用"的论述奠定了温法的理论依据。《伤寒论》较为全面系统地阐述了寒证论治，并创立了许多著名的温里方剂，如第 301 条"少阴病始得之，反发热，脉沉者，麻黄细辛附子汤主之"，是为少阴之里寒，兼有太阳之表热，里寒但有急性感染，也可用辛热。再如"少阴病，脉沉者，急温之，宜四逆汤"之回阳救逆的四逆类等。

金元时期李东垣提出"甘温除大热"，并创立以补中益气汤为代表的一系列方剂，如小建中汤、补中益气汤、归脾汤、人参养营汤、圣愈汤等皆是。

明代张景岳认为"阳不足，便是寒""阳强则寿，阳衰则夭"，创立了大量补益阳气的方药，如温补命门之火的右归丸等。并提出："善补阳者，必于阴中求阳，则阳得阴助，而生化不穷；善补阴者，必于阳中求阴，则阴得阳助，而泉源不竭。"这些都丰富了温法的内容。

温法适用于脾胃虚寒、肾阳衰微、阳气欲脱、寒凝经脉等里寒证。现代医学研究发现，寒证可以是由于机体血液循环功能不良、脏腑功能衰退、代谢能力低下等引发生理功能减退的一种反应状态。

一、温法治疗炎症机理

临床上见到的感染性疾病和种类很多，细菌、病毒、真菌、寄生虫等病原体侵入人体，进而引起局部组织和全身性炎症反应。目前普遍有一种误解，常把西医的"炎症"与中医"热毒""湿热"相等同，认为"炎症"就是热证，所以对炎症的治疗多以清热解毒、清热泻火、清热利湿等论治，这种机械化的划等号有悖于中医辨证论治的原则。

炎症是机体受病原体侵入后所发生的抗病、应答性的病理过程，是一个综合性病理反应。有组织和细胞的直接损害，有细菌和病毒的毒素分解物对机体的损害，更有机体某脏器、组织、系统受损害后的继发病症，是一个综合因素引发的病症。加之人的体质有阴阳寒热虚实之不同，热证仅是其中的病理反应证型之一，如若其人为虚寒之体，那其感邪之后则易向寒而化。尤其是慢性炎症，在临床呈现出来的多是一派寒象。所以西医的感染性疾病并非、也不可能是单一热证或毒证，这已被为数不少的临床案例所证实。若一概用清热苦寒药来治疗，则会更伤脾肾，损伤阳气，更使功能低下，对毒素及代谢的产物清除功能减缓，常使病情缠绵难愈甚至变证蜂起。

事实上，由于炎症的存在，尤其病情迁延，慢性炎症的渗出，纤维结缔组织的增生，使得病变器官细胞及全身组织代谢的生理功能低下，血流不畅，气血瘀阻；痰湿凝结，阳气受遏，而呈现内寒之象。发生炎症的组织系统表现为缺血、淤血、水肿；机体出现畏寒、身凉肢冷等症状。此时，如果不是用温法来温运、温化、温消，就很难使炎症尽快吸收、使病灶修复。温性药有扩张血管平滑肌，增加组织血液灌注量，提高能量代谢，增加产热作用，从而以改善上述症状。

温法对免疫系统的影响已是得到公认，对增强体液免疫，提高血浆 IgG 浓度，增强白细胞和网状内皮系统的吞噬功能等，都是从不同层面发挥抗炎的合力[2]。

温性药通过刺激垂体 - 肾上腺皮质系统释放糖皮质激素，减少炎症介质的合成释放，舒张平滑肌，以及抗氧化作用等途径发挥其消炎作用。有实验表明，附子、干姜、肉桂组成的复方能不同程度地兴奋垂体 - 甲状腺系统、垂体 - 肾上腺系统、交感 - 肾上腺系统，通过神经 - 内分泌途径来调节和增强各个系统的功能。从而改善血循环、加速毒素的分解和排泄，促进炎症的吸收，加速炎症的消退使毒血症迅速改善，阻止对组织及细胞的损害，减轻症状、促进病变愈合[3,4,5,6]。

火针疗法对部分炎症性疾病的疗效也是肯定的[7]。火针对炎症性疾病的干预治疗是一种复杂而又自然的物理、生化治疗过程，从早期的控制炎症减少渗出、抑制免疫递质活性、保护正常细胞免受损伤等，到后期改善病理组织的血液循环、解除组织粘连，以及对不良增生组织的破坏和重新建立新的正常组织等，都是一种良性而有序的过程。

总之，在温法指导下运用的辛热温性类中药，可从多层面、多方位、多靶点发挥其温化散寒、振奋阳气、鼓动生理功能的作用，有着镇痛、抗炎、抗变态反应等效应。

二、温法临证运用

《素问·生气通天论》："阳气者，若天与日，失其所则折寿而不彰。"阳气温煦人体，提供元气，使人体机能活动运转不息。所以人体的阳气在机体自身防病、御病、生理功能的正常发挥中，占据着不可缺失的地位。

根据温法治疗炎症机理的探究，我们在临床中针对西医概念的一些炎症性疾病，表现有寒证特征的用温法治疗都取得了很好的疗效。如温法治疗盆腔炎、肠炎、支气管炎、胃炎、心肌炎等。以下仅以举例为证。

1. 温法治疗慢性盆腔炎

中医并无盆腔炎之名，然据其症候，当属中医"腹痛""带下病""产后发热""热入血室""癥瘕""不孕"等范畴。笔者多年临证体会，女性盆腔附件的炎症与外科概念中体表疮疡、痈疡、溃疡及体内脏腑组织间的内痈、内疡可视为同属之类，只是发生部位不同而已，故提出将现代医学的盆腔炎从中医"胞脉疡痈"论治[8]。

盆腔炎初期多属实证，因经期、产后或宫腔术后调摄不当，气血失调；或经行未净过性生活，不慎感染湿热邪毒，热入血室，瘀阻冲任引起。治疗以清热解毒利湿、理气活血通络为主。

迁延日久，则形成慢性盆腔炎。慢性盆腔炎主要病理产物为湿、瘀，其病理过程是本虚标实的性质。本虚尤其湿毒邪气侵入，蕴积下焦，损伤任带之脉，也易困阻阳气；还由于临床诸多医家将西医的炎症与中医的热毒、湿热相等同，对慢性盆腔炎的治疗也多以清热解毒、清热利湿论治，以期达到消炎的目的。然而从清法论治，或可获一时之效，但因苦寒清热易伤及脾肾，而抗生素的反复使用也易致脾胃虚弱，进而更使阳气受损，正不敌邪，水液湿浊无以温化，气血寒瘀不能温散，导致病情缠绵难愈更加不能彻愈，难取远期之效。盆腔炎迁延失治，或久治不愈，久病耗伤人体正气，损伤阳气，使气血失于温煦推运，水湿难以气化，更形成寒凝、湿阻、气滞、血瘀等正虚邪恋、本虚标实不良循环之势。这与慢性盆腔炎炎性渗出、粘连、结缔组织的增厚，以及附件的肿块、积液等形成的机制是一致的。

针对慢性盆腔炎上述湿、瘀、虚之病机，笔者在临床上从温法论治，以肉桂、乌药、香附、当归、川芎、桃仁、黄芪、红藤、徐长卿为基础组成"温消方"，该方具温化湿浊、温散瘀血、温补气血之功。实践证明，其对促进炎症吸收、消除瘀滞癥积、提高人体免疫力、加速病情向愈，均有较好效果。湿、瘀皆为阴邪，赖阳药以温散。温法除有对病邪温、散、行作用外，又有防阴邪伤阳气、固护正气之功。资料显示，活血药可改善循环和血液黏聚状态，还可调节机体免疫功能，达到抗菌消炎作用。如当归、桃仁、川芎等有增强纤溶作用，改善盆腔血液流变和微循环，降低毛细血管通透性，减少渗出、水肿，促进吞噬细胞功能，有利于粘连的松解和吸收，而活血之品多为辛温之性。温热、补益类药能增强血运，提高机体免疫力，增进吞噬细胞的功能，抑制病毒。这些理论和药物研究为温法治疗慢性盆腔炎提供了理论和实验依据。

【验案 1】

赵某，女，32 岁，已婚。初诊日期 2005 年 3 月 23 日。

主诉：盆腔炎 6 年，急性发作腹痛 1 个月。

患者 6 年前人流后患急性盆腔炎，后反复发作。多年来四处中、西医求治反复延绵不愈。阴道分泌物培养示支原体阳性，曾服阿奇霉素、克拉霉素等多种抗生素，尝试各种疗法无果。阴道常见血性分泌物。2005 年 2 月 24 日因宫颈炎伴息肉而行宫颈锥切术，术后盆腔炎再次急性发作。

刻诊：小腹坠痛连及腰骶肛门，腰以下寒冷，月经淋沥难尽。末次月经 2005 年 3 月 16 日，至今淋沥未净。素有带下量多质稀，大便干稀不调。白带培养示解脲支原体阳性。舌质紫气，舌苔薄黄，脉沉细。

素体气虚，下元不固，气虚失固，湿浊下注。湿毒之邪浸淫，更伤其正，正虚难以御邪，内湿外邪交结胞脉，阻滞气机，故腹痛绵绵；气虚不能固摄，带下反复不愈，经水淋沥难收。病情迁延，正气已虚，单以祛湿解毒，正气难以自复，则邪也难驱逐；而单以扶正补虚，又恐助邪恋邪，故治必以扶正提高机体抗病御邪之力，而祛邪则挫邪之势，以助机体除邪、抑邪。立益气建中，化湿祛浊法。处方：党参 10g，生黄芪 30g，茯苓 15g，白术 15g，肉桂 6g，乌药 6g，香附 10g，制附子 6g，徐长卿 15g，土茯苓 30g，红藤 15g，川断 12g，仙鹤草 30g。7 剂。

二诊（2005 年 3 月 31 日）：药后经水基本已收，但仍有赤白带下，腰骶作冷胀痛。少腹痛减，大便已成形。舌暗红，苔薄白，脉细。上方加贯众炭 10g，炙百部 12g，柴胡 6g，升麻 6g。14 剂。

三诊（2005 年 4 月 14 日）：经期将近，以疏通调经为主。去瘀以生新。当归 10g，川芎 6g，徐长卿 15g，茯苓 30g，红花 10g，肉桂

6g，艾叶 6g，生薏苡仁 30g，莪术 20g，三棱 15g，益母草 30g，红藤 15g，路路通 10g，香附 10g。7 剂。

四诊（2005 年 4 月 28 日）：肛门胀痛已平，腹痛未作，带下色质已正常。性生活冷淡，同房则阴道见褐性分泌物，二便调。舌暗，苔薄，脉沉细。病情向愈，守法继进。初诊方加贯众炭 10g，去乌药。12 剂。

五诊（2005 年 5 月 12 日）：5 月 9 日妇科医院复查白带培养提示支原体转阴。刻诊：妇检后，阴道赤带；肛门坠痛平，少腹及腰骶冷痛消。舌暗，苔薄白，脉细弦少滑。经期将近，复以疏通调经为主。三诊方，7 剂。

六诊（2005 年 5 月 20 日）：5 月 15 日经行。近日阴道血性分泌物渐净，肛门处偶有胀痛。夜寐已安，大便成形已实。舌淡紫气，苔薄白，脉细。党参 10g，生黄芪 30g，茯苓 15g，白术 15g，陈皮 10g，柴胡 6g，升麻 6g，虎杖 15g，土茯苓 30g，红藤 15g，败酱草 10g，苦参 12g，炙百部 12g，仙鹤草 30g，台乌药 6g，徐长卿 15g。7 剂。

如法治疗至 6 月 25 日再次复查白带培养支原体仍维持阴性。腹痛、带下均已瘥。后以补中益气升阳为法提高机体抗病功能为主，经期趋正常，调治以固疗效。

按语：患者 6 年前人流引发急性盆腔炎，后延绵反复发作，今因行宫颈锥切术又诱发盆腔炎，时诊腹痛下坠腰冷，月经淋沥不尽，平素带下量多质稀，支原体检出阳性。素体气虚，下元不固，湿毒之邪浸淫，更伤其正难以御邪，故腹痛带下反复不愈，经水淋沥难收。病情迁延，正气又虚，单以祛湿解毒正气难以自复，则邪毒也难驱逐；而单以扶正补虚，又恐助邪恋邪。故治必以扶正、提高机体抗病御邪之力，结合祛邪则平削邪气之势，以助机体除邪，抑邪故治以补中益气加减，以益气升提固带止血，合以化湿祛浊解毒助驱邪除邪。且黄芪用量偏大以助托邪外出，配伍香化、温化、利湿等祛湿浊诸品，以使湿浊之邪得以清除，更加辛温行气之乌药、陈皮、柴胡等助温化湿浊之邪，行气更助正气以推动湿邪而除之。调治3个月左右，两次复查支原体已转阴，月经周期已正常。1年后随访未再复发。

笔者用温法治疗慢性盆腔炎能收到既固护正气，又促进湿浊、瘀血、积聚等病理产物之温化消解，是人与病同治之法，进而提高慢性盆腔炎的治愈率。改变慢性盆腔炎在治疗中所遇到的病情迁延反复，耗伤人体正气，疗效不稳定，治疗不彻底的状况。

方中附、桂大辛大热之品鼓动正气，温化寒湿，开启被遏阻之阳气，增强血运，从而提高了机体抗病能力，增强了机体免疫系统功能，增进吞噬细胞的功能，促进炎性物的吸收，有助粘连松解及病灶的修复。所以不能因为"炎"字就不敢用附子等温热药。仲景用薏苡附子败酱散治疗肠痈，也用大黄牡丹汤治疗肠痈，比较两者，体会仲景两方两证之设，结合自己临床实际，由此所感，肠痈虽属当今西医之炎症范畴，但并非是"炎"必用清热解毒凉血一法统之，仲景还用薏苡附子败酱散之温化法，寒温并用法。仲景以寒温并用治肠痈之"炎"症，示人以大法。"肠痈之为病，其身甲错，腹皮急，按之濡，如肿状，腹无积聚，身无热，脉数。此为肠内有痈脓，薏苡附子败酱散主之"。说明炎症也可无热，也为笔者用温法治疗慢性盆腔炎提供了理论和实践依据。

2. 温法治疗慢性肠炎

慢性肠炎泛指肠道的慢性炎症性疾病，其病因可为细菌、霉菌、病毒、原虫等微生物感染，亦可为过敏、变态反应等原因所致。常呈现间断性腹部隐痛、腹胀、腹痛、腹泻，为本病主要表现。遇冷、进油腻之物，或遇情绪波动，或劳累后尤著。大便次数增加，日行几次或数十余次，肛门下坠，大便不爽，重者可有黏液便或水样便。本病病因复杂，初以湿热内蕴之实证为主，或慢性肠炎急性发作时，可见高热、腹部绞痛、恶心呕吐、大便急迫如水或黏冻血便。迁延日久则伤及脾肾，累及气血阴阳，形成本虚标实、寒热错杂的病机特点。呈慢性消耗症状，伴有面色不华，精神不振，少气懒言，四肢乏力，喜温怕冷等。《伤寒论·少阴病脉证并治》曰："少阴病下利便脓血者，下焦不约而里寒也。与桃花汤（赤石脂、干姜、粳米），固下散寒。"为我们温法治疗肠炎提供了辨治思路和依据。

【验案 2】

钱某，女，74 岁。2004 年 1 月 14 日初诊。

患者自中年起大便水泄，日行 3~5 次，已 20 余年，尤在饮食稍有不慎，或手触凉水冰物，或受寒风冷等所诱发，受寒着凉即腹痛泄下如水。每日腹泻于凌晨即起，泻下水样完谷之物，大便日行 4~5 次而倍感苦恼。周身怕冷畏风，望诊见其面部潮红，自诉面额烘热并口干但不欲饮，或饮水不多。《素问》有言"诸病水液，澄澈清冷，皆属于寒"，虽有面部烘热潮红、口干之热象，但其本质仍为肾虚火衰，不能温煦脾土所致。只因久泻伤阴，虚火上浮，故有面红口干之状。

《医方集解》指出"久泻皆由肾命火衰，不能专责脾胃"，此证属下元虚冷，命门火衰，火不生土，日久滑脱冷泄。治当以温肾暖脾，固肠止泻，并引火归元而温下焦之寒。

方用白术、山药、炙黄芪益气健脾；川朴、半夏、苍术燥湿行气；肉桂、补骨脂、吴茱萸、陈艾温肾暖脾；乌药、木香、陈皮温通燥湿，调理气机；乌梅、煅牡蛎酸涩固肠；川连上清虚热，下厚肠胃，并与木香合为香连丸之意（燥湿行气化滞）；白芍炒用，去其凉性，取其缓急，并能制诸燥伤阴，与防风、白术配合为痛泻要方之意，泻肝实脾，脾虚以防肝木之克；葛根升津止泻，煨用涩肠升阳，发清阳而增止泻之功。全方温肾暖土，燥湿行气，补中有行，行中有止，使火能生土，脾得健运，清阳以升，寒湿得化，则下利清谷得止。一诊即见显效，水泻次数减少，面红炽热减轻，汗出已平，虚火已伏。

再诊则酌取附子、狗脊、赤石脂、诃子、肉蔻，选其一二而加之，取温肾暖脾涩肠固泻之功，服药近月，大便已由水泄转溏软，次数由每日 5 次减至 2 ~ 3 次。若手不触及冷水，则大便基本维持日行 2 次。守法调治 2 个月左右，备药回宁波乡下。后其家人来诊其他病证时，随访询问，至今病情稳定，生活质量提高。

按语："诸病水液，澄澈清冷，皆属于寒"。此为《素问·至真要大论》所言病机之一。诸病水液，凡指各种病变中所出现的液状排泄物、分泌物以及体内潜留不能气化之水饮积液。澄澈清冷言，其有形之物的性状寒冷而清稀。临床诸病所出现此类性状物，多为寒邪阳虚所致。如胃有不适，泛吐清水痰涎，是为胃寒不暖；尿频清长或带下稀薄白，多为肾阳不足，下元不固；汗出清冷，淋漓湿衣，则属阳虚表已失固；腹泻清稀，完谷不化，仍脾肾阳虚，中焦虚寒所致。诚如刘完素《素问玄机原病式》言："澄澈清冷，湛而不浑浊也。水体清净，而其气寒冷，故水谷不化而吐利清冷水液，为病寒也。"此为临床辨证寒证的所依之据，指导临床起到引领路径、纲举目张之用。

慢性肠炎病初仅有湿热实证者则首重清化一法，病之后期则多以温通为要。在发病的不同时期、不同阶段，还应注意佐以疏法导滞及活血祛瘀之法，应常用酸甘阴柔之品以养肝阴，缓肝之急，还应注意用甘补之品健脾培土，助脾运化。

3. 温法治疗支气管哮喘

支气管哮喘的病理生理学特点是气道变应性炎症,是以气道的高反应性为主要特征。西医从炎症机制出发,对症治疗,以抗炎为主,并喜用糖皮质激素作为防治哮喘的一线药。临床实践证明,其远期疗效不理想,且副作用较大。支气管哮喘属于中医咳喘范畴,《河间六书·咳嗽论》云:"寒、暑、燥、湿、风、火六气,皆令人咳嗽。"如属寒湿之邪侵袭肺系,致肺失宣肃、肺气上逆而发的咳喘病证,中医药以温法治疗具有较好的疗效。

医圣张仲景在《伤寒论》和《金匮要略》治疗咳喘的方剂中,多使用温法和温药组方,如小青龙汤、射干麻黄汤、桂枝加朴杏汤等都是用以温法为主的。虽然麻杏石甘汤、小青龙加石膏汤、越婢加半夏汤等是治邪热郁肺的喘证,但仍然蕴含以温为主的温清并用的原则,这些方子至今临床使用仍有较好的疗效。

支气管哮喘患者,在有喘咳、咳痰稀薄清冷的同时,也常有容易外感、形寒肢冷、晨起流清涕等卫气不固、气阳虚弱证候表现,对气候变化适应力差,稍有感受外邪则易诱发哮喘。说明呼吸道防御功能和机体免疫调节能力不足。反复感邪使得支气管反复炎症迁延不愈,炎症渗出,痰饮壅塞,肺失宣肃,水湿不布。为此,温化寒痰水饮是治疗大法。

【验案3】

夏某,女,55 岁。2013 年 9 月 28 日初诊。

支气管哮喘近 10 年,季节变换之时每每发作。因西医多年治疗反复不愈,而且日有发作频繁之势,经常外感。经人介绍于 2011 年 11 月发作之时求笔者中医药治疗,前后诊治 2 个月左右,当年冬季竟然病症平稳近两年未发(病历已失)。两周前(2013 年 9 月 14 日)突发哮喘胸闷,遂去西医急诊,予以输液、吸雾治疗,未能缓解。

时诊：咳喘多痰，色白有沫。夜不能平卧，端坐呼吸，汗出、胸闷，气短，口干，纳可，大便调。舌微红质胖，苔薄白滑润，脉滑。外邪引动宿疾，外有寒邪伤肺，内有寒饮阻肺，使之宣降失常，故咳嗽痰多、清稀色白；饮阻气机，胸满不舒甚，哮喘息满则不能平卧；卫外不固则形寒自汗。治当宣肺散寒，温化痰饮。方以炙麻黄6g，桂枝6g，细辛3g，川朴9g，辛夷6g，干姜6g，半夏9g，五味子6g，苍耳子9g，茯苓12g，前胡9g，防风9g，牛蒡子9g，蝉蜕6g，杏仁9g，川贝母粉2g（吞），苏子9g，紫菀15g，莱菔子15g，全瓜蒌15g。7剂。

二诊（2013年10月5日）：服药7剂后，咳减，痰易咯，夜能平卧，但仍胸闷、气短，动则喘咳明显。效不更方，上方加葶苈子、桃仁。继服两周。

三诊（2013年11月2日）：因上药收效，患者自喻体力不支，故未来面诊，又自续上方1周。刻诊：咳喘哮已平，夜能平卧，喷雾已停用两周。精神转振，气色转润，纳可，大便调，舌微红，苔薄，脉细。病情缓解，于二诊方加肉苁蓉15g，参蛤粉3g，去莱菔子。继服两周。

后患者来电告知，自续上方药至12月中旬停药，已如常人，安度冬季。

按语：患者多年哮喘，反复发作，正气已虚，阳气不足，外寒内饮，初诊以小青龙汤、苓甘五味姜辛汤加减，为仲景用以温肺化饮的常用方，加前胡、防风、牛蒡子、蝉蜕，加强宣表通肺之功；杏仁、川贝母、苏子、紫菀、莱菔子、全瓜蒌，化痰宽胸下气。全方具有温散并行、开阖相济、标本兼顾的特点，是为温化寒饮之良剂。肺主调节血脉，若痰浊蕴肺、肺气郁滞，血脉的循行则易受影响，故二诊加桃仁、葶苈子以增强去瘀消痰平喘之功。病情缓解后，加扶正、补肾纳气之品以期取得远期疗效。

综上所述，温法具有回阳温里逐寒之效。自汉以来，医皆喜用之，尤其用于急、危、重证，多能力挽狂澜；施于慢性顽病痼疾，亦能起沉疴于须臾。但用好温法重在对证而不在于西医的病名种类，更在于辨证施治，总以治"寒"为总纲，或阴证，或阳虚或里寒，全在辨证恰当而已。

参考文献

[1] 重庆医学院新医病理学研究小组. 八纲之病理解剖学基础初探 [J]. 新医药学杂志，1979，(5)：25

[2] 颜建云，等. 温法的研究进展 [J]. 中西医结合学报，2003，11 (4)：301－303

[3] 陈玉春. 人参、附子与参附汤的免疫调节作用机理初探 [J]. 中成药，1994，16 (8)：30－31

[4] 谢人明. 干姜及其提取物对肾上腺皮质功能作用的实验研究 [J]. 陕西新医药，1984，13 (5)：53

[5] 张明发，等. 肉桂的药理作用及温里功效 [J]. 陕西中医，1995，16 (1)：40

[6] 张明发，等. 抗炎药物的抗腹泻作用研究进展 [J]. 西北药学杂志，1993，8 (1)：40

[7] 严愉芬. 近十年火针治疗炎症性疾病的研究概况 [J]. 中国中医药科技，2006，13 (4)：283－286

[8] 杨悦娅. 盆腔炎从"胞脉痈疡"论治 [J]. 上海中医药杂志，2009，(7)：48－50

了解膏方，用好膏方

膏剂，是中医传统八种剂型——丸、散、膏、丹、汤、酒、露、锭之一。现代我们所指的膏方，是一种具有高级营养滋补和治疗预防综合作用的成药。它是在大型复方汤剂的基础上，根据个体不同体质、不同临床表现而确立不同处方，经浓煎后掺入某些辅料而制成的一种稠厚状半流质或冻状剂型，也即谓"凝而不固称其膏"。膏者"泽"也，在《正韵》《博雅》上解释为"润泽"，指其作用以滋养膏润为特长。近代名医秦伯未在《秦伯未膏方集》中指出："盖煎熬药汁或脂液而所以营养五脏六腑之枯燥虚弱者也，故俗亦称膏滋药。"

那么膏方最早起源是什么模样？又如何发展为受百姓欢迎的个性化养生保健之上品呢？让我们来撩起她的神秘面纱，追溯她的发展足迹，了解她的个性，以便正确地用她为健康服务。

一、从外用膏到内服膏的历程

中医膏方起源可追溯到西汉时期，在现存最早的古医学方书、长沙马王堆西汉古墓出土的《五十二病方》中就已经有膏方的应用记载。据专家考证，那时制膏主要是将药与油脂调和成膏剂，以外用贴敷为主。外用膏剂，是中医外治法中常用药物剂型，除用于皮肤、疮疡等疾患以外，还在内科和妇科等病证中使用，起到内病外治的作用。古代也称为"薄贴"，"薄"指软膏，"贴"指膏药。

到了东汉末期，内服膏剂逐渐为临床所用。在中医方书鼻祖张仲景所著的《伤寒杂病论》中记载了丸剂、散剂、膏剂、汤剂、酒剂、浸膏剂、糖浆剂、含化剂、粥剂、滴耳剂、洗剂等 10 多种剂型。其中有大乌头煎、猪膏发煎则是内服膏方。内服膏剂，也称作煎膏，后来又称为膏方，因其起到滋补作用，又称膏滋药。内服膏剂广泛地应用于内、外、妇、儿、骨伤、五官等科疾患及大病后体虚者。

膏方伴随着中医药的发展，不断完善和被民众所喜爱。她是中医学的重要组成部分，是中医药的奇葩，长期以来在防病御病、提高人们身体素质中发挥着独特的功用。

为满足民众对膏方的需求，早些年内服的成品膏滋药迅速发展。如传统的益母膏、二冬膏、桑椹膏、枇杷叶膏、雪梨膏、琼玉膏等，这些膏方的组成比较单纯，药味不多，制成成药，便于选用。还有根据古方或老中医经验方，将汤剂方制成补膏。如十全大补汤制成十全大补膏，八珍汤制成八珍膏，养阴清肺汤制成养阴清肺膏等，都进一步拓展了膏方的临床运用和供选用范围。这种内服成品膏滋药虽然适应的人群面广，但缺乏针对性。百姓在选用膏方时往往存在很大的盲目性。

为使膏滋药更适应不同的个体体质，提高效果，如今临床专业医生根据临床经验和求膏人的体质及个体情况来开处针对性强、具有个性化的膏方（称临证膏滋方），更体现中医辨证的理念和因人、因时、因地制宜的原则，因此功效更显著。随着人们对健康认识的不断提高，对膏滋药的要求越来越高，需求越来越大，普及的区域越来越广，甚至国外友人在冬令之季也会千里迢迢来中国求得一料膏滋药。

二、膏方（膏滋药）进补应时令

中医进补，四季皆宜。中医讲究"春夏养阳""秋冬养阴"。也就是说，春夏季节，阳气升发，人体的生理功能应当是与自然界保持一致，也应是旺盛充沛，所以春夏季节的养生进补，是以调节其生理功能，提高人体内在机能，激发机体潜在的防病、抗病机制为主。但服用膏滋药，则以冬季为宜，除了易于保藏等原因外，主要因为按四季的"春生、夏长、秋收、冬藏"的特点，《素问·四气调神大论》说"冬三月，此谓闭藏"。中医认为，冬季是封藏的季节，天气寒冷，大地收藏，人体阳气内趋，有助消化功能增强，食欲旺盛，对营养物质容易吸收，化生气血精微。冬藏之时，又是功能内敛，生机潜伏，腠理致密，代谢降低，消耗减少的时期，所以此时如能适时以味厚滋养的药物为主来配制膏方进行补益，机体能藏营养于内，积蓄和保存能量，既抵御严寒的侵袭，又为来年春夏发挥生理功能打下物质基础，使来年少生病或不生病，从而达到强身健体之效。冬令进补符合自然规律，也是中医学天人相应观的体现和实践，冬季是一年四季中进补的最好季节。中国民间有句俗语"冬令进补，春天打虎"，虽属夸张之词，但是也说明冬令是进补的最佳时间。

三、膏方配伍高标准

现代人对膏方的要求是因人处方，量身定做，对症下药，针对性强。所以，好的膏滋药非一般补品可比。这就要求开膏方的医生要有较深厚的中医理论与临床功底，而且对中医方药的配伍理论娴熟在心，这样才能根据患者体质不同与病情的需要，按照中医的理法方药原则开出高标准的膏方。

由于医生在处方时要综合考虑到既"疗疾"又"补虚"的双重性，因此膏方的中药药味要比通常的处方药味品种多，一般都在二三十味以上。膏方在其配方用药上也有很大讲究，一般要涵盖的基本原则是：

1. 辨证施膏，整体调理

专业医生所开具的膏方，一人一方，针对性强。医生在开膏方前，首先通过对患者病情和体质情况的分析，望、闻、问、切四诊合参，辨析病因病机及病位所在，兼顾正与邪、标与本、虚与实的关系，确立针对性的治疗原则，然后确定具体的治疗方法，拟定膏方处方。不同人群因年龄、性别、性情、劳逸、起居环境、先天禀赋、后天调养等不同而有体质上的差异，选择用药及配伍上也有不同。同时，除了考虑人的不同因素外，还要顾及气候、地区的特性来配方制膏。每年冬季的气候是有差异的，各地区的冬季特性也不同，如北方干寒，南方寒湿。因此，膏方中药物组成也应有所不同，干寒地区宜用温润之品，寒湿地区宜用温燥些的药。如今人们饮食多是高热量，全球气候也在变暖，入冬推迟，服用补膏就不能过于温热，当然还要结合服用膏方具体个体的体质情况。所以医生要从整体出发，辨证择药配伍施膏，充分体现了因人、因时制宜的个体化处方原则。

2. 扶正补虚，调治兼施

明清以来，膏方应用逐渐偏重于补益，虚而不足以补之。补益药是膏方最主要的组成部分，是膏方处方中的主体君药。另外还要兼顾个体的既往病史及现病史，在辨证的基础上配伍祛邪治病疗疾的药物。人体在正常生理状态之下，处于"阴平阳秘"的状态，即阴阳的对立、制约和消长取得动态平衡，如果这种动态平衡被打破，就导致阴阳失调而发生疾病。这里的阴阳失调包括了脏腑、经络、气血、营卫等相互关系的失调，所以说气血阴阳、五脏六腑之间原有动态平衡的破坏是导致疾病发生的关键因素。注重对患者脏腑气血阴阳的综合调治，也达到了补虚扶正的效果。故制定膏方时，应"谨察阴阳所在而调之，以平为期""必先五胜，疏其血气，令其调达，而致和平"，从而达到人体精之充沛、神之安逸、气之行畅、血之通利。古今善用膏方的名医大家拟处膏方时，往往调补与治病并施，寓攻于补、补攻兼施，达到纠正阴阳、脏腑、气血偏盛偏衰的作用。最终达到使人体阴平阳秘、气血调和、脏腑健旺的目的。

3. 健脾开胃，动静结合

膏方中补益是其主体，但大多补益药属厚味滋腻之"静药"，若素有脾运不健者，易使脾胃运化受阻。脾胃是后天之本，再好的膏滋药，如果脾胃功能差，不能很好地消化吸收，也起不到补益作用，还会产生积滞不消、助湿生痰、气机壅滞的副作用，出现胃脘胀满、食欲不振，对膏滋药难以吸收。因此，在膏方组方布药时应考虑配伍芳香健脾、助运开胃、辛香行气之品，如苍术、白术、陈皮、砂仁、枳壳、佛手、香橼、茯苓等均常用。这些药具有走窜流动之性，属于"动药"，能起到补而不滞的作用。一张好的膏方，药物组方配伍上动静结合，主次有序，则有利于脾胃健运，精气血化生，药物得以运化，膏方才能发挥出应有的功效。

所以，个性化的膏滋药，经过医生详细辨证，精心设计，周密处方选药，具有很强的针对性，滋补强身疗疾的效果也就能得到很好的体现。

四、膏方服用严要求

冬令进补在服膏时能不中断、不出差错，顺利达到补虚强身的效果，是有严格要求的。一般医生开具膏方处方后，还会向患者说明服膏滋药的方法及注意事项。笔者根据自己多年的经验，为读者提出下面这些服膏的方法和注意事项，以供参考。

膏方服用剂量要根据病情或患者的身体情况及药物性质而决定，尤其是与患者消化功能有着密切关系。一般而言，服膏方应从小剂量开始，逐步增加，如每日先服一汤匙约 5～10g 即可，如果服者消化功能正常，或病情需要再改为早、晚各服 1 次，以加强其治疗效果。

为有利于药物的吸收，膏滋药一般饭前空腹服用。但若空腹服用引起腹部不适或食欲下降，也可把服药时间安排在饭后 1 小时左右。

每天清晨空腹服 1 汤匙，或早、晚空腹各服 1 汤匙，一般膏滋药宜温服，均用开水冲饮，过凉会对胃肠造成不良刺激，影响消化吸收功能，也不易发挥药效。如方中配料胶类剂量较大，则膏滋较黏稠难以用开水烊化，应嘱其隔水蒸化后服用。膏滋药也可以含化，即将膏汁含在口中，让膏汁在口中慢慢溶化，以发挥药效。

为更好地发挥膏滋药的作用，增强疗效，避免引起不良反应，在服膏期间要注意饮食宜忌，如服含有人参、黄芪等补气的膏方时，应忌食生萝卜，因萝卜是破气消导之品。服膏方时一般不宜用茶叶水冲饮，因茶叶能解药性而影响疗效。如病者属阳虚有寒者，忌食生冷饮食；如属阴虚火旺者，则忌辛辣刺激性食物；如为哮喘病者，宜忌食虾蟹腥味等。此外，如遇感冒发热，伤食腹泻，月经期等，则应暂停服用。

一般，一料膏方，要服 4～6 周，以每年冬至日服起，50 天左右，即头九到五九（冬至后第 1 个 9 天为头九，第 10～18 天为二九，以此类推）为最佳时间，或服至立春前结束。如果准备一冬服两料膏方，服用时间可以适当提前。

五、膏滋药保质有窍门

如果是药厂或医院加工膏滋药，取回家后，最好将近期要服用的取一部分另外分装，暂时不吃的部分要密封，并放在阴凉通风处。

南方天气比较暖和，膏滋药容易变质，最好存放在冰箱里冷藏。用匙取膏滋药时，先要将匙洗净、干燥、消毒，应该放一只固定的汤匙在罐里。取膏药的匙没有洗干净，或者匙上有水，水分渗入膏中，或者边吃边取，细菌会带入，膏滋药很容易发生霉变。

如果膏滋药存放时间较久，表层出现小霉点，可以将有小霉点的部分除去，剩下的部分重新入锅煎熬，熬透后的膏液再装入干净的容器，或隔水蒸透，冷却后再加盖置冰箱冷藏保存。

最近有些厂家制作膏滋药已经注意到保存问题，对传统的膏滋药采用真空小包装，服用计量可控，携带方便，而且也利于保存。

如果是自家动手煎熬，则应将刚熬好的膏滋药趁热装入事先清洗、烘干、消毒灭菌后的容器中。容器的品种以大小适中的搪瓷锅、陶瓷罐（钵）、耐高温食用密封盒、玻璃瓶等大口容器为宜，不宜用铝锅、铁锅作为容器。

刚装入膏滋药的盛器不可以马上加盖，为防灰尘可先在其容器口上盖两层清洁纱布，待其充分放置凉透后再加盖密封。如果冷却不透，过早加盖会在盖子上凝结水蒸汽，下落到膏滋药表面则在日后就会发生霉变。最好用几个容器分装，吃完一个再打开一个，有利于膏滋药的保质。

六、膏滋药适宜的人群

有人以为只有内科疾病患者，才可以服用膏滋药；也有人以为中老年人可以服用膏滋药，青年及儿童不宜服用；还有人以为无论什么人，什么病，都可以服用膏滋药。以上这些看法，都是片面的和不够正确的。实际上膏滋药适用对象非常广泛，如体质虚弱、经常感冒的人；工作量过大、体力消耗透支过多又难以很快恢复者，或虽无明显疾病却常感这样那样的不舒服，常感疲乏困倦，精力下降和睡眠质量下降的亚健康者，无论是老、少、男、女，均可服用。或者病后、产后、手术后、出血后，包括肿瘤病人手术后、化疗后、放疗后处于恢复阶段，以及体内有一些慢性疾病已经恢复或虽未治愈，但相对稳定，都可服用膏滋药以继续治疗，巩固疗效，改善症状，增强体质。

有人认为，患高血压病的人，已经有头痛、眩晕、烦躁易怒等阳亢的症状，再服膏滋药，岂不是火上加油？其实，这是对膏滋药作用的误解。即便是高血压患者也可通过清热息风、育阴潜阳等功效的膏滋方来调治。所以根据不同的体质、不同的病情给予相应的处方，只要辨证精确，用药得当，均可取得一定的疗效。

总之，中医进补讲究天人相应，辨证施补，整体调节。合理服用膏滋药，就可起到保健强身、抗病延年的作用。而对身体虚弱多病的人来说，可以达到增强抗病能力、提高免疫功能，从而有利于疾病的趋向好转和痊愈。

虽然说膏滋药的适用对象比较广泛，但是患有急病、实证、慢性病急性发作等人都不适宜进补。或身体确实很健康的人，则不适宜和不需要服用膏滋药。如果勉强服用，或处理不当，反而会适得其反。

而有些脾胃功能低下，运化失调者，首先要调整脾胃功能，只有脾胃能正常运化吸收，才能将补膏化为人体所需之精华，加以吸收利用，而达到补益之功效。

在膏方成为当今进补首选时，大家别忘去请专业医生进行辨证指导，要因人、因时、因病来处方配药制膏，这样膏方才服得其所。

七、膏方验案

【验案1】尿频（肾虚不固，血虚不润）

陈某，女，36岁。

膏方一：2007 年 11 月 29 日。

脉案：月经周期迟后，怕冷，腰酸，小便频，大便结。肾虚不固，元阳命门火衰，温运失司，精血不化，肠腑失濡润、糟粕冷结难于排出。舌淡苔薄，脉沉，阳虚不足之象。调补宜温阳培元，益肾固精。

处方：茺蔚子 150g，金樱子 100g，覆盆子 150g，女贞子 150g，全当归 100g，大川芎 60g，肉苁蓉 150g，炙黄芪 200g，山茱萸 100g，肉桂 40g，瓜蒌仁 100g，石楠叶 150g，柏子仁 100g，麦冬 150g，炒山药 150g，枳壳 100g，砂仁 80g，仙茅 150g，淫羊藿 150g，川黄连 20g，炒白术 100g，红花 60g，杜仲 150g，桑寄生 150g，白茯苓 120g，东阿胶 200g（烊，收膏），鹿角胶 150g（烊，收膏），龟板胶 100g（烊，收膏），冰糖 400g（烊，入膏），黄酒适量浸诸胶。1 料。

膏方二：2008 年 12 月 13 日。

脉案：去年今时求膏 1 料，服之甚好，月事已常，小便频消。今秋来脘腹冷胀，嗳气胸闷，肢冷指紫。元阳不足，肾火不温，火不生土，脾胃运化失司，肠腑失于温运则便难，气逆不降则嗳气时作。阳气虚血脉温运不足，血不涵阳，则四肢脉络不得温煦而见经络拘急、指掌紫暗；胸阳不振，时有胸闷短气。舌淡苔薄脉沉均为阳微气虚、血脉寒痹之象。拟膏方以温阳益气，养血通脉治之。

处方：炙黄芪 200g，党参 150g，鸡血藤 150g，全当归 150g，炒白术 150g，川芎 100g，桂枝 80g，全瓜蒌 150g，茺蔚子 150g，菟丝子 150g，生地、熟地各 150g，八月札 120g，玉蝴蝶 100g，枳壳 100g，佛手片 100g，川厚朴 100g，绿萼梅 60，制香附 100，覆盆子 150，炒山药 150，狗脊 120，路路通 100，紫丹参 120g，广郁金 100g，白檀香 60g，砂仁 80g，陈皮 100g，巴戟天 150g，杜仲 150g，骨碎补 150g，肉苁蓉 150g，潼蒺藜 120g，桑寄生 150g，桑枝 150g，

红花 80g，灵芝 150g，浮羊藿 150g，白晒参 50g（兑入膏中），胡桃肉 120g（炒，打碎入膏），东阿胶 300g（烊，收膏），鹿角胶 100g（烊，收膏），冰糖 400g（烊，入膏），黄酒适量。1 料。

随访：开春来告，精爽神慧，肢暖指甲红润。胃舒胸宽，二便调。

按语：患者连续两年服膏进补调治，收效甚好。古人曰：凡诊病施治，必须先审阴阳，乃医道之纲领。患者素体阳微，元阳火衰，血脉温运不足，故有肢寒怕冷、腰酸、月事迟后；下元失固则小便频数；舌淡苔薄脉沉均为阳微气虚之象。该患者虽有诸多寒冷之症，但又诉大便干结，多以为内热、内火，殊不知阳虚肠腑失温运也可表现大便内结难排。若以内热辨治，寒药施治，则阳气愈伤阴寒愈盛。本着《素问·阴阳应象大论》"治病必求于本"的精神，膏方一以温阳培元、益肾固精为大法，佐以健脾益气养血，并入枳壳、砂仁以为防膏之滋腻碍脾滞气。次年精神显增，月事以常，经血量增，小便不频，所以再次前来求膏，以脘腹冷胀、嗳气时作、大便仍有难解之时为主诉，望诊见有手掌指紫暗、舌淡紫。此前元阳不足，肾火不温，此时火不生土，脾胃运化失司，胃气不降则嗳气时作；肠腑失于温运则大便难；阳气虚血脉温运不足，血不涵阳，则四肢脉络不得温煦而见经络拘急、指掌紫暗；胸阳不振，时有胸闷短气。故第 2 年膏方在温肾阳基础上，更以温阳益气、养血通脉有别于第一膏。两冬进补调理，收效甚喜。

【验案2】腹泻（肾脾两虚）

严某，男，47 岁。

膏方一：2008 年 11 月 22 日。

脉案：脾胃不足，食有不慎则易腹泻，动有不慎则易筋骨受损，肾水不能涵木则时有肝阳上亢而血压波动，耳鸣时作，脾运欠佳则水湿不化上蒸见苔浊腻，下趋而为完谷溏便，阻于脉道而见脉平濡。冬令封藏之季，温肾暖脾，补益气血以振脾肾之气而厚肠胃。

处方：党参150g，生黄芪150g，白术150g，山药150g，杜仲150g，狗脊120g，巴戟天150g，灵芝150g，砂仁80g，焦三仙各150g，骨碎补150g，菟丝子150g，当归100g，川芎60g，熟地150g，山茱萸100g，伸筋草200g，生山楂200g，明天麻150g，粉葛根100g，泽泻100g，鸡血藤100g，陈皮100g，金樱子150g，木香60g，葫芦巴150g，车前子120g，黄精100g，肉苁蓉150g，肉豆蔻60g，生晒参100g，阿胶100g，龟板胶200g，鹿角胶150g，冰糖400g，黄酒适量。1料。

膏方二：2009年12月7日。

脉案：肝肾脾胃素有不足，中药调治体质已有提高，宿症痛泻、耳鸣等均已。步入中年，走向老年，更需固先天之本，疏通肝胆，益气血而强体魄以增寿域。

处方：党参150g，生黄芪200g，生白术150g，山药150g，茯苓150g，山茱萸120g，菟丝子150g，杜仲150g，巴戟天150g，狗脊120g，焦三仙各150g，当归100g，川芎60g，鸡血藤100g，五味子60g，车前子150g，砂仁80g，骨碎补120g，覆盆子150g，益智仁150g，金樱子150g，肉苁蓉150g，木香60g，泽泻100g，生山楂150g，灵芝100g，川朴60g，玉蝴蝶100g，明天麻100g，钩藤150g，生牡蛎200g，白及100g，绿萼梅60g，九香虫30g，炒酸枣仁150g，炙远志60g，王不留行120g，炙甘草60g，芡实150g，海马6对，晒白参100g，阿胶100g，龟板胶150g，鹿角胶100g，冰糖400g，黄酒适量浸诸胶。1料。

按语：肾精，是肾中所藏之阴精，主骨生髓充脑，主人体的生长、发育和生殖功能。肾的精气充盛，身体则强壮，生殖功能加强，机体就充满活力。然而，肾中所藏之精气，必须赖于水谷精微的不断化生给予补充，只有脾胃功能正常、气血生化有源，肾中的精气才得以滋养培育，才能不断发挥其肾中精气的作用。张景岳说："人始生，本乎精血之源，人之既生，由乎水谷之养。非精血无以立形体之基，非水谷无以成形体之壮，精血之司在命门，水谷之司在脾胃，本赖先天为之主，而精血之海又必赖后天为之资。"所以说脾胃为肾精之根。

肝肾脾胃素有不足，脾胃是人体的后天之本，气血精微化生之源，生命活动赖以生存之母，早在《素问·平人气象论》中就已指明："人以水谷为本，故人绝水谷则死，脉无胃气亦死。"脾胃功能正常，机体的生理功能就正常发挥，正气充盈，抗病御邪的能力就加强，"四季脾旺不受邪"。

本案严先生素体脾胃薄弱，食少腹泻。水谷精微化生不足，气血精微化生乏源，使得肾中先天之精缺乏填充之源，肝血失于资养之续，以致气血不足，脏腑失养筋骨不坚，故有耳鸣、筋骨易损等症。冬令进补，前膏以温肾暖脾、补益气血着眼，以振脾肾之气而厚肠胃，资精血养五脏而坚筋骨。服膏滋药调理体质已有提高，宿症痛泻、耳鸣等均已瘳。第二冬的膏方以益气健脾养血与益肾固本养肝相结合，兼顾养心安神、柔肝潜阳，佐以理气芳香醒脾。全方补益先后天之本，并为固未病之地而伍灵芝、当归、阿胶、五味子、炒酸枣仁、炙远志等养心安神，防血虚心失所养；配生牡蛎、天麻、钩藤柔肝潜阳，以防肾虚水不涵木而肝阳不潜。

经过两个冬季膏滋药调理，严先生体质大有提高，气色红润，步履矫健，尤其对中医倍加崇尚，之后的每年冬季都来求膏方进补，强身益体，至今不断。

【验案3】更年期综合征案一（肝肾不足，阴虚阳亢）

张某，女，49 岁。

膏方一：2007 年 11 月 29 日。

脉案：七七之年，天一之水渐竭，肝肾不足，所主失养，故目涩腰酸、骨节作痛迭见；阴虚火动迫汗阵作，阴不制阳、肝阳亢盛常有头晕、寐梦多扰。冬令求膏施以滋肾养阴、柔肝抑阳，期阴阳调和，更年而安康。

处方：女贞子 150g，旱莲草 150g，菟丝子 150g，生牡蛎 200g，骨碎补 120g，覆盆子 150g，山茱萸 100g，杜仲 150g，益智仁 150g，桑寄生 150g，炙远志 60g，夜交藤 150g，炒酸枣仁 150g，糯稻根 200g，仙鹤草 200g，紫丹参 150g，广郁金 100g，生黄芪 150g，浮小麦 200g，珍珠母 200g，川牛膝 100g，肥泽泻 100g，伸筋草 150g，夏枯草 150g，谷精草 150g，枸杞子 100g，生山楂 150g，决明子 150g，灵芝 100g，红藤 100g，生地龙 100g，明天麻 150g，双钩藤 150g，玉蝴蝶 100g，麦冬 150g，五味子 60g，龟板胶 250g（烊，收膏），东阿胶 150g（烊，收膏），胡桃肉 150g（炒，打碎入膏），冰糖 400（烊，入膏），黄酒适量浸诸胶。1 料。

膏方二：2008 年 12 月 15 日。

脉案：时年七七有余，任冲脉衰，地道不通，元阴元阳渐有不足，肾水不能涵木，则肝阳不潜，血压上升；肾精不足，髓海日空，骨骼关节失濡养，则酸痛活动不利；肾阳势弱，火不生土，脾胃失于温养，运化乏力，故畏寒喜暖，生化匮继，总属肝肾不足，气血两虚，阴阳失衡。值冬令调补佳季，滋补肝肾，培元益土，化生精血，先后天互资继充有续，则期春来生发五脏功能，机体百骸均得荣养而身强体健。

处方：桑寄生 150g，枸杞子 120g，菟丝子 150g，女贞子 150g，厚杜仲 150g，旱莲草 150g，肉苁蓉 150g，山茱萸 100g，明天麻 150g，嫩钩藤 150g，制首乌 150g，广地龙 200g，伸筋草 150g，嫩桑枝 100g，鸡血藤 120g，豨莶草 100g，秦艽 100g，威灵仙 120g，白及 100g，枳实 100g，淡吴茱萸 50g，玉蝴蝶 100g，肥泽泻 100g，片姜黄 50g，青葙子 100g，铁刺苓 100g，炙鸡内金 150g，蒲公英 120g，夏枯草 120g，茯神 120g，夜交藤 150g，全当归 100g，大川芎 60g，生黄芪 150g，珍珠母 200g，川牛膝 100g，熟地 150g，焦三仙各 150g，陈皮 80g，三七粉 30g（兑入膏中），龟板胶 150g（烊化，收膏），鳖甲胶 150g（烊化，收膏），东阿胶 150g（烊化，收膏），冰糖 400g（烊，入膏），黄酒适量浸诸胶。1 料。

膏方三：2009 年 12 月 7 日。

脉案：天癸已竭，肝肾日虚，幸重调补，历年进补膏滋药尚能滋补不足，且体质近年渐有提高，潮热汗多、腰酸、骨节作痛诸症已平。今冬再来求膏，诉有目干、口干，胃时有隐痛。今年体检小便常规隐血阳性。肝肾阴虚，肝阳偏亢，肝气横犯脾胃，内伤血络，故胃痛、溲有隐血。阴虚无以濡养诸窍，则口目干涩。遵"秋冬养阴"之古训，拟固先后天之本，养肝潜阳，以期半百之年机体康健仍具青春活力。

处方：女贞子 150g，旱莲草 200g，枸杞子 150g，山茱萸 100g，生地、熟地各 150g，明天麻 150g，嫩钩藤 150g，珍珠母 200g，玉蝴蝶 100g，厚杜仲 150g，骨碎补 100g，桑寄生 120g，青葙子 100g，杭白菊 100g，夏枯草 150g，夜交藤 150g，炙鸡内金 150g，石见穿 200g，广地龙 150g，蒲公英 150g，枳实 100g，全当归 100g，大川芎 60g，铁刺苓 150g，粉泽泻 100g，焦三仙各 150g，陈皮 80g，白茅根 30g，白及 100g，忍冬藤 150g，仙鹤草 150g，鹿含草 150g，生黄芪 150g，生甘草 60g，三七粉 30g（兑入膏中），西洋参 80g（另浓煎取汁兑入膏中），枫斗 30g（兑入膏中），龟板胶 150g（烊化，收膏），鳖甲胶 150g（烊化，收膏），东阿胶 150g（烊化，收膏），冰糖 400g

（烊，入膏），黄酒适量。1 料。

按语：阴阳之论，是为大道，而用于临床，则为常道，无论诊病施药，先以阴阳之辨，再以表里、虚实、寒热、脏腑之分，方能执简驭繁。诚如《景岳全书·传忠录》所言："凡诊病施治，必须先审阴阳，乃为医道之纲领。阴阳无谬，治焉有差，医道虽繁，而所以一言蔽之者，曰阴阳而已……设能明彻阴阳，则医理虽玄，思过半矣。"

本案患者素体肝肾不足，精血虚薄，年近七七，天癸渐衰，真阴不足，不能济心阴、涵肝木，内不能充髓主骨，脑海空虚，肝阳亢盛，故常有头晕、寐梦多扰、潮热汗多、腰酸、骨节作痛、目涩口干诸症迭起。阴虚肝木失和，肝气横犯脾胃，内伤血络，故胃痛、溲有隐血。辨此案总属肝肾不足，精血亏虚。拟以滋补肝肾，填精充髓，柔肝抑阳以固本，清肝潜阳、疏达和胃以治标。肝肾得盛，精血充足，以培补肾之元阴而精血自充矣，张景岳谓"凡精髓内亏，津液枯涸等证，俱速宜壮水之主"，方仿左归丸加减之用：地黄、菟丝子、牛膝、龟板、鳖甲胶、鹿角胶、山药、山茱萸、枸杞子、女贞子、旱莲草、肉苁蓉滋补肝肾之真精阴血；桑寄生、川牛膝、厚杜仲、骨碎补、伸筋草固精壮骨补髓；珍珠母、双钩藤、明天麻、夏枯草、决明子、谷精草、青葙子、杭白菊清肝潜阳明目；生黄芪、西洋参、麦冬、五味子、夜交藤、灵芝、当归、阿胶益气养阴，补血安神；枳实、郁金、地龙、红藤、蒲公英清肝理气；炙鸡内金、玉蝴蝶、白及、焦三仙健中和胃防滋补碍胃。

三年膏方进补调理，壮肾水以养肝木，清虚火以安神除烦，从本培源，调和阴阳，纠其偏盛，补其不足，医其失调，以致平衡。如是"则内外调和，邪不能害，耳目聪明，气立如故"（《素问·生气通天论》），诸症悄然而愈，平稳以度更年之时。

【验案4】更年期综合征案二（肝肾不足，气滞血瘀）

李某，女，51岁。

膏方一：2005年12月31日。

脉案：年值七七，经停4个月。向有肝肾不足，肝旺气滞，腰酸、胁胀、嗳气。近偶有心悸，夜寐欠安。时入冬季，拟以益肝肾、疏气机，养血活血调理为宜，佐流动之品以防壅滞。舌淡苔薄，脉沉显软，尚兼气虚不足之象。

处方：女贞子150g，制首乌150g，旱莲草200g，肉苁蓉200g，杜仲150g，紫丹参150g，明天麻200g，紫苏梗100g，肥泽泻100g，茯神300g，炒酸枣仁150g，制半夏100g，灵芝200g，全当归120g，白檀香60g，川芎100g，生地、熟地各150g，生黄芪300g，党参150g，怀小麦300g，双钩藤200g，生地龙200g，夏枯草150g，桑寄生200g，狗脊150g，焦三仙各150g，砂仁60g，野晒参粉6g（兑入），鹿角胶150g（烊，收膏），阿胶250g（烊，收膏），冰糖500g（烊，入膏），黄酒适量。1料。

（2006~2007年略）

膏方二：2008年11月21日。

脉案：宿年子宫肌瘤稳定，痰浊凝滞阻于经络，故有血脂偏高、痰核乳结，脉络郁滞，气血运行不畅，郁结日久化火，则有阳亢于上而血压升高，火伤阴络溲中隐血，舌暗红脉细不利，是为血瘀阴虚之象。是以祛痰消结化瘀、疏畅气机，佐以育阴潜阳为调补之法。

处方：全当归120g，川芎80g，夏枯草150g，生地、熟地各150g，制半夏100g，紫丹参150g，广郁金100g，生牡蛎200g，决明子150g，肥泽泻100g，杜仲150g，山药150g，山茱萸120g，茯苓150g，灵芝100g，女贞子150g，枸杞子150g，肉苁蓉150g，珍珠母200g，莪术150g，山慈菇100g，石见穿150g，生山楂150g，炙鸡内金 150g，八月札 100g，生黄芪 300g，白术 150g，仙鹤草 200g，制首乌 150g，橘叶 100g，神曲 150g，制香附 100g，三七粉 30g（入膏），西洋参 80g（另煎取浓汁兑入膏），鳖甲胶 200g（烊，收膏），龟板胶 100g（烊，收膏），东阿胶 150g（烊，收膏），冰糖 400g（兑入膏），黄酒适量。1 料。

膏方三：2009 年 12 月 7 日。

脉案：经数年冬季服膏收效甚好，体检生化指标均已正常，今冬续求继服。子宫肌瘤稳定未增，血压得以控制。痰瘀之体，气血络属运行不畅，脉络受阻，清阳不展则头痛，气郁化热扰动肝阳则血压升高，内伤阴络则溲溺潜血，拟以化瘀通络潜阳育阴为今冬调补大法。

处方：全当归 100g，川芎 60g，生地、熟地各 150g，生黄芪 200g，党参 150g，紫丹参 150g，夏枯草 150g，决明子 150g，广郁金 100g，肥泽泻 100g，杜仲 150g，川续断 150g，生牡蛎 200g，炒山药 200g，山萸萸 120，珍珠母 200g，枸杞子 150g，女贞子 150g，石见穿 150g，炙鸡内金 150g，八月札 100g，白术 150g，生薏苡仁 150g，制香附 100g，灵芝 150g，忍冬藤 200g，仙鹤草 150g，荠菜花 150g，鹿含草 150g，山慈菇 120g，明天麻 150g，双钩藤 150g，茯神 100g，夜交藤 150g，合欢皮 100g，玫瑰花 60g，益智仁 150g，炙远志 60g，炒酸枣仁 120g，焦三仙各 150g，三七粉 30g（入膏），西洋参 100g（另煎取浓汁兑入膏），生晒参 80g（另煎取浓汁兑入膏），阿胶 150g（烊，收膏），鳖甲胶 200g（烊，收膏），龟板胶 100g（烊，收膏），冰糖 400g（烊，入膏）。1 料。

随访：次年 3 月份随访，头痛未起，小便常规隐血已消。

按语：李女士初于 2002 年至 2003 年在我处冬季求膏滋方，服用收效甚好。后间停 1 年。2005 年月事不常，天癸减衰，伴有更年期综合诸症迭起，递又来中药调理，当年冬季再续膏方。历经几年的临证膏滋方调理，生化指标逐年改善。小溲多年潜血阳性也转阴。

女子年逾七七，肝肾虚损，天癸将竭，冲任之脉渐亏，精血日趋不足，五脏失养，而导致多种阴阳失调的病理现象。如肾阴不足，水不涵木，阳失潜藏，阴虚阳亢，肝风内动，心肾不交诸证；或见肾阳虚衰，脏腑经脉失其温煦，则出现脾肾阳虚，冲任虚寒等证；也可有血虚肝郁、气滞血瘀等证。总之，更年之期，阴阳失去正常的平衡协调，所出现的诸多病证，总以阴阳更胜之变所致，故应以"谨察阴阳所在而调之，以平为期"（《素问·至真要大论》）为治则，调整阴阳，使机体内在阴阳在新的基础上得到新的平衡。

观本案实为阴虚阳亢之体，又值天癸减衰更年多事之秋，肝肾阴虚，虚火内扰，肝失柔养，阳亢于上则血压升高，头痛时起。火伤于内则灼伤阴络溲中隐血。肝气不舒，津液不运，炼液为痰，久则痰气互结。故患者胁胀、嗳气、乳腺增生结节。阴虚为本，阳亢为标。在滋水涵木从本论治的治则下，佐以理气、化痰、活血散结等具体治法来指导膏方处方用药的主次配伍以及对气血药的把握，使膏方药物虽多但不杂乱，主次有序，配伍有方，患者逐年服用膏方，阴阳调和，气血相助，肝肾互资；气化有权，津液布泽，痰气不结，血络安和，诸症递减至瘥，收效显著。《伤寒直格·泛论》亦曰："凡治病之道，以调六气阴阳，使无偏倾，各守其常，平和而已。"

杂病验案选

【验案1】劳淋（血尿）

周某，女，68岁，已婚，退休。2005年9月12日初诊。

主诉：反复血尿近1年，伴尿频刺痛。

现病史：去年11月无明显诱因出现肉眼血尿，急诊治疗病情暂时有所缓解，之后又反复发作，反复服用抗生素难解病苦。西医B超及CT均未发现膀胱、肾及双侧输尿管结石等异常。尿常规：隐血（++～+++），白细胞（+++），细菌培养未见细菌生长。有老年阴道炎史，阴道分泌物培养未见细菌生长。1986年曾因血尿住院。刻诊：肉眼血尿伴有尿频、刺痛，头晕乏力，夜寐不安，纳可，大便溏薄，里急后重，日3～4次。有高血压、高脂血症多年。

体检：面色㿠白，神情疲惫；浅表淋巴结未触及肿大；舌微红，苔淡黄薄腻，脉细软。

辅助检查：2005年9月9日彩超示：肾无异常，肝脂肪浸润。2005年9月12日尿常规示：隐血（+++），酸碱度5.0，白细胞（+++），细菌培养未见细菌生长。

中医诊断：劳淋（湿热内蕴，脾肾两虚）。

西医诊断：血尿。

辨证立法：患者素体大便易泻，形体丰腴，脾虚湿盛，湿邪久蕴化热，湿热下移膀胱，灼伤阴络则小便见血且有尿频刺痛；湿热蕴滞大肠则大便里急溏泻不爽。患者年近古稀，病情反复1年左右，更是耗气伤血，脾肾两虚，精血不固，则成恶性循环，故一味清热利湿则已难奏效，故法宜利湿通淋、补脾升清，佐以固肾涩血。

方药：自拟清淋汤与补中益气汤加减。处方：石韦10g，荠菜花20g，忍冬藤20g，土茯苓15g，白术10g，醋柴胡6g，炒山药10g，藕节炭30g，生黄芪30g，升麻6g，旱莲草30g，黄精10g，血余炭10g，贯众炭10g，茯苓15g，覆盆子15g。7剂，每日1剂，水煎取浓汁300mL，分2次温服。

嘱免劳累，清淡饮食。

二诊（2005 年 9 月 28 日）：服上药 7 剂，自觉病症有减，故又自续 7 剂。近来尿频刺痛未作，肉眼血尿消失，但觉溲热。精神改善，夜寐能安，时头晕。舌尖红，苔薄白，黄腻已化，脉细。复查尿常规：隐血（＋），白细胞（＋＋）。气分湿热渐清，但小便灼热，舌尖红赤是为心经有热，移热膀胱。心主营血、脉络，心经有热，易伤血络，故上方去贯众炭。加紫草 30g，大蓟、小蓟各 15g，白茅根 30g，以凉血止血；加天麻 12g，菊花 10g，泽泻 10g，以增泻浊平肝息风之功。14 剂。

三诊（2005 年 10 月 19 日）：上诊后病情已稳定一段时间，肉眼血尿未再出现。10 月 8 日复查小便常规：隐血（＋），白细胞 0～3 个。夜寐明显改善。大便每日 2～3 次，已无里急后重感。头晕头痛未作，精神转佳，面色见华。舌尖红，苔薄白，脉细。效不更方，守方继进 14 剂。

四诊（2005 年 11 月 9 日）：尿常规已基本正常，大便反时有干结，头晕未作。舌尖红，苔薄白少津，脉细。湿已去，脾已健，防化燥伤阴，于上方去白术、醋柴胡、土茯苓、血余炭、藕节炭、石韦，加仙鹤草 30g，夏枯草 15g。14 剂。

此后再以四君子汤与无比山药丸加减以固疗效。随访半年未再出现血尿。

按语：此案病证以劳淋尿血为主。《丹溪心法·尿血》："尿血痛者为淋，不痛者为尿血。"病人无明显诱因出现肉眼血尿，之后遇劳则发作，虽诉有尿频刺痛，但患者年近古稀，常年便溏腹泻，素体脾虚失运，虽有湿热之实邪，但尿血色淡红，面色不华，脉细软乏力，遇劳则发，究其病证属虚实间夹。故治疗时驱邪与扶正相结合。故先以利湿通淋、补脾升清，佐以固肾涩血。后以四君子汤与无比山药丸善后资效。淋证往往易因身体功能下降而诱发，巢元方《诸病源候论》有"诸淋者，由肾虚而膀胱热"之说，五脏、六腑、三焦、营卫等不和，失调均可诱发淋证，故治疗时不但要着眼于局部，更应从机体整体调治，标本同图，防其复发。

【验案 2】忧郁症

杨某，女，已婚，33 岁。2005 年 4 月 23 日初诊。

主诉：睡眠困难并易惊醒。

患者睡眠困难并易惊醒已 1 年半，素体容易紧张，多虑失眠，入睡需 2 小时以上，月经素多，体力不支。今年来常发眩晕欲仆，胸闷，呕吐频发（1～2 周发作），情绪低落善忧伤，易外感，喜暖避寒。LMP 4 月 15 日，经行 7 天，纳可，二便调。舌淡紫气，苔薄白，脉细沉略数。

中医诊断：不寐，脏躁。

西医诊断：失眠，忧郁症。

辨证治法：气阴两亏，神失所养。情志所伤，内耗气血，血虚内火扰心，则心神不宁，夜不安寝，心失所养，肝失柔达，则悲伤欲哭。气血郁滞，清阳不布，瘀浊内阻，则有眩晕欲仆、胸闷、喜暖。治拟益气血养心神，佐以理气活血、通阳化浊。

方药：甘麦大枣汤合半夏白术天麻汤加减：怀小麦 30g，天麻 10g，半夏 10g，泽泻 10g，红花 10g，郁金 10g，党参 12g，黄芪 15g，白术 10g，灵芝 10g，夜交藤 30g，茯神 30g，桂枝 6g，当归 10g，川芎 6g，丹参 12g，醋柴胡 6g，白檀香 6g，香附 12g，生甘草 6g。7 剂，每日 1 剂，水煎取浓汁 300mL，分 2 次温服。

二诊（2005 年 4 月 28 日）：入睡尚好，仍半夜易醒，心悸，午后困倦，肠鸣矢气，眩晕未发，情绪改善，二便调。舌胖苔薄，脉细。上方加珍珠母 30g，甘松 6g，去桂枝以防伤阴。14 剂。

三诊（2005 年 5 月 14 日）：夜寐改善，醒后能复睡，情绪紧张减轻，心悸胸闷好转，经期经见少量未畅，纳可，二便调。舌胖紫气，苔薄白，脉细弦。经期已届，活血养血，理气安神。方药：益母草30g，当归15g，川芎6g，泽兰15g，红花15g，莪术20g，全瓜蒌15g，香附15g，川牛膝10g，郁金15g，三棱15g，徐长卿15g，茯神30g，夜交藤30g。14剂。

四诊（2005年5月21日）：月经5月14日来行量见增，夜寐稳定，心情愉悦，时头晕，口干苦，大便调，面色转润。舌微红，苔薄白，脉细。气血已复，肝气渐舒，五脏得养，心神渐安。方用二诊方加炒酸枣仁15g，肉苁蓉15g，菟丝子15g，黄芪增至30g，去桂枝、柴胡、半夏，以增养肝肾培精血之功。

按语：脏躁为情志所得，多由多思多虑而耗损营阴，气血不足，五脏失养，神不守舍所致。《金匮要略·妇人杂病脉证并治》曰："妇人脏躁，悲伤欲哭，象如神灵所作，数欠伸，甘麦大枣汤主之。"气血虚清阳不布，神情不振，情绪低落，抑郁寡欢，且畏寒怕冷，经水不固，量多如冲，气血不达清空则眩晕欲仆。《内经》有言"心病者，宜食麦"。小麦、甘草以养心气缓肝急，灵芝、大枣甘润补中气润养营血，半夏、白术、天麻、泽泻、茯神诸品以祛痰浊而平眩晕，以痰浊上扰清空故也。当归、川芎、红花、丹参、桂枝、白檀香养血活血，以通心脉而布阳气，与党参、黄芪、柴胡共振气血，甘润养血与益气通阳相合，即防滋补阴柔壅滞又无温燥之碍，故初诊药用1周即而观疗效，守法调治2月余而病获痊愈。

【验案3】雷诺病

杨某，女，已婚，52岁。2006年5月31日初诊。

主诉：手指掌雷诺现象3年，遇冷青紫且疼痛。

患者手指掌雷诺现象3年，遇冷青紫且疼痛，绝经3年。有胃炎（胆汁反流性）；桥本甲状腺炎伴结节；梅尼埃病史；乳腺小叶增生多年；子宫多发性肌瘤。

此诊：双手遇冷则指端缺血发白，继而青紫疼痛。时有胃抽痛，喜热饮食，夜寐早醒。乳胀，常发偏头痛伴眩晕，纳少，大便调，舌紫暗，苔薄白，脉沉细。

中医诊断：血痹，头痛，眩晕。

西医诊断：雷诺病，眩晕，头痛。

辨证：血脉虚寒，气滞血瘀。寒凝血脉，痹阻气血，脉络不通，掌指难得荣养，则遇冷青紫且疼痛；寒凝瘀结日久形成肌瘤结节癥积等。

治法：温经通脉，理气活血消癥。

方药：当归四逆汤合黄芪桂枝五物汤加减：当归10g，川芎10g，通草6g，夏枯草15g，桂枝6g，制半夏10g，山药15g，生黄芪15g，炒白芍10g，柴胡6g，鸡血藤10g，全蝎3g，山茱萸6g，杜仲15g，苏噜子10g，白术10g，茯神20g，合欢花10g，炙甘草6g。7剂，水煎两次，每日分两次服用（下同）。

二诊（2006年6月7日）：药后，双手遇冷已无明显发白或青紫，不再疼痛。胃脘已舒，气胀未作，本周头未作疼痛，眩晕、寐已改善，纳谷不香，大便调。舌微红底见青筋，苔薄，脉小滑。上方去蒲公英。7剂。

三诊（2006年6月21日）：患者自主停药1周，症情较上周有反复，手指稍有遇冷发白，但手指活动后可立复原状，乳胀本周复起，纳谷欠馨，二便调。舌淡苔白腻，脉沉细。上方加炒潞党参15g，地鳖虫10g，附子6g，当归10g，桑枝10g，生黄芪增至25g，杜仲增至20g，去苏噜子、蒲公英、夏枯草。7剂。

后守法守方治疗至2006年7月26日末诊。五指雷诺现象基本已消，手可进冰箱取物也无恙，手指基本已恢复正常，偏头痛未作，乳胀痛减，面色转华，精神转振，夜寐时好时差，基本维持 6 小时左右，乳腺 B 超提示小叶增生见小。舌微红苔薄白脉，小滑。嘱其去通草、附子、地鳖虫，再继续服药两周以资疗效，每日可减服 1 次。

按语：患者素体阳虚，年值更年期，任脉已衰，冲脉渐已竭，经水渐绝 3 年，肾气不足，则阳气衰微，血脉虚寒；血行凝滞，则痹阻而见苍白，青紫疼痛，仲景有当归四逆汤主血脉虚寒，气血运行不利，手足厥寒。又言："血痹为汗出伤阳，阳微风邪入于血脉，血滞为痹，黄芪桂枝五物汤自主之。"故用仲景两方合之加减而用，并以温肾疏肝配伍，使血脉温和，通利阳气舒达，血气流畅，阴寒驱散。厥阴有寒，肝脉不温，故治疗过程中也用吴茱萸、附子等以加强温散之力，手指脉络通达得养而复常，头痛眩晕也得利随之而瘥。后随访两年无恙。

【验案 4】唇风（唇炎）

郭某，男，36 岁，已婚。2005 年 2 月 5 日初诊。

主诉：唇口角化皲燥 1 年余。

患者唇口痛痒反复脱皮、口干不欲饮 1 年有余。患者素易腹泻，日行 3~4 次，夹黏冻状物 10 余年，尤受凉或紧张则有腹痛即泻。曾肠镜检查无异常提示。纳谷正常，夜寐尚安。

此诊：观其唇口周围皮肤增厚，唇潮红肿起脱皮，脱皮处有湿疹状凸现。舌尖黯红，苔白浊腻，脉濡。

中医诊断：唇风（湿热郁蒸）。

西医诊断：唇炎。

辨证治法：患者素体湿胜，困阻脾胃，蕴滞肠腑，中焦清浊失司，故有多年腹泻。足阳明胃经"挟口环唇，下交承浆"；脾开窍于口，"主唇红"。湿邪内蕴日久，胃腑积热，脾脏蕴湿，湿热交结，上熏于唇，郁滞气血，耗伤阴津，则见唇口红肿燥裂。时或湿郁不达，聚结则见湿疹显露，舌尖黯红。热伤阴，湿阻津不能上承，则口干然不欲饮。湿之不去，热之不散，脾之不健，湿源不断。故先以化湿清热，气血分消，佐以实脾和中。

方药（自拟方）：土茯苓20g，泽泻10g，马鞭草15g，黄连3g，佩兰15g，厚朴5g，虎杖15g，木香6g，白鲜皮15g，徐长卿15g，赤芍10，地肤子（包）15g，白及10g，苍术10g，白术10g，炒山药15g，茯苓15g。10剂，每日1剂，水煎取浓汁300mL，分2次温服。

嘱忌食辛辣、海鲜发物。

二诊（2005年2月19日）：唇周皮肤红肿已隐，趋光泽，肠道功能较前好转，大便质稠，日行2~3次（较前次数减），腹痛明显减少，口不渴，纳可。舌紫气，苔白腻，脉滑。热邪得散湿已渐化而未彻，故再增利湿之功，给湿以出路，湿不滞留，热无所附。前方去白及，加白头翁15g，猪苓30g，六一散（包）12g。7剂。

三诊（2005年2月26日）：唇周皮炎递减，皮肤已恢复正常色，大便已实，日1次，腹不痛。舌尖红，苔白腻，脉滑。辨治获效，守法再进，以固疗效。初诊方加猪苓30g，土茯苓30g。7剂。

此后原方随证加减治疗，至2005年3月12日末诊症情稳定，唇炎已平消，唇口皮肤恢复正常色质，大便已实，无腹痛。1年后随访，病情不曾复发。

按语：患者口周唇之上下反复红肿皲裂，脱屑，伴潮红糜烂，已有1年余。曾在市级医院就诊使用外用药膏，只能暂缓症状，继后复发。患者来诊时，观其唇部上下潮红，口周皮肤增厚，脱皮处时有湿疹状隐现，自诉有瘙痒感，详问得知患者素有大便溏薄，受凉或紧张，则腹痛便泻。

此案西医称为唇炎，中医则据其发病特征，有"紧唇""驴嘴风""唇湿""唇风""沈唇"等称谓,《诸病源候论》中有记载:"脾胃有热,气发于唇,则唇生疮,而重被风邪,寒湿之气搏于疮,则微肿湿烂,或冷或热,乍瘥乍发,积月累年,谓之紧唇,亦名沈唇。"

湿之不去,热之不散,脾之不健,湿源不断。故本案先以化湿清热,气血分消,佐以实脾和中,后以增强利湿之功标本同图而资疗效。本病辨思着眼于湿,论治重在化湿利湿,给邪以出路,健脾实脾绝生湿之源。如此唇风,腹泻异病同治,上下取效。

【验案5】痤疮

张某,女,26岁,职员。2006年3月9日初诊。

主诉:面部痤疮起伏,加重1年余。

患者2005年始,无明显诱因,月经期中出现赤带,伴有异味,质稠,同时面部痤疮明显加重,面部反复发作至今。既往外院查有宫颈息肉。生育史:0-0-0-0。末次月经2006年2月20日。

此诊:望其双面颊、下颌痤疮明显布散突起,并伴炎性暗红结节,时有痛痒。问诊:月经周期尚准,色、量正常,经行第1天腹痛。倦怠乏力多困盹,口干不欲饮,大便干结(需服用芦荟粉方能日行)。察其舌质淡,苔白腻,诊得脉滑。

中医诊断:粉刺。

西医诊断:痤疮。

辨证治法:患者虽面部痤疹红紫色瘀,便秘,月经期中出血等症,很易辨为血热瘀滞之象。纵观前医处方多以两清气血为主,苦寒之味集济却无显效,可见必有疏忽之嫌。再详询病症,得知患者常感倦怠乏力多困盹,口干不欲饮,观其舌质淡白几无血色,苔薄白浊,脉沉濡,诸症所见一派阳虚、湿浊困阻之象。湿为阴邪,易遏阳气,阳虚水湿不化更助湿生浊,以致内寒湿盛之候,湿浊内不能温化，外不能透达，郁于肌肤则生痤疮瘰结；内阻肠腑则大便寒滞不能温运推动，而大便难下呈便秘之象；下聚胞宫日久成积为癥，则见宫颈息肉，行经腹痛。月经中期赤白带下，为阳虚气弱不能统血固摄之故。病虽分属中医"粉刺""带下""便秘"，证属"寒湿困阻，阳气不足"则一。治宜温阳益气，化湿行滞。

处方：制附子6g，苍术、白术各15g，生黄芪15g，草豆蔻6g，川朴6g，徐长卿15g，佩兰15g，茯苓15g，猪苓20g，泽泻10g，瓜蒌仁20g，枳壳10g，扁豆衣30g，鲁豆衣15g。7剂。

嘱忌辛辣、油炸、苦寒食物。不可挤压、挑拨面部痤疮。停用外敷西药膏及化妆用品。

复诊：1周药尽来诊，大便得畅通不再需服用芦荟粉，时值月经期近，以调经疏通为先。月经净后，根据证情在初诊方基础上选加生地、泽泻、炒薏苡仁、制半夏、黄芩、菟丝子、白鲜皮等。调治月余，面部痤疮瘰结渐消渐淡，未再有新发。且月经来潮腹已不痛，期中也未再显赤带。前后共服药两月不到，痤疮全消，面部皮肤光洁柔滑。

按语： 患者面部痤疮起伏3年，加重1年余。两侧面颊及下颌痤疮（青春痘）密布突起如赤豆，紫瘀，痛痒时作。多家医院内外治疗无果。患者原定婚期因面部之患而一再推迟，辗转来笔者处试诊。

当今世人见粉刺痤疮皆谓热盛，所以叠进苦寒而避温之不及。殊不知，粉刺痤疮亦有湿浊寒凝郁滞皮肤不得温化而聚结成疹或痤者，《素问·生气通天论》有曰"汗出见湿，乃生痤疿""劳汗当风，寒薄为皶，郁乃痤"。都说明湿郁肌肤易发痤疮等皮疹，此案是为范例矣。此案为据，用附子、草蔻等振阳温燥之属，用之无助热之虞，反能得到便畅痤消、痛经得瘥、赤带得收之效。据后被其介绍也来看青春痘的病人云，张某面部光洁，无痤疮之痕，且已喜结良缘。

由此可见，治病用方本无定轨，无论何病何证，均应结合整体辨证而施治，不可执一不变。若仅以患者面有痤疮起伏而断为血中热毒，妄用苦寒清解，岂不更伤脾肾，而阳愈虚、寒愈盛、阴湿之邪更难化解？非但痤疮难隐，痛经难减，脾肾之阳受损益甚可忧也。此案抓住寒湿病机论治，上下诸病均迎刃而解矣。

【验案6】带状疱疹

李某，男，59岁，在职。2015年12月1日初诊。

主诉：右胁腰部带状疱疹发现1周左右。

患者2015年11月25日因右胁部疼痛去某医院皮肤科就医，当时诊断为带状疱疹，予西药治疗，因服药3天后胃部不适而停服。因右胁肋皮肤疱疹渐有扩延及背，疼痛加剧，遂来笔者处寻医问药。望诊病灶面范围较大，累累如串珠的带状疱疹，波及腰背胁肋部，疱疹表面红赤少有渗液。胁肋背部灼热疼痛，痛时坐立不安。口干思饮，纳可，大便溏，每日1~3次，舌紫暗，苔滑薄白，脉滑。

中医诊断：缠腰火丹，蛇串疮。

西医诊断：带状疱疹。

辨证治法：风热丹毒搏于肝经，发于肌肤，则见累累疱疹，波及腰背胁肋部；热毒郁滞经络气血则灼热疼痛，热盛伤津则口干思饮；脾虚水湿不化，大便溏薄，日行数次。此证肝旺脾虚，血热肌虚，热毒在血分，湿邪困于气分。治拟清肝凉血解毒，化湿行气健脾。

处方：丹皮10g，蒲公英15g，紫花地丁15g，赤芍10g，夏枯草15g，地肤子15g，扁豆衣15g，玉蝴蝶10g，炒薏苡仁30g，炒枳壳10g，苦参9g，川楝子6g，延胡索9g，白鲜皮15g。7剂。

二诊（2015年12月10日）：疱疹已收，病灶局部结痂脱皮，皮肤有涩痛，神经抽痛感，大便已实，纳可，舌暗紫，苔薄白，脉滑。法证相应，效如桴鼓，守法继进。上方川楝子改为10g，白鲜皮改为20g，延胡索改为12g，加徐长卿10g，土茯苓15g，鸡血藤15g，红藤15g，芫蔚子15g，紫草15g，去扁豆衣。10剂。

三诊（2015年12月21日）：病灶皮肤疱疹已隐于皮内，疹色淡红，神经抽痛感明显减轻。舌暗紫，苔薄，脉细稍数。上方去夏枯草，再服10剂。

四诊（2016年1月4日）：腰背部带状疱疹已基本隐消，无明显后遗疼痛，偶有痉挛刺痛感觉。精神转振，纳可，大便实，每日1~2次。舌微紫，苔薄白，脉滑。处方：于初诊方加乌药6g，土茯苓20g，鸡血10g，当归10g，紫草15g，加强理气活血养血消痛之功；去川楝子、玉蝴蝶、夏枯草。继进10剂。

按语：带状疱疹是由于水痘－带状疱疹病毒首次感染患者后，潜伏于机体神经根细胞中，在体内免疫功能低下时被激活诱发引起的急性感染性皮肤病。皮疹一般有单侧性和按神经节段分布的特点，由集簇性的疱疹组成，并伴有疼痛；年龄愈大，神经痛愈重。带状疱疹今之临床所见有高发之势，且并非均在腰周部位，笔者所遇到的就有发在腋下、胸部、手臂、大腿部以及耳道内等处。且病情缓急也有不同，但无论在何部位，以中医气血辨证，分干湿二型来论治。

中医对此病的认识，认为与心肝火旺有关。《外科正宗》曰："火丹者心火妄动，三焦风热乘之，故发于肌肉之表，生对腰胁者，名缠腰火丹，乃由肝火妄动而成。"《医宗金鉴》也明确阐述："由肝脾二经积热，热极生风所致。生于肋骨，延及腰胯，其色如霞，游走如云，痛如火燎。"肝藏血，心主血脉，心肝火旺又外感邪毒，伏于血分，内外热结，蕴积化毒，发于肌肤火丹疱疹，以其色如霞，游走如云，少津无液，皮表灼热痛如刀割电焯为特点，是为病在血分属干性之证型，治则重在清热解毒凉血。若患者素体脾虚湿盛，外感邪毒，多蕴积淤伏于气分，日久湿热互结搏结肌肤则发累累疱疹，以疱疹浅红，疱疹内包津液甚可见黄水黏腻，顿痛似如由内外发为特点，可伴有体倦，口渴不甚，大便溏薄，是为病在气分，属湿性之证型，治则宜于清热化湿解毒。中医通过辨证施治，中药内服，也可配合中药外治方法，标本兼治，内外并举，能有效缩短病程，并减少或不留有神经痛的后遗症。

【验案7】便秘

何某，女，58 岁，已婚，退休教师。2005 年 5 月 8 日初诊。

主诉：大便干结 20 余年。

患者大便干结已年久，近年来便秘干结愈加严重，不服药则无肠蠕动，全无便意。平素易脘腹痞满，嗳气，纳谷不香，饥不欲食，口干思饮。近期思维难集中，记忆下降，夜寐尚可。察其舌质偏红苔少，脉细稍涩。外院肠镜提示结肠黏膜黑变病。西医诊断为习惯性便秘，予以果导片、龙荟丸、大黄片、番泻叶等治疗以助排便。多年依赖药物，而且药量逐年增加，至今药物加量也难维持正常排便，甚为痛苦。

中医诊断：大便干结。

西医诊断：便秘。

辨证治法：患者平素脘腹痞满，嗳气，此乃脾气不健，中枢不达，中焦气机不运所致；常年用龙荟丸、番泻叶、大黄片等通腑泻下损伤中气，苦燥胃阴，故饥不欲食，食谷不香。脾气不运，不能为胃行其津液，则津液不能上承下达，则上有口干思饮，下有便秘难行；加之年近花甲，肝肾精血均有亏损，上不能充养脑髓使思维难集中，记忆下降；下也不能濡润肠腑，而致便秘干结更甚。舌质偏红苔少，脉细稍涩均为阴虚液亏之象。此乃脾气不运，胃阴不足，肝肾精血均有亏损所致。故证属气阴两虚之便秘。法当养胃阴，益肝肾，佐以健脾行气为治。方拟增液汤和麻子仁丸加减。

处方：玄参 15g，天冬、麦冬各 15g，生地 20g，制首乌 30g，桑椹子 15g，枸杞子 10g，女贞子 10g，柏子仁 30g，杏仁 10g，枳壳 12g，川朴 5g，海藻 15g，山药 15g，太子参 12g，生黄芪 12g，芦荟 1g。7 剂。每日 1 剂，煎两次，上、下午饭后分服。少吃或不吃辛辣油煎之物。

复诊：再诊来诉，药后第 3 天晚即排便。后大便每日能 1 行，质软成形，无须再用大黄等泻下通腑之剂而排便通畅，纳可，但口仍干渴欲饮。治疗初见成效，肠腑得润，然口干未解，是阴液尚未能续继矣，守前法继进。上方玄参增至 20g，女贞子增至 15g，太子参增至 15g，去芦荟。药继两周，大便已能日行，胃脘已舒，口和不渴。后每周 1~2 次服上煎药维持疗效，每日能正常排便，而且精神日见爽慧。

按语： 患者便秘已 20 余年，逐年加重，长期服用通腑泻下药以助排便。经肠镜检查提示肠黏膜黑斑病变后，不敢轻用大黄制剂，而求诊中医。

便难秘结，可由多种原因所致，仲景有"三承气汤"治疗阳明腑实、燥屎内结者，以通腑泻热为法；有用麻子仁丸治疗大便秘结者，以润燥泻热通腑为法；还有用蜜煎导而润下者，以润肠导便为法；更有用大黄附子汤、三物备急丸治疗寒积实证之便难、腹痛，以温散开结通便为法；张景岳有济川煎治疗肾虚气弱之便秘，以温润通便为法；吴鞠通有新加黄龙汤治疗温病气液两亏之便秘；增液汤增液行舟而通便。先贤已为我们临证提示，遇有大便干结排出艰难者，不能仅以泻下统治，健脾运、输津液、润大肠、散寒邪均可为治便难下之法。且便难也非大肠一腑之过，与其他脏腑也有密切关系，如肺气不降，肠腑不通；脾胃不运，脏腑气滞难运；脾不能为胃行其津液，则肠道津燥而失濡润；肾阳不足，阴寒内盛，寒凝气滞，脏腑失于温运，而寒凝便结。所以临床要辨寒热虚实，还要辨脏腑表里。不能一遇有大便干结排出艰难者，就以泻下一法统治。此案由脾气不运、胃阴不足、肝肾精亏而致。常年泻下通腑，苦寒伤中，则脾气愈虚，胃腑愈燥，脾更难为胃传输津液，而肠腑愈失濡养，如此往复，以致大便秘结逐年加重。渐岁又近花甲，肝肾阴虚，若不以滋养濡润以培本增液，则无水之舟又怎能通利畅行。《景岳全书》曰："凡病涉虚损而大便闭结不通，则硝黄攻击等剂必不可用。"故方以增液汤合麻子仁丸去大黄、芍药，而增其胃液、滋阴养血、兼行腑气；加山药、太子参、生黄芪益气健脾运，女贞子、枸杞子、何首乌养肝肾之阴，海藻润燥软坚，合方于滋养增液益阴之中，寓有通便之功。首诊为下肠腑久积秽腐而加芦荟1g，3剂应。后去芦荟之苦寒，续剂得效。

笔者有感《伤寒论》《温病学》对下法的不同理念，但又有异曲同工的效果，结合前人治验，在临床确立治便秘六法则：一是荡涤肠腑，泻热通便；二是增液软坚，增水行便；三是行气开结，推运通便；四是益气养血，温润通便；五是散寒开结，逐实通便；六是育阴润燥，濡养行便。摒弃了一见便秘即为里热燥实而执寒泻下的单一疗法。

致悦娅同志：

莫谓故纸无今用，

且向旧卷索新知。

李今庸重题旧句以赠

2002年10月22日於上海

下篇　跟名师

　　跟名师，领悟其临诊治法、辨思规律及用药特点，系统总结、梳理、提炼其独到的学术经验及观点，不断思考、探索，举一反三灵活运用于临床。此篇收录作者总结的路志正、颜德馨、何任、张云鹏、朱南孙、蔡小荪、朱良春、张灿玾等名老中医的主要学术思想和临床经验以及作者的实践应用。

笔者在经历了国家师承学习、"国家优才"项目研修学习，以及十几年的出访游学、拜师跟师学习，对师承学习的路径、方法有深刻体会：能善于总结导师的学术思想，才能领悟到导师的临诊治法、辨思规律及用药特点所在；只有系统总结、梳理、提炼出导师的独到经验及学术观点，才能体会导师的用药特色及配伍组方思路；只有不断去思考、探索，才能举一反三灵活运用所学的知识。而生搬硬套或死记硬背导师所用的单方、验方或某几味药，而不去理解感悟其中的所以然，跟师学习只会流于形式，荒度光阴。

知识的获取，通常有两个途径，直接和间接。直接是实践；间接是通过各种途径获取与积累知识，包括跟师学习。要想成为真正意义上的中医医生，首先要在继承中奠定扎实的基础。继承包括学习经典医籍以及拜师学习。学习为了致用，要想会用就要开动脑筋去领悟名师的观点、经验，只有在继承他们的学术思想基础上，才能在自身实践中有运用，在探索中有发展，在发展中有创新。

"勤于积累，善于思考"是跟师、拜师必须具备的学习素养；"守得住书卷，耐得住打磨"是中医成才不可缺如的历练。中医名家所具有的进取不息的精神，严谨扎实的学风，敬忠中医事业的赤诚，宽厚仁德的胸怀，多才博识的功底，是他们成才的共性，是他们登上名医圣坛的阶梯，更是我辈学习继承的榜样。

3年来，勤于跟师，汲取真知，对笔者无论在理论思考方面还是在临证能力方面，都有很大的促进和提高。感谢无私地将真学和毕生的经验传授给笔者的各位恩师，是他们为我们架起了通往成功之路的云梯。他们的精神，时时激励吾志，中医路上，亦步亦趋，岐黄之业不敢懈怠。

路志正教授学术思想与临证经验举要

首届国医大师路志正教授，幼承家学，渊源深厚。1934 年正式入伯父创办的医校学习，并拜山西盐城名医孟正已先生为师，研究经典，博览群书，随师临证，积累经验。后悬壶乡里，医名大噪。路老精通中医经典，学验俱丰，著作等身，主编《中医内科急症》《实用中医风湿病学》《中医湿病证治学》等多部专著。他主持的国家中医药管理局"路志正教授调理脾胃法治疗胸痹经验的继承整理研究"课题为冠心病的防治提供了新的途径和方法，荣获国家中医药管理局中医药基础研究二等奖。出版的《实用中医风湿病学》荣获国家中医药管理局中医药基础研究三等奖。路老学术上崇尚脾胃学说和温病学说，提出"百病皆由湿作祟"论点，重视中医运气学、气象医学。对疑难病症主张溯本求源，综合治疗。治病常针药并行，内外同治，圆机活法，因证而施。临床上博采众长，大胆探索，行圆智方，经验丰富。他擅长内科、针灸，对妇科、儿科、外科亦很有造诣。路老 70 余年的行医历程，临床涉猎内妇儿外，并对胸痹、风湿病、强直性脊柱炎、白塞综合征病、干燥综合征等疑难疾病，进行了深入研究，见解独到，疗效显著。

笔者在首届"国家优才"项目研修期间，几度赴京延留路老身边承师学习，略有所获。现总结梳理路老之学术经验，以飨同道。

一、学术观点

1. 崇尚脾胃学说，调中央以达四旁

路老认为，脾胃是后天之本，气血生化之源，气机升降的枢纽。脾胃属土，位居中焦，主受纳运化水谷精微，脾胃相关，化生气血，以营养四脏。且脾居中土，易留湿邪；欲除邪气，首当健运脾胃。故路老崇尚脾胃学说，辨治疾病，多从脾胃入手，主张用"通、化、

渗"三法治疗湿邪。倡导综合疗法，即内外同治，针药并用，食药结合，身心并调。路老说："脾胃一调，则周身气机皆调；脾胃一健，则五脏六腑俱健。这叫作'调中央以通达四旁''病在上下治其中'。"纵观其调治脾胃的经验特色，可总结为"八字"治疗方针，即"补益、调顺、健运、顾护"。补益，即补其后天之宗气，益其生化之源泉；调顺，即调其中气之枢机，顺其升降之功用；健运，即健其中土之气，运化水湿之邪；顾护，即顾其免伤毒邪之损害，护其供养之功能。

他在长期临床实践的摸索中，独具匠心，提出了一些治疗方法。如从脾论治冠心病，从湿热论治糖尿病，从肺论治白塞综合征，调肝和胃通络治疗萎缩性胃炎，健脾益肾治疗肝病，宣肺降气治疗胃脘痛，利湿化浊治疗头痛，健脾化湿治疗心律失常，温胆和胃宁心治疗失眠等。

2. 湿邪伤人，辨内外之因

路老认为，湿本为水，天地四方无处不有，养育世间万物；人生其间，时刻不离，是维持人体生命活动的重要物质。湿若伤人则为邪气，外湿因感天地之湿邪而发，内湿是脏腑功能紊乱或虚衰而生。无论是外感六淫或内生五邪，兼夹湿邪伤人最多。南北地域，四时节气，湿邪无时无处不伤人。湿为阴邪，积而为水，聚而成饮，凝则为痰，四肢百骸，经络脏腑，无处不到，化生百病。其性重浊黏腻，易阻滞气机，致病情迁延缠绵难愈。路老在临证辨治中特别重视湿邪为患的多元性，对顽疾沉疴，从湿痰入手论治，每收良效。

湿邪伤人，先辨内外。路老认为，湿邪害人最广，常与他邪兼夹为患；辨证论治，先别内外。外湿多因梅雨季节，气候多阴少晴，空气潮湿；或江淮以南，水域广阔，气候温和，地湿蒸腾；或夜宿野外，早起晨行，雾露浸渍；或突受雨水浇淋，湿衣贴肤；或水中作业及地下矿井劳作，水毒为患；或久居低下卑湿之地，湿浊内侵等。水湿之邪侵袭，一旦超越了机体的正常防御能力，遂成湿病，并随感邪体质而有热化、寒化之别。易感人群往往以脾气先虚或痰湿体质为多，且病情相对较重，因同气相求使然。内湿多因肺气壅滞，不能宣发肃降，水气不行；脾气虚衰，失其枢转运化之职，不能升清降浊，蕴生痰湿；肾阳虚失于温化，气虚失于通利，水湿潴溜；心气虚不能推动血液的循环，血不行则水不利，遂成肿满；肝胆不能升发疏泄，郁而生湿化热；三焦阻遏不能化气行水，聚生痰饮。内外合邪多因病从口入所致，如恣食肥甘厚昧，或过食过饮，或烟酒成癖，或嗜浓茶奶酪，或好食冰镇生冷等伤及肠胃，酝湿生热，脾阳受损，失其运化功能，即成湿困脾土之证。所以湿邪病因病机复杂，涉及多脏，内湿外湿互为因果，形成恶性循环。辨证时首先明确标本、内外、先后，孰轻孰重，必伏其所主，明其所困，为审因论治打下基础。

治疗湿病，法从多途。路老认为，治湿不唯温、燥、化、宣、通、渗，还应兼顾调理脏腑气机。温法，主要用于寒湿，或湿温中的佐药，意在通阳，药如桂枝、厚朴等。燥法，分苦温燥湿，药如苍术、白术等；苦寒燥湿，药如黄柏、黄芩、大黄等。化法，临证用之较多，如芳香化湿，药如檀香、佩兰、白蔻等，恢复脏腑的气化功能，引导疾病的转化以及联合其他治法组合使用。宣法，主要是宣通气机，宣发肺气与宣散郁结，药如杏仁、浙贝母、防风等。通法，是指流通、通阳、疏导，宣通三焦气机，药亦选归经于肺、脾、肾之品，属上、中、下相结合治法。渗法，指用淡渗之品，引湿邪从小便排出，药如茯苓、薏苡仁、车前子等。路老临床运用时，往往是多法合用，上、中、下三焦同治，宣上、调中、渗下并施，常以中焦为重点，特别顾护到肺之肃降、脾之运化、肝之疏泄、肾之开阖、三焦之气化。对予湿邪侵袭在肌表、经络、脏腑的不同部位，也采用相宜治法，灵活权变。其上者引而越之，其下者引而竭之，驱邪于近途，或从汗解，或从便泄，或从中化。遇有湿从热化而成湿热病，或从寒化而成寒湿病者，或湿阻气机致脏腑功能失调，或遏阻经脉致气血瘀滞，或湿邪过盛聚成水饮，或凝结为痰痹阻于脏腑经络者等，其治万变不离其宗，总以治湿为主线，兼顾气血。

通过几十年的临床验证，路老从湿从痰入手，治愈过许多疑难杂病，诸如长年低热、发作性睡病、植物神经功能紊乱、复杂性肠梗阻、功能性巨结肠症、中风后遗症、脑震荡后遗症等。

二、证治经验

1. 调理脾胃治胸痹

路老认为，胸痹与脾胃的关系尤其密切，其发生、发展、治疗、转归、预后都与脾胃的功能状态密切相关，所以从调理脾胃法入手治疗胸痹。路老认为，胸痹心痛的形成，首先因于脾胃之损伤，气血生化不足；其次乃因湿邪痰浊内蕴，复因心阳正虚不能自护而上犯于心。正如喻嘉言所说："胸中阳气，如离照当空，旷然无外，设地气一上，则窒塞有加，故知胸痹者，阳气不用，阴气上逆之候也。"路老认为，胸痹之病，纯属正虚者病较轻，湿邪蒙蔽者次之，痰浊痹阻者为重，痰瘀合邪者最危。胸痹之病，正虚为本，邪实为标。正虚责之于脾胃、气血，邪实责之于湿邪痰浊。瘀血内停并非胸痹之兆端，瘀血本不自生，乃因于正虚邪犯，然后成瘀。治胸痹，化瘀固然需要，但更重要的是治病求本，防微杜渐。治瘀血形成之因，则应化湿祛痰；治痰湿形成之因，则应调理脾胃。路老调整脾胃治疗胸痹五法，即健运中气法、调脾养血法、醒脾化湿法、健脾涤痰法和温阳理中法。

2. 升清降浊治眩晕

路老认为，眩晕病的发生责之于脾胃，是由脾胃所处的特殊地位及特殊功能所决定的。脾胃升降失常，清气不升，浊阴不降是眩晕病主要因素之一。脾为后天之本，肝为风木之脏，若脾虚谋虑太过，痰湿内蕴，肝旺乘脾，风阳升动，浊气上蒙，亦可发为眩晕。故而路老治疗眩晕病，在固护后天之本原则的指导下，注重调理脾胃气机之升降，疏通气血津液之流通。

3. 多项辨证治痹证

中医对风湿病之病因病机，大多强调"风寒湿三气杂至合而为痹"，以外因为主要致病因素。但路老强调"因人之体质强弱不同，禀赋各异，地土方宜、生活习惯不一，而受邪各有偏盛"，派生出行、着、痛、热痹之殊；五体痹、五脏痹，则是六淫之邪侵犯机体后，蕴久化热酿痰，致痰浊、瘀血、毒热等阻于肌肤、筋脉、骨骼，"久痹不已，复感于邪"的基础上，进一步发展演变而来。故赞同朱丹溪对痛风病因病机的认识，即"主要强调了内因，而认为风、寒、暑、湿、热、毒等外邪，仅是在内因病变前提下之诱发因素"。本病的病因病机主要有：血中有热，污浊凝涩；饮食不节，酒色过度；正气不足，外感风、寒、暑、湿之毒；情志不畅，伤脑动神等，致内脏功能失调，气血偏盛，阴阳失衡，而诱发本病。认为其发病或因内有血热，外受风寒，涉水立湿；或因饮食不节，恣啖肥甘，饮酒过度，损伤脾胃；或因劳倦过度，思虑伤脾所致。脾虚胃弱，升降失司，久必伤及肾气，肾气虚则气化不利，清浊不分，水湿内蕴久则化热。内外之邪相引，则易诱发本病。

4. 健脾疏肝，养血调经

路老诊治妇科疾病亦重视调理脾胃并以调肝，以疏肝解郁治标，益气养血培本。脾虚失运，化源不足，则血海空虚；不能运化水湿，湿聚成痰，痰浊下阻胞宫而致闭经。而肝气的调达有助脾的健运，痰湿开化；肝藏血与疏泄功能是否协调平衡又直接影响胞宫的藏泻功能。故路老治疗妇女闭经多从健脾疏肝、养血调经着手而获效。

三、病案举例

【验案1】

唐某，男，56岁，工人，回族。2007年12月15日初诊。

主诉：发作性胸闷半年。

　　患者于半年前无明显诱因出现胸部憋闷、气短隐痛，出汗。某专科医院急诊怀疑"冠心病"，经冠脉造影显示：冠心病，遂放支架。出院后给予消心痛等药物治疗。经治疗每日仍有胸闷发作，持续时间10~60分钟不等，多需服速效救心丸及活动、嗳气后胸闷缓解。曾在某西医院检查示：右上肺慢性炎症后遗改变，主动脉局部动脉瘤。经多家医院会诊，考虑胸闷阵发、嗳气则缓与此检查结果无明显关系。刻下：胸闷每日频发，10~60分钟不等，与活动作息无关，伴胸部隐痛，微汗出，每需含服速效救心丸并活动后出现嗳气，胸闷等症状方缓解。困乏无力，腰腿酸痛，面色晦滞；反复口舌溃疡；口黏口苦，反复不愈，口干喜饮，活动后口干愈甚，进食刺激性食物即口舌疼痛；咳出黏痰，黑黄色。纳可，大便日行1次，小便调。高血压3年，多发性腔隙脑血栓10年，有肾囊肿。现服降压药血压控制尚正常。舌体胖大，质暗红，苔白腻，脉弦滑。西医诊断为冠心病。中医诊断为胸痹心痛，证属痰浊痹阻、胸阳不展。治以运脾化湿，豁痰振阳，佐以和胃降逆。处方：厚朴12g，藿梗10g（后下），苏梗10g（后下），炒三仙各12g，炒薏苡仁30g，砂仁10g（后下），旋覆花10g（包煎），炒枳实15g，莱菔子12g，炒杏仁9g，六一散30g（包煎），全瓜蒌20g，薤白10g，郁金12g，石菖蒲12g，半夏12g，胆南星8g。14剂。

　　茶饮方：竹节参12g，郁金10g，玉蝴蝶6g，醋延胡索12g，茯苓20g，川楝子10g，三七粉2g（冲）。代茶饮，14剂。

　　二诊：服上药14剂，初胸闷、胸痛、气短等症状均明显减轻，病人擅自停药。1月后诸症复作，遂又来诊。刻下：胸闷气短，打嗝后则舒。胸闷一般持续30分钟，食道部灼热；痰多，色灰褐质稠，咳嗽；口干，夜间醒后尤甚；胃脘胀满、纳呆，大便3日1次，便稍干；舌体胖大，质淡紫，苔灰褐色，脉弦滑。停药1月余，以年终工作忙又复发作，仍系痰浊痹阻、胸阳不展、胃失降和所致。前方仍适宜，稍加调整。初诊方去藿苏梗、炒莱菔子、砂仁，加川贝母

10g，枇杷叶12g，黛蛤散8g（包煎），竹沥汁30mL。14剂。

三诊：药后咳平，胸闷气短症状明显好转，食道灼热感消失。但觉胃中不舒，似有气上冲而感憋气、胸闷；口干，喜饮水，量多（喜饮绿茶）；双目干涩，鼻中亦干涩；身体疲乏无力，精神不振，大便2~3日1次，稍干；时打嗝后胸闷减轻；时嗽痰，质黏，色黄或灰褐；睡眠不佳，易醒多梦，多思善虑；纳食不馨，食量少，小便量多味重。舌体胖大而厚，质暗红，苔薄稍黄而少津，脉弦滑。血压125/70mmHg。春节劳顿，生活欠规律，治宗前法。药用：全瓜蒌30g，薤白10g，广郁金12g，石菖蒲12g，竹沥半夏12g，胆南星8g，白僵蚕10g，川厚朴12g，旋覆花10g（包煎），葶苈子12g（包煎），炒三仙各12g，砂仁10g（后下），炒枳实15g，茵陈12g，醋延胡索12g，川楝子10g。14剂。

四诊：药后胸部憋闷疼痛明显减轻，1~2天偶有发作，脘痞满胀、头昏沉重除，仿丹参饮意，加丹参15g、檀香3g（后下）。继14剂。

五诊：上药继进后，胸宽憋闷消失已10天，脘畅口爽，肢体轻捷。舌淡红苔薄白，脉沉细，复查心电图尚无明显变化。上方去旋覆花、川楝子，加白术9g，党参12g，陈皮12g。又服20余剂，诸症消失。

按语：路老认为，治疗胸痹，除从心肺着眼外，还应追根溯源，从导致胸阳痹阻的根本——脾胃功能失调入手。早在《金匮要略·胸痹心痛短气病脉证治》中即开创了脾胃论治的先河，如："胸痹，心中痞气，气结在胸，胸满胁下逆抢心，枳实薤白桂枝汤主之，人参汤亦主之。"所说人参汤，即理中汤；还有如橘枳姜汤等，都是从中焦论治。前者温中益气，后者和胃降逆，以达到振奋中阳，祛除胸中寒邪，或调理气机，而收到消除胸痹之目的。路老认为，气虚不运者，当健脾胃，补中气，中气盛则宗气自旺；血亏不荣者，当调脾胃，助运化，脾运健则营血丰而心血足；湿蕴者，当健脾运湿，湿去则胸阳自展；痰阳者，当健脾化痰，痰消则血脉自通；中焦虚寒者，当温中散寒，寒散则胸阳自运而痹除。路老调脾胃治胸痹的辨证要点是：既有纳化失常，又有心系症状。有的脾胃失调在先，胸痹发病在后；有的先病胸痹，后见脾胃失调。本案为湿邪困阻，胸阳不振，以藿朴夏苓汤加减运脾化湿、豁痰振阳获效。路老调理脾胃治疗胸痹的临床经验突出了中医整体观念。

【验案 2】

洪某，女，25 岁，学生。2006 年 7 月 22 日初诊。

患者平素月经延期，经水量正常，色初起暗黑，后渐正常。自2006 年 1 月底行经后，因学习紧张，月经至今未行。曾经西医治疗效果不著，而来求诊。现症：情绪急躁，胁肋胀满不适，腰酸，平素经前腹痛，小腹胀坠。舌体瘦，舌质淡，苔薄白，脉弦细。证属肝郁血瘀，气血不足。治宜疏肝解郁，温经活血。方药：柴胡 12g，青蒿 15g，郁金 12g，八月札 12g，炒白术 15g，炒薏苡仁 20g，当归12g，炒山药 15g，醋香附 10g，生蒲黄、炒蒲黄各 6g（包煎），桃仁10g，炮姜 6g，乌药 10g，五爪龙 15g，太子参 12g，炙甘草 10g。7剂，水煎服，每日 1 剂。

二诊：病情平稳。继前方加减：减去青蒿、蒲黄，加入补骨脂12g，益智仁 10g（后下）。14 剂，水煎服，每日 1 剂。

三诊：月经未至，仍有腰腹不适感。2006 年 8 月 4 日有极少量阴道出血，旋即停止，胁肋、乳房胀满不适，自觉月经即来。白带量略多，色清冷，无异味；舌脉同前。治以初诊方减太子参，加入阿胶 10g（烊化），益母草 10g，炮姜增至 8g。14 剂，水煎服。

四诊：服药后 2006 年 8 月 23 日月经来潮 1 次，至 8 月 31 日经止，经量及颜色尚可，无血块，无腹痛；白带量较前减少，舌质暗滞，苔薄白，脉沉弦。既已小效，则守法继服二诊方 14 剂。

五诊：经间期少量阴道出血 2 天，痛经明显缓解，仍腰酸，近日睡眠较差，偶头晕，舌脉同前。治以疏肝健脾，养血活血。方药：

丹参 15g，炒山药 15g，白芍 12g，柴胡 12g，郁金 10g，生谷芽、生麦芽各 20g，焦山楂、焦神曲各 12g，路路通 10g，山甲珠 10g，醋莪术 10g，生牡蛎 30g（先煎），生黄芪 18g，西洋参 10g（先煎），生白术 12g。10 剂。后经水届时而至，再以逍遥散加减巩固疗效。

按语： 重视调肝是路老治疗妇女闭经辨证施治的一大特点。正常的月经有赖冲任气血的充盈和任脉的通畅，而冲任二脉隶属于肝脏，故肝之藏血及疏泄功能正常血液才能布散流通，月经应时而至。肝藏血与疏泄功能是协调平衡的，影响着胞宫的藏泻功能，此反映了肝脏体阴而用阳的功能特点，故《傅青主女科》中提出"女子以肝为先天"的观点。肝脏疏泄正常，血脉流通，则月事以时下。若情志抑郁，肝失疏泄条达，则气郁血滞、阻滞冲任，或肝血暗耗，肝失所养，血海不充，胞脉不盈，无以溢泻而致闭经。此案从肝论治，解郁疏肝，养血柔肝，辅以益气活血，经行而愈。

四、女科治验

妊娠是胚胎和胎儿在母体内发育成长的过程，是妇女的特殊生理阶段。怀有胎儿，母子双身，故《内经》谓之"重身"；《金匮要略》始有"妊娠"之称。

受孕怀胎，必是男精壮而女经调，阴阳交媾而成孕，《灵枢·气决》谓"两神相搏，合而成形，常先身生是谓精"。《灵枢·经脉》又曰："人始生，先成精，精成而脑髓生，骨为干，脉为营，筋为刚，肉为墙，皮肤坚而毛发长。"这些都阐明了受孕妊娠的机理及胎儿正常发育的过程。

一般情况，母体受孕并孕育胎儿成长，说明气血充足，肾气旺盛，正如傅青主所言："夫妇人受妊，本于肾气之旺也，肾旺是以摄精。"但傅青主又曰："然肾一受精而成妊，则肾水生胎不暇化润于五脏。"所以妊娠期间，母体因聚气血以养胎，往往导致气血不足，脏腑失养，或由于胎儿生长过快过大，子夺母气，而使母体正气亏虚，每易招致外感或内伤；也有本因母体之病变进而累及胎元之气，母子互为影响，进而引发妊娠病。

路老集多年临床经验，对妊娠病有进一步的认识，认为：由于每个人体质不同，禀赋各异，有的妇女受孕后，肾气旺，脾气健，气血充，冲任盛，则胎母体安，虽有一些妊娠反应也无大碍；但有些妇女，原本禀赋不足或素体脏腑功能偏弱，一旦有孕育，内虚外夺，则肾气不足，脾胃虚弱，精血化生匮乏，使血不养胎，气不护胎，冲任不能固胎、系胎，而出现漏胎、滑胎、胎萎、胎死等因病及子之恙，即《诸病源候论》言"其母有疾以动胎"，也有因胎气逼迫，气机失调，升降悖逆，而生产恶阻。子痫、子肿、子悬等妊娠病证，临诊时均当详辨细察，明确诊断，则当即立法，随证出方，不可因顾虑胎儿而优柔不决，坐失愈病之良机，甚则殃及母子。正如《内经》言："妇人重身，毒之如何？岐伯曰：有故无殒，亦无殒也。"但是路老也进一步强调，妊娠病虽不可轻心要及时药之，然而在治疗同时也要顾及胎儿，药以治病，当"衰其大半而止"，处药宜轻灵而不可辛燥峻烈；治病与安胎当主次兼顾，不可顾此失彼。

妊娠病之发生，《沈氏女科辑要笺正》概而括之为三："一曰阴亏，精血有限，聚以养胎，阴分必亏；二曰气滞，腹中增一障碍，则升降之气必滞；三曰痰饮，人身脏腑接壤，腹中遽增一物，脏腑之机括为之不灵，津液聚为痰液。"路老则在此基础上，进一步强调治疗妊娠病更要注重脾胃。脾胃为仓廪之官，"水谷气血之海"，气血精津生化之源。脾胃健，摄纳运化，吸收输布均能正常，则营卫气血化生有源，津精布藏有续，则胎儿得养，母不亏虚，正气存内，邪不可干，而无内伤外感之忧矣。若中州不固则脏无生气，肾无所藏，胎无粮仓，失其所养，母子相累，妊娠不宁，诸证便见。且脾胃为气机升降之枢，脾为阴脏，性为湿土，脾气主升，上输精微；胃为阳腑，性属燥土，胃气主降，下行糟粕。脾之升清，胃之降浊，维持人体气机升降动态平衡，完成饮食水谷的消化、吸收、精微的输布，糟粕的排出。反之，若升降失常，清气不升，浊气不降，则如《素问·阴阳应象大论》所言"清气在下，则生飧泄；浊气在上，则生膜胀"。同时还要影响到其他脏腑及水液的正常代谢。正如朱丹溪所说："脾具坤静之德，而有乾健之运，故能使心肺之阳降，肝肾之阴升，而成天地交泰矣。"脾胃失职，气机失调，水液不能正常输布，则易停湿聚痰。所以《胎产秘书》中强调了"禀赋不足，脾胃虚弱，是胎产诸疾的根本"。

路老精于内科，并娴于女科，集多年临床经验，在妊娠病的治疗中，积累了许多心得验案，临诊既执"有故无殒"之古训，又守胎前应慎之旨，整体调治，效如桴鼓。笔者仅撷几则路老治疗妊娠恶阻、子嗽、胎漏、胎动不安、子痫等妊娠病之验案，籍以洞悉他独到之匠功并以飨读者。

1. 妊娠恶阻

恶阻者，谓其恶心而阻其饮食，是妊娠早期常见现象，多见妊娠后 6 ~ 12 周，出现呕恶、厌食、择食或食入不下，恶闻食气；若反应重者，反复呕吐迁延不能自止，甚可诱发他病或殃及胎儿正常发育，故当及时治疗。《万氏妇人科》曰："轻者不服药无妨，乃常病也；重者需药调之，恐伤胎气。"

恶阻病因，有胃虚、痰滞、气郁等不同，多有兼夹之异，寒热虚实之别。但其病机，总属孕体血聚养胎，冲脉气盛，其气上逆，引动胃失和降所致。

【验案3】

1983 年初，孕妇唐某（34 岁）前来路老处就诊，主诉身孕已两月有余，自早孕 40 天始出现恶阻，呕吐不能进食，现症渐见加重，呕吐频（呕物酸黏），饮、食俱拒，并时伴吐血鲜红。孕妇身冷烦躁，夜不能寐，大便三四日不行。诊其脉来弦滑，左寸脉上鱼际；观其舌质黯红，少苔。

证势笃急，然路老辨证经纬有序。妊娠孕后，经血不泻，内聚养胎。冲脉气盛，上犯于胃，胃失和降，胎滞气血，蕴而化热，伤及阳络，故有呕吐频作，时见吐血鲜红；阳明燥热，腑气不通，气郁内闭，阳不达表，故有便秘、烦躁、身冷诸症；舌暗红少苔，脉弦滑而大，均为热蕴气盛之象。故治宜清热止呕，通腑泻浊为主。冲脉气盛当以平肝制冲，而金能克木抑其冲盛，且肺胃之气同以降为顺，胃气上逆易影响肺失清肃，因而治应佐以清肃肺气，一平肝气，二固未殃之地，一举两为矣。药用：苏叶 3g（后下），黄连2g，黄芩 9g，生大黄 3g（后下），炙枇杷叶 12g，陈皮 6g。

药进 2 剂，腑气得通，恶心呕吐明显减轻，两早未见吐血，且稍能进食。再诊其脉，仍见弦滑，但已不上鱼际；舌质红，苔少。诸症好转，但呕吐日久，阴液受损，脾胃失养，现既腑已通，热势已减，则应虑其伤阴化火之变，随立治法，和胃降浊，养阴和络，佐以清肝制冲。方药：藿梗 3g，竹茹 10g，清半夏 6g，云苓 15g，川连 2g，吴茱萸 1g，枇杷叶 9g，玉竹 6g，刀豆 6g，旋覆花 9g（包），代赭石 12g（包）。每日水煎 1 剂，分 4 次少量频服。共 9 剂。另用苏叶 3g，黄连 1g，日常开水冲泡茶啜饮，两剂。

上药服用，呕恶均瘥，纳谷渐进，精神来复，停药未再呕吐。后少事调理，以资巩固。

【验案 4】

侯某，女，32 岁，妊娠 46 天来诊。自述妊娠以来，低热持续，体温常在 37～37.8℃；近月来恶心呕吐频作，口干不欲饮，伴发口腔溃疡，晨起腹胀，心烦不宁，溲黄，大便不干。见其舌质绛苔薄白少津，脉细弦。证属脾胃素有蕴热，冲脉之气偏盛上逆所致。治宜清泻脾胃之热，降冲逆之气。方用泻黄散化裁：竹茹 12g，黄芩9g，生石膏 15g（先煎），栀子 6g，丹皮 10g，生地 9g，升麻 6g，陈皮 9g，炒枳实 9g，火麻仁 9g。3 剂。

二诊：恶心，腹胀见减，精神好转，口腔溃疡已消退，但仍有低热起伏 37.5℃左右。口苦，心烦，溲黄，大便正常。舌绛苔薄白，脉弦滑。效机已显，守法不变，宜前方去升麻、火麻仁、黄芩，加竹叶 10g、芦根 20g（后下）、枇杷叶 15g，生石膏改为 30g。诸药清水之上源，凉心导热。继进 14 剂。

三诊：诸症若失。体温正常，在 36.7℃～36.9℃。舌红苔薄白，脉来细滑小数。病症已去，改以益气阴、清余热之竹叶石膏汤善后。

上述两例，均为妊娠恶阻，前者兼见吐血，后者伴有低热。虽同有脾胃蕴热，胃气上逆，但前者为阳明脉证，腑实不通，且肝气冲逆，热伤血络，故清泻腑热，肃肺制肝；后者为阳明经证，郁火内伏，故清透散火，降逆和胃。同中有异，各有所重，随证治之，不因苦寒、重坠、泻下而舍黄连、石膏、代赭石、大黄诸药。"有故无殒，亦无殒也"，只要辨证准确，掌握药量，小制其剂，中病即止，有是证用是药则无伤胎之虞。

2. 子嗽

妇人重身，无论外感或内伤所致的咳嗽，前人称为"子嗽"。《医宗金鉴·妇科心法要诀》说："妊娠咳嗽，谓之子嗽，甚或发展为劳嗽，俗称抱儿痨。"

肺为娇脏，不耐寒热，喜清恶浊，外可呼吸而卫外，内调水道朝百脉。孕妇因精血养胎，故阴常不足而阳常有余，肺失濡润，则更易受邪而失宣。

路老认为，咳嗽一证，虽为常见，但孕妇久咳，必伤胎元，甚有损胎、堕胎之虞，故不可因其常而轻之，因其微而怠之。子嗽致因，可由外感而成，也可内伤所起，但必累及于肺，肺失宣发清肃，而为咳嗽。其病机表现或阴虚内燥以虚为主，或痰热壅肺以实为主，虚实之殊，临证当予详辨。阴虚子嗽，多干咳无痰或少痰，口咽干燥，舌红少苔，脉细数；痰火子嗽，多咳痰不爽，痰黏黄稠，口干面红，胸中烦热，舌红苔黄腻，脉滑数。前者养阴润肺为主，后者清金涤痰为主。同时还要结合临证具体情况，外感而邪未尽者，应配合宣表祛邪；内伤而源于他脏者，又当正本清源，只有辨证精当，才能施治无误。

【验案5】

曾有一位杨姓孕妇，27岁，重身3个月，因气候骤变未能适时添衣御寒，不慎感受小寒。寒束其表，肺失宣降清肃，而见咳嗽上气；肺窍不利，则鼻塞流涕并作。初因顾虑服药会有碍胎气，故持强冀其自愈。然受孕之身，当气血旺盛以养胎，若非表卫不固，正不抵邪，岂会一遇小寒稍有受凉则嗽起，而既有正不足以御邪，又怎能冀邪之自去。延治近月，诸症未减反渐趋重，方来求诊路老。时诊其咳嗽、胸闷、胶痰难咯，周身拘紧，且伴有呕恶时作，纳谷不馨，舌质淡苔白腻，脉滑数。此寒邪失于表散，内闭于肺，肺气失于宣降则咳嗽，胸闷；肺窍不利，鼻塞，咳声重浊。肺为水之上源，肺失清肃，水津不布，聚湿为痰，壅而阻膈，则痰滞难咯，胸闷不畅。寒邪束表，经气不利，周身拘紧不舒。肺胃之气，同以降为顺，肺金不肃，胃气不降，而见呕恶之作。舌淡苔白腻均为痰湿内阻之象。盖子嗽月余，症情迁延，若不及时诊治，必有伤胎之忧。所幸邪尚在其表，证未传变，乃属外寒束肺，肺失宣降，兼胃气失和。治拟散寒宣肺，利气化痰，和胃安胎。药用：苏叶3g，杏仁9g，宣肺散邪并降胃气；枇杷叶12g，肃降肺气，止嗽化痰，与杏仁配伍，宣降相宜，调畅气机；佐以薏苡仁9g健脾利湿于下，截其痰源；佛手9g、刀豆6g理气化痰以开痰结；更有白术9g益气健脾安胎，黄芩清肺燥痰并安胎，朱丹溪推白术、黄芩为安胎之圣药；生甘草6g清化痰热，调和诸药。全方共奏散表宣肺、理气化痰、和胃安胎之功。

药仅服2剂，咳嗽大减，胸膈畅快，恶呕并消。守上方稍予加减，调理善后。数月喜告，顺产1子。

3. 胎漏与胎动不安

妊娠期间，阴道少量下血，时下时止是为胎漏。《素问病机气宜保命集》始以"胎漏"命名。若妊娠期间，胎儿于母腹内经常躁动不安，或有母体腰酸腹痛，小腹坠胀，或伴阴道少量出血，则为胎动不安。胎漏与胎动不安，常是相兼而见，两者难以截然分开。此为临床堕胎、小产的先兆，西医称之为先兆流产。

胎漏早在《金匮要略》中就有记载，"妊娠下血者，假令妊娠腹中痛，为胞阻"。胞阻是指妊娠腹痛，而条文中所言"妊娠下血者"即为胎漏之征象。

胎动不安，最早见于《小品方》："治妊娠五月，举动惊愕胎动不安，痛在下腹，痛引腰胳，小便痛，下血。"

胎漏、胎动不安的病因病机，路老将其归纳为如下几方面：一是肝肾不足，冲任不固。《诸病源候论·妊娠胞漏候》曰："冲任气虚，则胞胎内泄露。"肾为先天之本，男之藏精，女子系胞。肝藏血，女子以肝为本，冲脉隶手阳明而属肝是为血海，任脉起于胞中，隶于肾而主胞胎。肾气足肝血旺，冲任调和，妊孕得养。若肝肾不足，冲任亏虚，则母失所养而胎失所固，而为胎漏或胎动不安。另有《景岳全书·妇人规》言"父气薄弱，胎有不能全受而血之漏者"，说明肾气不足，肾精薄弱，均会影响胎居胞宫之安稳。二是脾胃薄弱，生化乏源。脾胃为后天之本，气血生化之源。若脾胃纳化正常，则气血化生有源，气得护胎，血以养胎，则母子平安。若脾胃失健，纳运呆滞，气血生化匮乏，则气虚不能载胎，血虚不能养胎。若过食辛温，或误食有害之物，克伐脾胃，蕴热伤阴，或热炽而迫血妄行，招致胎漏、胎动不安。三是心身违和，情志不畅。女子以肝为本，妊孕血聚养胎，肝体失养，阳用易亢，或多思过虑，更耗阴血，则见烦躁易怒、失眠等心身违和诸症，甚者劫动胎元之气而致胎漏、胎动不安。四是劳役过度，或过度安逸。妊娠期间过度劳役，往往造成胎动不安、胎漏早产。《经效产宝》指出："妊娠已经八九个月，或胎不安，因用力劳心，心腹痛，面目青，冷汗出，气息欲绝，因劳动惊胎所致也。"但是，安逸太过，不思活动，也有碍胎儿正常发育，南北朝时徐之才著《逐月养胎法》中就已明确告诚，劳逸适度有益胎儿生长和分娩顺利。

在对胎漏、胎动不安的辨治过程中，路老认为，辨其出血的色泽、性状与伴随症状，以了解寒热虚实情况，对临诊的诊断用药很重要。一般说来，阴道下血，色暗淡如黑豆汁，伴有腰膝酸软，耳鸣头晕，小腹下坠，或夜尿频数，当属肝肾不足，冲任失固，治以补肝肾，调冲任，佐以益气健脾安胎；漏下血色淡质稀，伴有神疲肢倦，沉困思睡，或形寒肢冷，小腹坠胀隐痛，则为脾肾两虚，统摄失司，治宜温补脾肾，益气摄血固胎；若见血出深红量多，且伴面红心烦，口干喜饮，溲黄便干，为肝经实热，宜凉血清热，止血安胎；若见血色鲜红，伴有五心烦热，口干不欲饮，或失眠多梦，常为阴虚热扰，治宜滋阴养血安胎。至于跌仆闪挫，登高撞击，外伤所致漏胎、动胎甚至小产则应及时至产院检查调治。

应当强调的是，由于胎漏、胎动不安和堕胎、小产是有一定内在联系的，可以说是同一病证的不同发展阶段，故临诊时必须注意病情的动态变化。若经治疗，出血得以控制，疼痛有所减轻，大多能维持继续妊娠；如若见阴道出血量多，经治无果，且腹痛加剧，则有发展为堕胎、小产之兆，当结合有关辅助检查来进行判断，确属胎基失于牢固，堕胎、小产已成难免，即不可再行安胎，当以去胎益母为大法与西医治疗手段相结合，以免变生不测。

经路老调治安胎保胎而获母子顺安者难计其数。补益肝肾，养血安胎是为常法，也多为一般医生所用，或在药物取舍，配伍进退上各有所别。然而对于因实致漏，非祛实而不足以安胎时，众医家往往怯而为之，攻实恐伤胎，补虚虑助邪，重重顾虑，束手莫展。而路老直言：安胎之法不可执一，应随其证而治之，因其病而药之，有故无殒矣。

【验案6】

1992年，路老曾治一位唐姓孕妇，27岁，其职亦为医。来诊时值妊娠6月有余，胎动不安2个月。工作繁忙，劳役过度，妊娠4个月时，感到胎儿在腹内躁动不安；5个月时，出现子宫不规则收缩，时有少量阴道出血，血色暗而稠。除此，孕妇常有心烦易怒，夜半惊醒，盗汗，胃中嘈杂。望诊其面色浮红，舌质微红苔薄腻，脉滑数。此为肝郁化火，痰热扰心，治宜清化痰热，柔肝安神。药用：竹茹12g，黄芩9g，苏梗9g（后下），白芍15g，炒白术10g，砂仁3g（后下），丹参12g，炒酸枣仁10g，茵陈10g，玉蝴蝶6g，炒枳壳12g，甘草3g。方中竹茹、黄芩清化痰热并安胎，苏梗、白芍柔肝舒肝使其条达，共同为主；白术、砂仁健脾祛湿，截生痰之源并安胎，丹参、酸枣仁养血安神共为辅佐；以茵陈、玉蝴蝶、枳壳共清热育阴，调和肝胃；甘草与白芍相伍敛阴和营，缓急止痛而解宫缩。嘱服4剂，水煎每日1剂分服。

二诊诸症均有减轻，心烦得解，夜眠改善，宫缩次数减少，漏血已止，面色浮红已退，舌质淡红，苔薄腻，脉仍滑数。法已奏效，方药增损继进。上方去茵陈、玉蝴蝶，易苏梗为苏叶3g以事除烦止呕，加山药滋养脾阴以和营，佛手通滞而护阴。嘱服6剂。

三诊来诉，诸症悉除。则嘱其暂停服药，适当户外活动，但免再劳役。

时隔两周，唐某再次来诊，因自觉前期胎安无殒，故照常上班，医院工作较忙，时有夜不得安寐。近日胎动不安及宫缩又起，伴腹痛，心烦，嗳气泛酸。西医产科检查诊为胎儿臀位，已入盆腔，有早产之征，建议住院保胎。患者因经过前次中医治疗，对中医疗效信心大增，故不愿住院，再次求诊。观舌淡红，苔薄白，诊脉弦滑，此时气阴不足。治以益气养阴，补血和营，健脾畅中，清热安胎。考虑到胎孕之位不顺，路老结合灸法，综合治疗以正胎位。施以艾灸至阴穴，并处方药：太子参10g，炒白术12g，白芍15g，沙参12g，砂仁15g，苏梗9g（后下），竹茹12g，麦冬10g，丹参15g，炒枳壳12g，甘草6g。5剂，水煎服。

5天后来诊，胎动已柔和，心静眠安，纳谷日增，偶有宫缩，无漏血。嘱上方再进10剂，并配合艾灸。两周后到产科检查，胎位已正，孕妇诸症均杳。为资疗效，再以益气养血，清热安胎，调理冲任，健脾和中而巩固善后。

该孕妇足月顺产一3kg男婴，母子安康。跟踪随访，至男儿半岁时，体重达9.5kg，体格健壮，反应灵敏。

此孕妇先后两度来求诊，前以实热痰扰为主证，故治当清化祛实为主；后以气阴不足，虚热为主，治以益气养阴顾虚为法，辅以砂仁固冲，苏叶、枳实理气安胎，则母子得养，宫安胎逸，并结合灸至阴穴而顺转胎位，终收足月顺产之效。

4. 子痫

子痫之证，常由子肿、子晕发展而来，表现为眩晕昏仆，不省人事，可伴有手足搐搦，全身强直，双目上视，须臾苏醒，反复发作。多是妊娠晚期中毒症的严重阶段。子痫在产前、产时或产后都可发生。

中医认为，子痫发生主要责之于孕妇素体肝肾阴血不足，胎儿逐月增大，内夺母气，精血愈亏或阴血暴虚内匮，则阴不潜阳，肝风内动，心火上炎，风火相扇，气血逆乱，血不濡筋，精不涵阳，使人薄厥、抽搐。或有阴虚内热，煎熬津液，炼液成痰，痰火上扰，蒙闭清窍，则发神昏僵仆。《沈氏女科辑要笺正·妊娠似风》将其病因病机总括为三：一为阴亏，二为气滞，三为痰饮。可谓提纲挈领。

本病为产科危重急症之一。路老体会，子痫的发生多由子肿、子晕发展而来，肝肾精血亏虚日甚，病情渐进终成重症，若能防微杜渐，早期治疗妊娠病证，提高产前检查意识，是预防本病发生的重要保障。危症既急，理当急则治其标，先以息风开窍、降火祛痰为当务，虽古有"切忌香燥"以免重伤其阴之说，但以病用药，有故无殒，勿以妊娠阴血本亏而不敢投剂，以致风火愈炽，痰火胶结，贻误病机，抱憾母子。

【验案7】

1983 年之秋，路老曾治一孕妇。权某，32 岁，妊娠 6 个月有余。患者常有头晕、胸闷、寐差神疲，纳呆呕恶，下肢微肿，有泛发风疹史。血压常在 150/90 ～ 190/100mmHg，难以用药控制，小便蛋白阳性。来诊前 1 日，突发昏仆，四肢抽搐，两目上视，口流黏涎，少时苏醒，复而又作。时诊除仍有抽搐间歇而作外，尚诉有头晕胸闷，肢体乏力，口苦泛酸，咳嗽痰多而黏，多梦眠差，耳鸣如蝉，尿频急，大便尚畅。观其舌体胖大，苔薄微黄，左脉弦滑，右脉沉细小数。B 超提示：羊水过多，液面在 4 ～ 5.6cm。综其诸症，四诊合参，脾虚湿盛，气阴两虚为其本，而水不涵木，肝阳亢盛，上不济火，心火独旺，风火相扇，炼液为痰，风夹痰火，上蒙清窍则为其标。治以息风降火祛痰，开窍醒神止痉为当务之急。遂处方药：钩藤 15g（后下），蝉蜕 9g，白僵蚕 6g，胆南星 6g，竹茹 12g，半夏 10g，石菖蒲 12g，云苓 12g，黄芩 9g，苏叶 4.5g（后下），炒枳壳 9g，郁金 9g，甘草 6g。方中钩藤、蝉蜕、白僵蚕、黄芩清热泻火，平肝息风；蝉蜕、白僵蚕为对之用，既息内风以解痉，又疏外风以隐风疹；胆南星、半夏、竹茹祛痰浊，降逆气，为治风痰之要药；石菖蒲、郁金、枳壳开窍醒神；竹茹与苏梗合而理气清热止呕；茯苓、甘草健脾和中，宁心安神，与黄芩、苏叶共合安胎之功。全方主以息风祛痰，清热泻火，佐以健脾安胎。

药至 4 剂，昏仆抽搐得以控制，唯头晕，胸闷，心悸，时嗽，大便干结，于上方中去苏梗、茯苓，加瓜蒌皮、竹沥汁、杏仁化痰宽胸，润肠通便。

三诊患者欣告，昏仆一直未作，大便已畅，且血压能控制在正常上下，尿检蛋白已转阴。唯自感头晕胸闷依然，周身乏力，咽膈不利，口鼻干燥，夜寐欠安，溲短热赤。脉细滑数，舌红苔白边有齿痕。遂以益气养阴、清热安胎为法，药以沙参、麦冬、玉竹、太子参、白术、山药、小麦、炙甘草益气养心安胎治本，又以黄芩、砂仁、苏梗清热行气化湿醒脾。守法调治两月余，诸恙皆平。4月后，顺产一男婴，重近4kg。随访数年，母子健康。

综观此案，正值妊娠后期，子痫发生，风痰火邪盘踞，施药半夏、胆南星、钩藤、白僵蚕，虽有辛燥，但急于祛风止痉涤痰不可缺如；黄芩、苏叶、枳壳、竹茹清热理气安胎也不宜少，二者相得益彰，"有故无殒"。三诊时痰已去，昏仆已止，邪去大半，则转以益气养心，醒脾宽中，理气安胎为主，兼清余邪。明察标本缓急，思辨而进退，随证而立法，药中症结，效如桴鼓。

路老家学渊源，理博功厚，治验不胜枚举。2004年之金秋，笔者作为"全国首届优秀中医临床人才"有幸拜学路老门下，承蒙路老不弃，不吝真传，循循善诱，奖掖后学，使笔者受益匪浅。路老年事虽高，仍心系临床，勤于笔耕，鸡声灯影觅新知的治学精神令我辈敬仰。

颜德馨教授临证经验浅析

颜德馨教授家学渊源，祖籍山东，系孔子的得意弟子颜回的后裔。其父颜亦鲁师从江南孟和医派名家何季衡学医，以擅长治疗肠胃病、妇科疾病和多种疑难杂症而名噪江淮。颜德馨自幼受国学文化熏陶，12岁开始学习中医专著，后又随父实践习医，立志以仁心医术济救苍生。于上海中国医学院毕业后悬壶于沪上，以其求索创新，建树立传，屡起沉疴，而享誉海内外。他长期从事疑难病证的研究，建立了一套治疗疑难病证理论和治疗方法。学术上推崇气血学说，提出"气为百病之长，血为百病之胎"的观点。根据"久病必有瘀，怪病必有瘀"的理论，提出"疏其血气，令其条达而致和平"的治则。创立以调气活血为主的"衡法"理论。数十年如一日，博学广纳，披览群籍，著书立说，从不懈怠。虽有困窘之时，亦无退畏之意。颜老在理论上有创新，临床上有功力，疑难杂证，沉疴屡起，誉享四海。是当代中医界的泰斗，为世人所敬所仰。2009 年被授予"国医大师"之称号，此乃众望所归之誉。

颜老深深热爱中医事业，并为之奋斗不已。我们常在多种场合听到过颜老深情厚望之语："愿我同道能将中医学术代代相传，发扬光大。"颜老虽年事已高，但老骥伏枥，壮心不已，仍然激情饱满，爽朗乐教。他老人家在临床数十年积累的一些随试随效用药经验常常是娓娓道出，倾囊相授，笔者每次拜见颜老，都有不同的收获。受惠颜老所授，也不敢私密披藏，仅举颜老面授所述几个用药之法，结合他老人家临证医案，以笔者的疏浅感悟，略陈一二，见或难避差谬，未明至理之处，以求同道匡正。（文中收录医案均取自中国中医药出版社出版的《餐芝轩医集·颜氏三代医人耕耘录》）

一、方似平淡，药有奇功

常说咳嗽咳嗽医家对头，临床有多少各种缠绵难愈的咳嗽令医家伤脑筋。尤其现在慢性咽炎引发呛咳、阵咳、干咳、痒咳能经久数年不愈；还有外感后遗有的咳嗽久久不彻；抗生素的滥用、广用，不合理运用都使看似平常的咳嗽之症成为困扰正常生活、工作、社交的一大"烦"症。然而，在颜老这里，一张貌似平凡的小药方即可很快解决这一烦人的顽症。

【验案1】

许某，女，29 岁。

初诊：咳嗽 3 月未已，咽痛痒，咯痰黏稠，舌质红，苔薄，脉小数。风燥外束，清肃失常，外感失宣之象。处方：炙麻黄 6g，生石膏 30g，杏仁 9g，生甘草 3g，葶苈子 15g（包煎），枇杷叶 9g，南天烛 9g，炙百部 9g，车前草 9g，射干 4.5g。5 剂。

二诊：咳已大减，咯黄黏痰，咽痒不著，咽干。舌质红，苔薄，脉小数。风燥初解，痰热未除，仍需肃降为顺。上方加蛤壳 12g，天竺黄 4.5g。5 剂。

三诊：咳嗽百天，二治已瘳。咽痛，咯黏痰，舌质红，舌苔薄，脉数细。再以清肃余氛。处方：薄荷4.5g，赤芍9g，桔梗4.5g，甘草2.4g，大力子9g，天竺黄6g，瓜蒌皮6g，枇杷叶9g，桑白皮9g，芦根30g。5剂。

上案许女士，被咳嗽所苦3月未已，颜老首诊药仅10味，服用5剂，咳已大减，后方稍事出入，咳嗽着手而瘳。

此风燥咳嗽，前医论治不过桑菊饮、泻白散之类，效亦不彰。故而延绵所苦百日不愈。颜老临床治此，凡属风邪痰热所致，辄喜投以麻杏石甘葶之方，也即麻杏石甘汤加葶苈子，多应手而效。久咳不愈兼有热证者，投之亦应。颜老积数十年临床之验，面授与笔者曰："此方此法在于葶苈子，只要是咽痒痛有咳即可用之，你可试用，随用随验。视情也可加南天烛，炙百部，车前草。"

考葶苈子，辛、苦、大寒，入肺经。吾辈所熟知者，辛散苦泄，气味俱厚，其寒性沉阴下行逐水，故非实热郁室，痰火壅塞，及寒饮弥漫，喘急气促，或为肿胀等证自当知所顾忌。《别录》言"久服令人虚"，朱丹溪亦有"葶苈性急，病涉虚者，杀人甚捷"之说，颇有畏如蛇蝎之意。更令吾辈平医亦自有不敢轻试之畏。然颜老认为，葶苈子功能祛痰平喘、下气行水，主治肺实壅滞无虞。而临证见咳不爽、咽痒必须宣发肺气者，处方中辄加葶苈子一味，泻肺泄热，症状随之可解，不必见痰壅热盛而再发制人。

先贤有谓，药石方旨，唯吾所使，用之之善，出为良医。颜老于平凡小方以治顽症久咳屡收奇效，是其学验俱丰，用药至巧至善。若是执古说，泥古法，畏葶苈子破泄之言，何来猛药轻用，匡正视听，奇效济世。

二、药虽毒猛，大医善用

颜老有张治疗痹证屡验屡效的方——龙马定痛丹。追溯其渊源，可说是源于清代王清任之"龙马自来丹"。原方马钱子香油煎炸，合地龙（《医林改错·痹症有瘀血说》）用治痹证。其中主药马钱子，又名番木鳖，性味苦寒，入肝、脾经，有大毒，功能散血、消肿、止痛，主治风痹疼痛。《本草原始》曰："番木鳖，子如木鳖子大，形圆而扁，有白毛，味苦。鸟中其毒，则麻木搐急而毙；狗中其毒，则苦痛断肠而毙。若误服之，令人四肢拘挛。"民间所云"马钱子，马钱子，马前吃过马后死。"即言其有剧毒，服之可数步毙命。就是这样一味大毒之品，用在我们颜老手中宛如灵丹得心应手。张锡纯在《医学衷中参西录》中说马钱子"开通经络，透达关节之功远胜于它药"。《外科全生集》称之"能搜筋骨之骱风湿，祛皮里膜外之痰毒"。马钱子临床应用近千年不衰，说明它具有显著的效果，可谓是"毒药猛剂善起沉疴"。但同时由于它是一味"毒药"，也限制了其临床应用。所以颜老很惋惜地对笔者说道："马钱子是一味很叫得应的药，我用它治疗痹痛几千例之多，很有效，且有远期的疗效。只是现代医生用这味药日见减少，再后恐要失传了。"马钱子虽是毒猛之品，但历代医家善用好用者不在少数。明代方贤《奇效良方》中以之治"历节风"，又有治"风湿脚气"攻注脚膝肿痛，筋弯不能屈伸，脚不能踏地及一切疼痛往来的记载。《本草纲目拾遗》卷三引《救生苦海》中的马钱散就有马钱子与山芝麻、乳香末、穿山甲共研末治疗痈疽初起跌仆内伤风痹疼痛。

在《餐芝轩医集》中笔者注意到，颜老先父以治瘀血内阻，痛如针刺、固定不移之痹证也用马钱子伍地龙、辰砂等研末为蜜丸治之。颜老汲取了历代医家的经验，上承家传之验，经过长期临床实践，将王清任之"龙马自来丹"加以完善、修正，扩大其治疗范围，并在原方基础上加入破血通络的地鳖虫，祛风止痛的全蝎，善于走窜的地龙，定名为"龙马定痛丹"，具有活血脉、化瘀血、祛风湿、止痹痛的功效。颜老应用了30余年，经治痹证2000余例，效果满意。对风湿性关节炎、类风湿性关节炎、痛风性关节炎、颈椎病、肩周炎、退行性关节炎、雷诺病、腰肌劳损等均有显著疗效。

针对马钱子的毒副作用，颜老以严谨的治学态度，带领课题研究团队在运用"龙马定痛丹"过程中，对患者做肝肾功能的跟踪观察。结果表明，即使连服三四料以上者，亦未发现受其影响。个别患者血象中白细胞偏低，但幅度不大，停药后即迅速恢复。"龙马定痛丹"具有镇痛和恢复关节功能等作用，只要马钱子的炮制规范，就能安全使用。颜老认为，"龙马定痛丹"服法方便，价格低廉，疗效可靠，是值得传承、推广、进一步开发运用的有效方。

【验案 2】

苏某，男，60 岁。

初诊：四肢关节酸痛多年，经抗风湿、激素及中药治疗，其效不显。实验室检查：抗"O"1250 单位，血沉 40mm/h，黏蛋白 4.70mg%，舌苔薄腻，脉弦滑。寒湿瘀交阻脉络，凝滞不化，非虫类搜剔不为功，取龙马丹图之。处方：马钱子 30g，广地龙 3g，朱砂 0.3g，地鳖虫 3g，全蝎 3g。先将马钱子土炒，炒至鼓起而后去毛，再入麻油内油炸，炸至紫黑色即可，存性，不可太焦，蜜丸。每晚以糖水送下 1g。

1 周后症减，1 月后复查血象正常，续服上方 1 料巩固，随访多年未发。

【验案 3】

郑某，女，35 岁。1990 年 9 月 1 日就诊。

患者周身关节游走性疼痛 12 年，尤以两手指、两膝为剧，晨起两手僵硬，活动受限。入院后做实验室检查：血沉 37mm/h，抗"O"625 单位，黏蛋白 3.4mg%，类风湿因子阳性。诊断为类风湿性关节炎，曾用过炎痛喜康、强痛定、强的松等西药，症情缓解不显著。

检查：患者形体丰腴，眶周黧黑，巩膜瘀丝，两手指及两膝关节无红肿。两手指及两膝关节疼痛分级为 4 级，两手指及两膝关节功能测定为 3 级。舌紫苔薄腻，脉小弦。辨证属寒湿瘀交阻，络脉不利，不通则痛。

治疗：予龙马丹口服，每日两次，每次 1 片，连服 1 个月。患者服后无不适反应，两手指、两膝关节疼痛明显减轻，活动度亦好，疼痛等级由 4 级增至 2 级，关节功能等级由 3 级增至 1 级。实验室检查指标：血沉 33mm/h，抗"O"333 单位，黏蛋白 3.2mg%，类风湿因子阳性。临床治愈出院，随访半年，疗效巩固。

按语：观以上病案可发现，"龙马定痛丹"并不仅是定痛而已，它的远期疗效是符合马钱子的抗炎、抑菌、抗肿瘤、免疫调节、有效促进软骨细胞增殖等多重药理作用[1]。当然，"龙马定痛丹"在服用时需严格掌握剂量，不可盲目增进，1 日最高量不得超过 6 片。服用后如果个别患者出现头晕、肢麻、舌麻等副作用，经改用糖开水送服或减少剂量，上述副作用即可消失。马钱子主要成分为番木鳖碱，即士的宁，有兴奋脊髓神经作用。过量中毒时主要表现为强直性痉挛，如肌肉强直、口唇、面颊及周身麻木，甚至抽搐震颤。如果出现中毒反应，颜老的经验，可以采用的抢救方法：①浓糖水口服；②甘草 30g，绿豆 30g，煎汤频饮均可缓解。

颜老以其大将风范，心怀"施救天横，济世活人"之志，以其渊博的理论基础，丰厚的临证经验，制马钱子毒猛之性，而取其活人之用，此乃大医所言："接受在我，应用在我，变化亦在我……择善而取之，方能学得真谛。"

三、血中气药建功勋

颜老在长期的临床实践中总结出"气为百病之长，血为百病之胎"的理论，并提出了"久病必有瘀""怪病必有瘀"的新观点。重视气血在病因病机中的影响，进而提出了以调气理血为核心的治疗法则——衡法，补充了清代程国彭提出的"汗、吐、下、和、温、清、消、补"传统八种治法理论。衡者，平也。气血各属阴阳，气血失调，阴阳失衡则诸病丛生，《素问·至真要大论》曰"谨察阴阳所在而调之，以平为期"。王清任曾谓："周身之气通而不滞，血活而不瘀，气通血活，何患不除。"衡法即是通过治气疗血来疏通脏腑气血，使气机升降有度，血液畅通环流，濡养全身，阴阳平衡，从而祛除各种致病因子。尤其在治疗久病顽疾、疑难怪病方面，颜老更是持"久病必有瘀，怪病必有瘀"之论，着眼气血颇有效验。而在药物使用上，能体现衡法之意，一药之用，气血双调，两具其功者，颜老首推川芎。

川芎味辛气温，归肝、胆、心包经，入血分而能行气，故有"血中气药"之称。可主治气滞血瘀的诸多病证，是颜老喜用之药。《本草汇言》言："芎䓖，上行头目，下调经水，中开郁结，血中气药也。尝为当归所使，非第治血有功，而治气亦神验也……味辛性阳，气善走窜而无阴凝黏滞之态，虽入血分，又能去一切风，调一切气。"颜老认为此物性偏走窜，既能活血化瘀，又可行气通滞，辨证而施，随症加减，则有"气通血活，何患不除"之功。尤能上行头目，为治疗头痛要药。

【验案4】

严某，男，58岁。

病史：患者22岁时出现头痛，呈跳痛，多见于两侧太阳穴及前额部，伴恶心、呕吐。经某医院诊为血管神经性头痛。每月发作1～2次，多于疲劳、舟车劳顿后发作，每次约持续1周，可伴恶心、呕吐，以全头痛为多见，双侧太阳穴、前额较明显，无诱发因素刺激或伴休息后即缓解。胃纳可，二便调，夜寐尚可，偶有失眠。有胃脘痛病史10余年，多于受凉后发作，得温后即可缓解。

初诊：头风三十六载，每于劳累或感寒即作，痛抵太阳、前额，甚则波及整个头部，合并有胃痛，舌淡苔薄白，脉沉细。头为诸阳之会，唯风可到，治风先治血。故拟祛风散寒，活血通络。处方：羌活9g，川芎30g，桃仁9g，红花9g，赤芍9g，蜂房9g，全蝎1.5g，蜈蚣2条，当归9g，生地9g，白芍9g。甘草4.5g，石楠叶9g，细辛

3g。14剂。

二诊：药后头痛、胃痛均告缓解，顽疾从治风先治血入手，一方而瘳，胃脘亦安，脉沉细亦起，舌苔薄白，中病即止，取健脾化瘀以善其后。处方：柴胡9g，枳壳9g，桔梗6g，桃仁、红花各9g，牛膝9g，当归9g，赤芍9g，生地9g，川芎15g，甘草3g，苍术、白术各9g，生蒲黄（包煎）9g。14剂，水煎服。

3月后随访，前后服用上方40余剂，头痛依然未作，唯偶有头胀感。

【验案5】

何某，女，45岁。

病史：患者产后4个月出现头痛至今已15年，近1年来加重。感头胀痛，有针刺、走窜感，甚则恶心呕吐。心情抑郁欲哭，胸闷易怒，烦躁。3年前因所怀6月胎儿流产后头痛更甚，伴失眠，甚则彻夜不寐，纳呆，喜叹，二便调。近3年来月经量少，周期尚准，经期只有2天，色黑，无痛经，有时乳房胀痛，四肢不温，口干，但不欲饮。

初诊：长期以来，肝郁气滞，胸闷头晕作痛，惶惶不可终日，舌紫苔薄，脉细涩。气血乖违，头风十数载，拟从治风先治血立法。处方：羌活9g，葛根15g，柴胡10g，枳壳9g，川芎20g，当归9g，生地15g，桔梗6g，桃仁9g，红花9g，赤芍9g，生甘草6g，生蒲黄9g（包煎），全蝎3g，蜈蚣2条，怀牛膝9g。14剂。

二诊：服上方后，头部轻松，精神转振，睡眠改善。但未尽其半，突感腹痛，他院拟诊为慢性结肠炎。以往有同样发作史。前患已减，再守前义。参膈下逐瘀汤，以期兼顾。处方：柴胡9g，枳壳9g，桔梗6，小茴香3g，赤芍、白芍各9g，甘草6g，当归9g，木贼草9g，川芎15g，山茱萸9g，枸杞子9g，白术9g，防风9g，陈皮6g，白蒺藜9g，香附6g。14剂。

药后头痛及腹痛均明显减轻，再服上方1个月后诸症均安。

　　凡诊病者，当先审久暂，次辨表里。盖暂痛者，必因邪气；久病者辨其正虚邪实。久病而实者，又当因脉、因证而详辨之，不可执一也。上案可见，虽是头痛起因不一，但病程均是旷日持久，久病入络由气及血，颜老对疑难杂证和一些久治效鲜的顽证，多从"血为百病之胎"立法，采用活血化瘀药物攻克疑难杂证，多获殊功。王清任讲"气通血活，何患不除"，唐容川谓"一切不治之症皆因不善祛瘀之故"，验之颜老临证所得，确有至理。

　　头为诸阳之会，六腑清阳之气，五脏精华之血，皆上会于头，是为至清至高之处。案一风邪夹寒上扰清空，遏阻清阳。方中川芎、羌活疏风散寒止头痛，其中川芎辛温气香，上达颠顶通清阳，活血祛风散寒，为治头痛要药，量用30g；病已数十载，如《景岳全书》所言"暂病者应重邪气，久病者当顾元气"，患者劳累后易发，久病已有虚象，故用当归、生地、白芍养血扶正；细辛散寒止痛；头痛经久不愈，久病入络，并加全蝎、蜈蚣、蜂房搜剔之品；石楠叶亦为止头痛专药，治疗头痛在辨证基础上加入此药，每获良效。

　　案二何某头痛起于产后，患者虽以头痛为主苦，但伴有心情抑郁、烦躁、易怒，肝郁不达，气滞血瘀显见也。病已经10余年，头痛反复发作不愈，病由气入血，瘀血不去，气机不利，非但头痛难彻，胸闷、失眠、月事失调必相继而起。然气滞血瘀病机则一，故以血府逐瘀汤为主化裁治之。其中重投川芎领桃仁、红花活血化瘀，合柴胡、枳壳并能疏肝理气；另加全蝎、蜈蚣搜剔瘀浊，更有当归、生地、赤芍养血活血以资产后血虚失荣，而柔肝达郁。诸药配伍，疏肝理气，活血化瘀，养血通络，辛而不燥，散而无忧。药后小安，头痛缓解，功收初效。二诊又诉腹痛，以往也有类似发作史，且痛有定处，此亦为瘀血之痛证，再究患者平素烦躁易怒，可见肝气乘脾，土木不和之象，投膈下逐瘀汤合痛泻要方治之，方证相适，故获良效。

　　谈及上述两例病案，颜老尤其强调的是川芎的使用。"头为诸阳之会，唯风可到"，宗"治风先治血，血行风自灭"之说，对风寒、肝火、痰浊、瘀血等引起的顽固性头痛，当取川芎为君，川芎以其活血通络、行气运血，且引药上行脑络，奏止痛之效，既治表证头痛，亦疗内伤头风。朱丹溪认为"头痛须用川芎。如不愈，各加引经药。"在《丹溪心法·头痛》中有 10 首疗头痛方，其中 6 首用到了川芎。李东垣《兰室秘藏·头痛门》中，对风湿热头痛、痰厥头痛、热厥头痛、偏正头痛等都在治疗方中用有川芎，可见川芎确是医家治头痛好用之品，通过加减可用于多种虚实头痛。然书宜读活，药宜活用，拘泥呆滞则非有长效。纵观先贤之医案，好用川芎者不少，但用量少则几分，多也不过几钱。盖川芎之辛温，多量用恐成内燥。《药鉴》对川芎有"奈过于走散，不可久服多服，中病即已，过则令人暴卒死"的提警。但在颜老对川芎的使用经验中，重用川芎是为常见。无论外感头痛以川芎茶调散化裁，或是内伤头痛取血府逐瘀汤为主化裁论治都可将川芎重用，若痰湿甚头痛且重者，配苍术、半夏、升麻；肝火旺头痛且胀者，辅黄芩、夏枯草、石楠叶；久痛不已者，则辅以全蝎、蜈蚣、露蜂房等虫蚁搜剔之品。颜老授言："既往以此出入治疗头痛，屡获良效，但关键是对川芎用量的掌握，重用其量方有建功，可由 9g 用至 60g 不等，况有归、芍、地黄之伍，无辛散伤正之虞。"

颜老医道深厚，独有真见，授学立说，均出已验。他指点后学，循循善诱。有闻颜老论读书之道"猛火煮，慢火炖"。今得颜老所授，启迪思路，开阔眼界，学路又添一锦囊，可谓是"猛火煮"了一把。若将师法以致用，光大其学，尚需经常温习，反复研习，即所谓"慢火炖"，才能有所进，与同道共勉。

参考文献

[1] 杨晶，梁雯，刘佳，等. 中药马钱子药理作用综述 [J]. 黑龙江医药，2010，(05) 787 - 789

颜德馨教授学术思想在妇科膏方中的运用

2014 年 10 月在上海举办"颜氏内科流派膏方应用进展"的全国研讨班,笔者有幸受会议主办方的邀请作"颜老学术思想在妇科膏方中的运用"的主题讲座。在此笔者将颜老在膏方中所蕴含的学术思想、临证经验结合自己的体会予以梳理,以与读者分享。

一、血气奉生命

气血是构成人体和维持人体生命活动的最基本物质,五脏六腑、经络百骸无不依赖于气血来维持生理功能。《景岳全书·血证》则曰:"人有阴阳,即为血气。阳主气,故气全则神旺;阴主血,故血盛则形强。人生所赖,惟斯而已"。气为阳,血为阴,气不但是活力很强的不断运动的精微物质,同时又是机体脏腑生理功能的表现。在气与血的关系中,气是血液生成和运行的动力,血是气的物质基础和载体。气以推动、温煦、气化固摄、防御为主,血以营养、滋润为主,所以有"气为血之帅,血为气之母""气行则血行,气滞则血瘀"的说法。所以气和血在生理上互相资生保持平衡,病理上互相影响,气血不能调和平衡则导致机体脏腑经络生理功能紊乱。人的生、长、壮、老、病、死,尽管其表现形式很多,但归根到底都离不开气血的变化。《内经》言"人之血气精神者,所以奉生而周于性命者也",所以颜老提出"气为百病之长,血为百病之胎"的观点。

二、妇科特性尤重"衡法"

颜老在 20 世纪 80 年代初就提出"人体衰老的本质在于气虚血瘀",在实践中总结建立"益气化瘀"使气血流畅,达到气血平衡延缓衰老的治则养生理论，也即著名的"衡法"学说。所谓衡者，具有平衡和权衡之义，就是指针对气血不和的病机，尤其是瘀血的产生，采用活血化瘀药为主，再佐以气药（理气、降气、益气、升提、温阳）、血药（凉血温经、通络）和祛痰泄浊等药而成的治法。

中医认为，女子的生理有其经（月经）、带（阴道分泌物）、胎（孕育养胎）、产（妊娠分娩）的特点，这些生理过程无不涉及于血，都要以阴血为其物质基础，如行经耗血、妊娠血聚养胎、分娩出血等，于此也决定了女子一生所消耗最多的是阴血，故有"女子以血为根本"。而精血的生成又有赖于气的功能旺盛，人体摄入五谷果蔬能够转化为精华化生血液均是以气为动力。气盛，则化血功能自强而血充；气虚，则化血的功能自弱而血亏。同时血液的运行又有赖于气的推动，尤其是肝气的疏泄尤为重要。清代唐容川《血证论》更直截地说"运血者即是气"。如果气的功能障碍，气滞或气虚，常可引起血行不利，甚至导致血瘀。肝为藏血之脏，又主气机的疏泄，在保持全身气机疏通畅达同时又能推动体内血液的运行和津液的输布、代谢、气化，通而不滞，畅而不郁。气机调畅、血行流畅，血脉调和、经络通利，脏腑组织的活动也就有了物质基础，能保持正常功能的发挥与协调。所以人体脏腑、经络都仰仗肝气之疏泄以鼓动其功能，保持调畅而不病。

妇女经、带、胎、产等特殊的生理功能与冲任二脉关系密切，冲任二脉均为人体奇经八脉。任脉起于胞中，行于腹面正中线，能总任一身之阴经，故称"阴脉之海"，与女子妊娠有关，故有"任主胞胎"之说。冲脉起于胞中，下出会阴后，从气街部起与足少阴经相并，夹脐上行，散入胸中，上达咽喉，环绕口唇。冲脉上至于头，下至于足，贯串全身，调节十二经脉之气血，为总领诸经气血的要冲。当经络脏腑气血有余时，冲脉能加以涵蓄和贮存；经络脏腑气血不足时，冲脉能给予灌注和补充，以维持人体各组织器官正常生理活动的需要，故有"十二经脉之海""五脏六腑之海"和"血海"

之称。与生殖机能关系密切，冲任脉盛，月经才能正常排泄，《素问·上古天真论》说"太冲脉盛，月事以时下"。而肝与冲、任二脉通过经络相互联属，足厥阴肝经与任脉交会于曲骨，冲脉与肝脉交会于三阴交。冲为血海，任主胞胎，肝的生理功能正常，藏血守职，肝血充足，则冲脉盈满，任脉通盛，月事得以时下，胎孕产乳诸皆能正常；若肝失疏泄，肝气怫郁，气血不调则使妇女经、带、胎、产失于恒常而诸病叠起。

而在女子气机每多易怫郁，失于疏泄，"其病不离乎郁，诸郁皆属于肝"，故有"肝为女子之先天"的说法。

女子既言"以血为本"，又论"以肝为先天"也反映出气血调和、"衡法"运用在妇科的重要性。颜老注重气血，也体现在他对妇科疾病的认识与治疗中。

三、颜氏女科治验

下面以颜老妇科膏方为例，分析体会颜老的学术思想与临床经验。

1. 膏方治痛经（肝郁气滞，冲任不足）

【验案1】

李女士，膏方，己卯冬日订。

脉案：经数年之衡法养生，脘痛消失，容颜不衰，纳食与眠、便均佳，唯经来不爽，色紫腹痛，且伴有口腔溃疡，易于发怒，神萎，舌红苔薄，脉小弦。冲任两亏，相火偏旺，再拟调益冲任，养血柔肝，冬令以膏调治，寓防于治，乃善于养生者也。

处方：吉林人参、西洋参各60g（另煎），炒白术60g，潞党参100g，怀山药120g，茯苓90g，紫丹参120g，清炙草45g，炙远志90g，霜桑叶90g，黄芪300g，酸枣仁90g，粉丹皮90g，防风90g，熟女贞子120g，当归90g，川芎90g，旱莲草90g，杭白芍90g，厚杜仲90g，巴戟天90g，大生地300g，川断肉90g，仙茅90g，生蒲黄

90g（包）、知母、黄柏各 90g，淫羊藿 150g，黄芩 90g，天门冬 90g，怀牛膝 90g，蒲公英 120g，灵芝 90g，肥玉竹 150g，柴胡 90g，胎盘 30g，红枣 90g。

上味共煎去渣，文火熬糊，入龟板胶 90g，清阿胶 90g，白蜜 250g，白文冰 250g，烊化收膏。每晨以沸水冲饮 1 匙。加青皮、陈皮、佛手各 45g。

赏析：此案以吉林人参、西洋参、黄芪、白术、山药、茯苓益气健脾助生化之源；以当归、白芍、紫丹参、生蒲黄、川芎、胎盘、红枣、阿胶补血柔肝，活血祛瘀，与前气药合之气血双益；巴戟天、淫羊藿、怀牛膝益肾添精，温补肾气以助元阳之气；以龟板胶、生地、天冬、麦冬、女贞子、旱莲草、玉竹滋补肝肾之阴，与温阳之品合而益阴以助阳，温阳以资阴，体现阴阳互生的配伍理念。正如明代张景岳在《景岳全书·新方八阵·补略》中说："善补阳者，必于阴中求阳，则阳得阴助而生化无穷；善补阴者，必于阳中求阴，则阴得阳生而泉源不竭。"知母、黄柏、丹皮、黄芩、蒲公英清肝、疏肝以祛有余，灵芝、酸枣仁、炙远志合二仙汤、二至丸资肾养心；柴胡、青皮、陈皮、佛手、厚杜仲疏肝理气以行血并防诸阴柔滞腻。

全方无不围绕气血之平衡。清有余，补不足，冲任得以充盈；《素问》有言"气伤痛"，若某种因素导致气的受伤，影响气的生理活动，使气的运行不畅，壅滞阻塞，则会产生攻冲窜痛胀痛。由气及血，气滞血瘀阻于胞脉，则会产生刺痛，定痛不移。胞脉气血瘀滞则痛经。行气血，通瘀滞，胞脉得以通利，则经行得畅、痛经得缓。心肝均为气血之脏，肾脾为先后天之本，方中均有左右顾及而续气血之源，寓防于治。患者适值更年之期，方药中寓有二仙汤、二至丸之义，温肾阳，益肾精，泻肾火，调冲任，以期安度多事之秋。

在本案常年服膏，除痛经得以平瘥外，自喻以容颜不衰为最大收获，是年膏方服后随访，所患悉平。

方中加桑叶一味，是颜老临证之独到经验。《本草经疏》曰："桑叶，甘所以益血，寒所以凉血，甘寒相合，故下气而益阴。"颜老对皮肤及脸部有色素沉着患者，认为多与肝火旺、肝阴亏、肝气不舒有关，辄以疏肝化瘀方中加甘寒之桑叶，清肝、柔肝、疏肝以增活血祛瘀消斑之力，经治多验。

在日常临证，颜老对痛经的发生也认为气滞血瘀是其主要病机，瘀阻冲任，血行不畅则痛；若肝失疏泄，气滞血瘀，其痛遂作。所以在治疗上，颜老推崇少腹逐瘀汤，验之其化瘀止痛效果特著。其用法为每月经前服7剂，连服3月，颇验。

2. 大补气血以运胎保胎

颜老家学渊源，自成流派，创派人颜老先父亦鲁先生学识广博，医通各科，内外妇儿均有造诣。颜亦鲁先生对诊治妇科疾病，也注重气血之本。尤对胎产病则主张大补气血，如治难产、临产之际，亦当着眼于气血。认为气足则易于送胎出门，血足则利于滑胎蒂落。故难产之证，不宜强攻，只宜大补气血，增水行舟。又如死胎，盖胎死腹中，产妇气血必受耗损，若急攻之，则犯虚虚之戒而速其危，唯有大补气血，以补为泻，方能确保平安。

内服方用熟地、炙黄芪、枸杞子、当归身、杜仲、茯神、白芍等；另用大剂四物汤沸汤，用药之雾气熏氲产房，使孕妇可休息蕴养精神促死胎排出。

对于堕胎、滑胎，则认为胎之生长全赖气血养之，若气虚不足以提摄，血虚不足以涵濡，则胎自落。保胎之法，也宜大补气血。宜加味八珍汤：熟地30g，白芍9g，当归9g，川芎24g，党参15g，茯苓9g，白术12g，炙甘草4.5g，苎麻根30g，糯米30g，莲肉30g。煎服两汁，于怀胎后每月服5~7剂直至临产。适宜于气血两亏之流产。若兼有胎热者，则宜安胎膏，生地300g，白芍90g，当归90g，川芎24g，党参150g，茯苓90g，白术150g，黄芩300g，鲜藕5kg。共煎浓汁，加蜜500g收膏，怀胎后日服两次，每次1匙开水冲服，连服数月。适宜于胎火旺盛之流产。

流产有缘于气血不足者，亦有缘于胎热而迫血妄行者。安胎膏则在补益气血中加入黄芩、鲜藕、生地以凉血清热，热清血安，胎固则安。

【验案2】

颜老之父亦鲁先生曾治何氏一妇，每孕3月左右即堕，已得数胎而数失，屡治不效。兹复孕两月求诊，初按素体不足，冲任不固例，先投"加味八珍汤"养其气血，至5月时有胎热症状，即服"安胎膏"凉血清热，热清血安，胎元得养，足月产1男婴，母子平安。临床辨证，虚者用第一方，热者用第二方。

至于产妇在生产时也需以调补气血为主，气足则胎顺、血足则胎利。自拟临产膏方，服之能减少痛苦，以利顺产。药用：党参30g，黄芪30g，当归30g，川芎24g，熟地30g，白芍30g，炙甘草18g，桂圆肉24g，生姜3片，红枣6个，阿胶12g，艾绒12g，龟板30g，茯苓30g，白术30g，川断30g，菟丝子24g，山药30g，血余炭15g，枸杞子24g，牛膝30g。共煎浓汁成膏，临产时以开水冲服，分两次饮毕，功能引产。此方应用数十年，经产妇反映服膏后体力好、痛苦减、产程短，故久用不衰。

何任教授学术思想及临证经验举隅

已故国医大师何任教授，1941年毕业于上海新中国医学院。他是我国著名中医教育家、临床家，全国首批中医教授和全国名老中医专家学术经验继承工作指导老师，首届国务院特殊津贴获得者，也是浙江中医学院（现浙江中医药大学）的主要创始人之一。他1982年出席卫生部第一次"中日伤寒论学术讨论会"，代表中国学者作"《伤寒论》的博涉知病，多诊识脉，屡用达药"的学术报告，深得赞誉；1985年应日本汉医界邀请去东京作"《金匮要略》之研究"的学术报告，被日本学者誉为"中国研究《金匮要略》的第一人"。他出生于浙江省杭州市一个中医世家，父亲何公旦是当时名医，誉满江南，就诊者远及湘、滇、蜀、粤、苏、鲁等地。家学陶冶，使何任中小学时，除涉猎《四书》《史记》《古文观止》等书外，还熟读了《本草备要》《药性赋》《汤头歌诀》《医学心悟》等医书，这对他以后医学深造，奠定了基础。

何任教授治学严谨，特别是对张仲景学说研究有精深造诣。久仰他老人家的儒雅博学，1997 年笔者参加"全国第二届名老中医学术思想经验师承班学习期间，有幸聆听何老授课；在首届"国家优才"项目研修期间，再次有机会去杭州跟何老学习，随诊感悟。现总结其学术思想，采撷其临证经验以延传后学。

一、学术观点

1. 治病勿忘顾本，顾本先重脾肾

"补脾益肾"，这是何老在临床用来扶正培本的具体措施，此法宗明代李中梓"善为医者，必责根本，而本有先天后天之辨，先天之本在肾，后天之本在脾"之意。何老认为，脾肾的功能在人的生命活动中起着十分重要的作用，它们是人体正气之所系，生命之根本，故被称之为"肾为先天之本""脾为后天之本"。就肾的功能而言，夫"肾两者，非皆肾也，其左者为肾，右者为命门。命门者，诸神精之所舍，原气之所系也，故男子以藏精，女子以系胞"（《难经·三十六难》），指出肾中阳气之重要。明代张景岳谓："命门为精血之海，脾胃为元气之根，水火之宅，五脏之阴气非此不能滋，五脏之阳气，非此不能发。命门有火候，即元阳之谓也，即生物之火也。"这都说明肾（命门）是先天之气蕴藏的所在，人体生化之来源，是生命的根本。而脾之功能，《内经》曰："脾为仓廪之官，五味出焉，能化糟粕，转味，而出入者也。"说明它是机体正常生理活动所需要的营养物质的来源。其"主运化"，能将水谷之精微输养全

身而把湿浊之气排泄；"主统血"，能使血液在经脉内正常循行，"主四肢、肌肉"，能使全身肌肉及四肢得到濡养和健全活动。对于饮食的消化、吸收，代谢及全身气血等，脾都有着非常重要的作用。

从上可见，脾肾对于人体的正气，以及整个生命活动，有着至关重要的影响，故被视为"先天之本"和"后天之本"。因而，以补脾益肾来"扶正""培本"，是切实可行的。在具体应用补脾益肾法时，何老尤注重扶脾。其认为，如果脾胃这个后天之本生化之源不能好好运化，那么任何补养都不能起到应有的作用，故扶正法亦应以扶脾胃为首位。当然，应视病情需要，或以补脾为主，或以补肾为主，或脾肾双补。临床上何老常选用的补脾益气药有：党参、生晒参、太子参、白术、黄芪、茯苓、薏苡仁、红枣、炙甘草等；补肾类有：干地黄、制黄精、制首乌、六味地黄丸、枸杞子等；补血养阴药有：当归、鸡血藤、女贞子、麦冬、北沙参、西洋参。这些药物经临床和药理实验证明，不但具有良好的补益扶正的功效，而且还具有较好的抗突变、抗癌的作用。从一个侧面也说明病人的正气提高，自身的痊愈能力、自稳能力也就加强，可谓"正气存内，邪不可干"。

2. 善用经方，化裁时方，效如桴鼓

何老学验俱丰，临床以内科、妇科为主。对内科杂病，常用《伤寒论》《金匮要略》之经方，尤以《金匮要略》方取效。他认为，仲景之经方，组方有法，配伍有制，运用恰当，疗效确凿。例如用麻杏薏甘汤治疗表湿，用小青龙汤治疗喘息，用风引汤治疗癫痫，用下瘀血汤治产后瘀闭，用当归芍药散、温经汤治妇科病，用金匮肾气丸治肾炎，用桂枝茯苓丸治子宫肌瘤，用麻黄连翘赤小豆汤治疗风疹，用苓桂术甘汤治疗痰喘，用甘草泻心汤治疗狐惑病，用赤小豆当归散治疗便血，用半夏厚朴汤治疗梅核气，用甘麦大枣汤治疗脏躁证等，均收到了良好的效果。

何老治疗时病、急证有胆有识，于湿温研究尤深。湿温是时病

中的大证。他在"谨守病机，细心体察，随证施治"原则指导下，常常收到较好的疗效。如治一湿温患者，初则根据表湿的症状投以豆卷、豆豉等解表化湿之剂；继则根据身热、胸部红疹、神昏，投以三仁汤、竹叶石膏汤、安宫牛黄丸；尔后又针对突然大量便血，四肢厥冷，脉细如线，而急投别直参、黄连阿胶汤合犀角地黄汤，使患者便血止而神志转清；最后以益阴和胃之剂善后治愈。他认为，治湿温病要胆大心细，初则芳化表散，次则清化，终则滋养。此是常法，临证却要注意通常达变。他治急证亦有明确的针对性，如治一误食野蘑菇中毒患者，在没有现代医疗设备情况下，他以玉枢丹为主药，单纯用中药治愈了这一重症患者。

何老在长期临床实践中积累了丰富的医疗经验，根据金铃子散、芍药甘草汤化裁创制的"和胃止痛散"，对溃疡病、胆囊炎、肠炎引起的脘腹疼痛，止痛迅速，疗效显著，已被浙江中医药大学制剂室制成"脘腹宁"膏剂，试用于临床，颇受欢迎。1987年他还根据自己临床积累的经验，研制了具有和胃、醒酒、消胀、助消化作用的"舒胃宝"，为中医药事业增添了光彩。

对妇科病，何老则继承家学，多采用傅青主方，以取其"论极精详，方皆平易"之长。如对月经不调，常采用定经汤，初产诸疾常不离生化汤，老妇下血用安老汤以及妇科培本之安奠二天汤。对治崩漏，他采历代妇科之长，本"血崩当辨虚实，实者清热凉血，兼补血药；虚者升阳补阴，兼凉血药"的原则，常以宋代陈素庵黑蒲黄散取效。对久崩不愈者，则采用通补奇经法为治，常收到满意的效果。

3. 精于辨证，长于用药

何老认为，中医特色是四诊的充分运用，进行八纲的认真分辨，辨清了寒、热、虚、实、阴、阴、表、里以后，结合具体的脏腑、经络、气血、津液等辨证，以及致病的因素风、寒、暑、湿、燥、火、疫毒、疠气、虫、瘀等。从时病的辨卫、气、营、血，对病的性质、部位、病因有个大体认知，主症为何心中有数，具体治法也就随之而出了。有的在辨证明确后，就自拟方药，如果自己实践经验效方，当然最好。也有的则选用对症的古方、经方或后世方，在辨证准确、选用恰当之下，其治效亦必然可靠。平时对方的熟练记忆，临用时才得心应手。至于药物，亦要不断随时熟习。"医必归醇正，药必切乎实用"。主张的醇正，正如内科之如费伯雄，妇科之如傅青主，均于平淡中见神奇。从辨证、处治用药，做到医理之得当，不在用药之新奇；在于药能切病愈病，而不在药价之贵贱，性味之峻缓。中医之特色，在于"验、便、廉"。第一是治病有效，即"验"；第二要方便病人，力戒名异难得之偏异药物，以及繁杂无必要之种种禁忌；第三要使病家负担少，考虑能"廉"则不必昂贵。医者能深刻明了疾病机理，"四两能拨千斤"即是上乘之作。何老曾治一西医诊为脑萎缩中年妇女，神情呆滞，有时情绪郁结，偶有昏厥，步履困难，手足厥冷，曾经用了极昂贵之药无效。何老则以其见症四肢厥冷及神志失常，诊为阳证厥逆，以四逆散加味疏肝和胃、透达郁阳。服药14剂后，步履轻松，言语对答亦较清晰。药味平淡无奇，所费甚微，治效明显。何老说诊病必须详明，用药宜乎和缓，力戒眩异标新，用违其度。前贤谓"天下无神奇之法，平淡之极乃为神奇"。

二、证治经验

1. 治癌十二字

何老精于癌症的防治之道。在长期的临床实践和深入的探索中，他体会到：癌症的发生、发展及其整个病变过程，与人体正气的内虚、抗病能力的不足，有着密切的关系。而运用以扶正为大法，适时地配用攻邪抗癌和随症加减的方法治疗，对提高患者的抗病能力，控制病情的发展，延长存活期乃至恢复健康，有着较好的效果。因而倡导"不断扶正，适时攻邪，随症治之"的治疗癌症十二字法则。

他认为，对于癌症的治疗，首先应争取综合治疗，但就中医治疗而言，则须掌握此"十二字"法则。

（1）不断扶正　是指对于癌症的治疗自始至终以调整正气，培益本元，使病人提高抗病能力为大法。而视不同的阶段，在用药程度上略有轻重而已。此是何老治疗癌症"十二字"法则的主导思想和运用之基本法度。

何老指出，现代医学认为癌症产生主要取决于机体防御能力（如代谢功能、免疫功能等）的正常与否。防御能力强，致癌物质进入人体后，即能被及时消除、排泄；如防御能力失常（弱），则不能消除致癌物质的入侵，使之在机体细胞内生长、发展，扰乱身体的平衡机制，最后形成癌症。因此如果得癌症，意味着机体的防御系统可能在某些方面出现故障。我们的任务是尽一切力量来增强人体的"免疫功能""防御能力"和抗癌能力，这与中医学之"正气"的内涵和所起的作用，是相一致的。再者，从发病年龄来看，癌症多发于中、老年者，尤以老年人居多。何也？"男子五八肾气衰""女子七七任脉虚"，说明人到40岁以后，肾气开始虚衰，正气逐渐不足，并随着年事的增高，真虚益甚，机体的正常生理功能和抗病能力下降减弱。因此，容易受致癌物质"病邪"的侵袭而发病。

从临床所见来看，由于种种原因，癌症从形成到被确诊，往往是一个较长的过程。其一经确诊，多数病人已属中、晚期，而找中医就诊者，又多是经过他法治疗（包括手术后，或化疗、放疗后，或诸法不见效者），可谓是久病者，而久病者必虚。凡此等等，均说明癌症的发生、发展及其整个病变过程，与机体内正气的虚有着重要关系。正胜则邪退（癌细胞得到抑制或消除，病情控制或减轻乃至康复），正虚则邪进（癌细胞生长、转移，病情进一步发展）。因此，对于癌症的治疗应自始至终以调整正气、培益本元，提高病人的抗病能力，即"不断扶正"为基准，此乃治本之法也。

（2）适时攻邪　即在扶正基础上审度病势，适时使用具有解毒消肿、散瘀软坚作用的中药抗癌。何老认为，选用中药中具有较好解毒消肿、软坚散瘀功效的攻邪抗癌药治疗癌症，是中医临床常用的方法之一，用之适当效果较好，但切忌"粗工凶凶，以为可攻"的蛮干，应根据病情的需要，适时用之。所谓适时，比如说早期患者，或未作过手术、放疗、化疗，体力尚可的，可以多用些抗癌中药。如果一面在化疗或放疗，即其他医生用攻邪的多，中药就不一定再用攻癌药等。总之，用攻邪抗癌中药有七叶一枝花、白花蛇舌草、石见穿、半枝莲、半边莲、山慈菇、猪苓、猫人参、藤梨根、蒲公英、三叶清等。

（3）随症治之　何老认为，癌症的病变是个慢性发展的过程。在这个过程中，每个病人由于体质的不一，年龄、性别的差异，病程的长短，病情的轻重，饮食、环境等的不同，而其所表现出来的症情多种多样，不尽相同。因此，在治疗过程中须视症情而标本兼顾。如出现疼痛、发热、出血、水肿等症状，就要随时加减药物，如镇痛、解热、止血、利尿消肿等。有些轻的合并症状，如化疗后的胃纳差或呕吐等，就应针对症状而用药。具体可根据"急则治其标，缓则治其本"，或"标本兼治"进行。在临床上还常见何老加用宁心安神之品，他认为癌症患者烦躁、失眠的不少，结合宁心安神可调节患者情绪，有利病情向好。

2. 时病辨要

时病即时令病，乃指感受四时六气的病证，包括春天的春温、风温、伤寒等，夏天的中暑、泄泻等，秋天的疟疾、秋燥、湿温等，冬天之冬温、咳嗽、伤寒等，以及四时都可以见到的外感风寒、风热等证。现时很多急性传染病有时病症状的也多包括在时病中。

（1）风温　本病好发于冬春气节，病变以肺系症状为重点，容易出现逆传心包等症候特点，现时某些呼吸系统急性传染病、感染性疾病，如流行性感冒、急性支气管炎、大叶性肺炎、病毒性肺炎、流脑等均与本病相似，均可参照本病辨证诊治。风温常见症状为身热、咳嗽、烦渴。初起病在肺卫，宜辛凉解表为主，银翘散、麻杏石甘汤、《千金》苇茎汤都可分证先用。本病传变迅速，每易出现神昏、谵语、痉厥、抽搐等逆传心包的证候，则宜清营透热、清心开窍，如清营汤、犀角地黄汤（犀角用水牛角代）、安宫牛黄丸等。出现正气大伤见虚脱者，则宜加回阳固脱。对风温之体会：一宜察病机转变，反映有不同证候。如发热类型，恶寒与否，口渴程度，出汗情况，神志表现，有无皮疹，苔脉变化。二应注意，凡温病初感，发热而微恶寒者，邪在卫分；不恶寒而恶热，小便色黄，已入气分；若脉数舌绛，邪入营分；若舌深绛，烦扰不寐，或夜有谵语，已入血分。这些作辨证要点辨析，在临床实际中，就能主动应对。三要注意与感冒、麻疹、肺痈区别，以免误诊。

（2）湿温　本病的发病季节、证候和病机特点，主要包括现时所称伤寒、副伤寒、夏季流行性感冒、钩端螺旋体病、流行性乙型脑炎、沙门菌属感染、某些肠道病毒感染的部分症状以及其他急性热病有湿热表现者，均可参照湿温辨证论治。湿温初起表现为身热不畅、恶寒身重、头胀头痛、胸脘痞闷、口不渴或渴不欲引饮、苔白腻脉濡缓等，为湿重热轻、阻抑卫气的证候；气分阶段之身热缠绵、有汗不解、恶心呕吐、胸闷腹胀、溲短、苔黄腻、脉濡数等为湿热氤氲、气化不利的证候，尤具湿温特点。湿偏重者，宜化湿为主，用三仁汤、藿朴夏苓汤等；热偏重者，宜清热为主，用连朴饮、甘露消毒丹等。病情重者，入营入血，可发生痉厥、便血等变证。常见之湿温，大概如此。对湿温之体会：

一要重视每阶段之四诊，特别是舌诊。相对而言"外感重舌，内伤重脉"。湿温之舌苔，初多白腻。白如积粉，表明湿重；舌苔黄腻，表明热重，甚至黄褐焦黑；苔黄燥而舌质红绛，则湿热化燥；至湿温后阶段，苔迹逐渐剥落、舌尖红。苔乃随病之进退而变化。多有热甚高（40℃以上）而脉不过略见滑数者有之，常视兼症而异，或缓迟或弦疾，或则模糊难辨。然便血虚衰，脉多细小近无。再如诊大便，应注意热结旁流，协热下利，大便闭结。总之，邪在里，其证不同者，在于通塞之间。此外，面色、口秽臭、汗气等亦是诊视要点。

二是湿温之辨治，应严格做到"谨守病机"。而病机之判断，首须辨证，如湿温化燥、燔灼营分、血分热扰，上溢下决，或为吐衄，或为便血。若血外夺而里热降泄，自是顺象；若血既外夺而反神昏烦躁，症不轻减，即是重症，必使血止而热亦渐解，方为吉兆。湿温证顺逆之辨别，有与一般温热病类同之处，如身热甚高，能有轻减之时，口渴能饮水，夜能安眠，热势虽高，多为顺象；湿温证初起，若见目糊不清，往往有昏厥之变，《灵枢·热病》有"目不明，热不已者死"之说。故凡温病初起即目不明，是病进邪陷，阳伤之兆，临证不可忽视。湿温之证，变化较多，唯能知常，方能识变，贵在临诊时细察。

三、验方

1. 耳聋汤

组成：柴胡 12g，制香附 9g，川芎 12g，石菖蒲 12g，骨碎补 9g，六味地黄丸 30g（包煎）。

功效：开郁通窍。

主治：病耳聋已久，肾虚耳聋。

用法：上药浸泡半小时后，水煎半小时，每日 1 剂，分 2 次温服。

随证加减：以本方为主，气血虚明显者，可酌加较少量之党参、当归、白芍；有肝气郁滞者，可加郁金、娑罗子等；胃纳不展者，配加陈皮、炒谷芽等。

注意事项：服药期间，尽可能做到心情舒畅，自我宽慰，不可动气恼怒。且要坚持服药，则效果较捷。

【验案 1】

卢某，女，45 岁。1985 年 10 月 4 日初诊。

患者两耳重听，为时已久，曾进耳聋左慈丸甚久，未能轻瘥，平时情绪不畅则耳聋更甚。腰酸而软，带下，入暮小溲次多，苔薄，脉弦细。

处方：柴胡 12g，制香附 9g，川芎 15g，骨碎补 12g，郁金 9g，石菖蒲 12g，六味地黄丸 30g（包煎）。

上方服 14 剂后，耳聋已能辨一般声响、说话。又服 15 剂后，腰酸瘥，入暮溲次亦减，已可以与人通电话矣。

按语：笔者曾听何老言其治耳聋、重听患者，初常难得显效。后忆及王清任《医林改错》有通气散之设，专治"耳聋不闻雷声"。方用"柴胡 1 两，香附 1 两，川芎 5 钱为末，早晚开水冲服 3 钱"。其意柴胡升阳达郁，川芎引气调血，香附开郁散滞，三药配伍，以行气、活血、条达郁滞。颇合"疏其气血，令其条达，而致和平"之旨，因得启发。乃在该方基础上增加石菖蒲以开窍，骨碎补、六味地黄丸以益肾。用治耳聋，可使肾虚久病得补；气滞血凝散解，标本兼顾，故奏效较显。

2. 月经不调方

组成：当归 9～15g，熟地黄 12～15g，白芍 9～12g，川芎 6～9g，砂仁（杵）3g，益母草 12～18g，制香附 12g，白术 9g。

功效：养血调经。

主治：妇女月经不调，或提前或落后，或经行腹痛均可加减用本方。

用法：水煎服，上药浸泡半小时后，水煎半小时，每日 1 剂，分 2 次煎服。亦可将各药配成丸剂（以益母草膏加上各研细末药粉加水酒适量为蜜丸）。每日早、晚各服 9g。

随证加减：以本方为主，视血热者配加丹皮，熟地改生地；血寒者，加肉桂；经行腹痛拒按者，加川楝子、延胡索、木香；经行腹痛喜按者加党参、白术等。

注意事项：本方平稳而有效，一般月经不调皆宜。

【验案2】

俞某，女，26岁。1986年10月12日初诊。

患者月经或提前10余日，或推后10余日，少有定时，经行轻度腹痛，经色经量均正常，除略感咽喉干燥外，余无所苦，苔薄舌质微红，脉微数，宜调达之。处方：当归9g，干地黄12g，砂仁（杵）3g，丹皮6g，白芍12g，川芎6g，丹参12g，益母草15g，制香附9g，白术9g。7剂。

1986年11月20日复诊：上方服7剂后，本次月经与上月周期为29天，已趋正常，腹不痛，经量色泽均正常，苔薄脉长，再予调治，以期巩固。当归9g，干地黄12g，砂仁（杵）3g，白芍12g，川芎6g，丹参12g，益母草12g，制香附9g，白术9g。7剂。

按语：本案为月经先后无定期，前曾服过中药，未能准期而行，用本方7剂后，周期已准，似较他药为有效。本方主治月经不调为常用方，原为程钟龄《医学心悟》之益母胜金丹，用量及个别药味作了加减。程氏谓月经不调"予以益母胜金丹及四物汤加减主之，应手取效"，诚非虚语。

3. 喉蛾汤与吹喉回生散

组成：玄参12g，麦冬12g，鲜生地30g，连翘9g，桔梗3g，浙贝母9g，黄芩9g。

功能：养阴清热，利咽散结。

主治：咽喉肿痛，单双喉蛾，痰涎壅滞，身热烦闷，大便不通。

用法：水煎服，每日1剂，分2次煎服。

随证加减：身热盛者加银花、鲜芦根；大便闭结者可加瓜蒌仁、玄明粉，或加胖大海润肠通便。

注意事项：本方用于乳蛾肿大，咽喉肿痛，由外感风邪或内有积热而起者为宜。

【验案 3】

黄某，女，1973 年 3 月 30 日初诊。

患者身热 39℃已 2 天，形寒壮热，乳蛾肿大，咽嗌疼痛，吞咽尤甚，溲少，汗出，便闭，曾注射抗生素，热未解。处方：玄参 12g，麦冬 12g，浙贝母 9g，淡竹叶 9g，银花 15g，胖大海 9g，鲜生地 30g，连翘 9g，鲜芦根 1 尺，炒牛蒡子 6g，生甘草 4.5g，桔梗 3g。2 剂。

3 月 31 日复诊：药后热解，咽痛略瘥，便尚未下。处方：玄参 12g，瓜蒌仁 12g，桔梗 3g，银花 15g，鲜生地 30g，麦冬 12g，连翘 9g，板蓝根 12g；玄明粉 9g，生甘草 9g。3 剂。药后便通，喉痛解。

按语： 乳蛾汤为何老自拟方，取《外科正宗》清咽利膈汤加减而成。若咽痛甚者，服用本方之同时，可酌用自制回生散吹喉（药用：硼砂 1 分，儿茶 2 分，龙骨 5 分，青黛 1 分，胆矾 2 分，冰片 5 厘。研细调匀，贮使勿泄气。凡咽喉肿痛，单蛾、双蛾等由于积热所致诸种喉症，吹喉有效）。吹喉回生散为何氏祖传外用喉症效方。

4. 慢性荨麻疹方

组成：麻黄 5g，连翘 9g，赤小豆 15g，黑芝麻 30g，何首乌 9g，苦参 6g，石菖蒲 6g，甘草 5g。

功效：疏风清热，透湿消疹。

主治：邪客经络，湿郁热积，气血阻痹，风疹缠绵不已。

用法：水煎服，饮酒者可加黄酒 1~2 两同煎。每日 1 剂。

随证加减：如长久不愈，时作时瘥，已入血络者，则加地龙 9g，刺猬皮 9g，杏仁 6g，赤芍 6g，皂角刺 5g 及薄荷、银花等。

注意事项：用本方辨证要明确，然后随证按法加减。

【验案 4】

赵某，女，40 岁。1986 年 6 月 12 日初诊。

日前气温骤暖，患者游泳沐浴受风，周身风疹，如团如点，大小不一，奇痒灼热，彻夜不能眠，小便较黄，大便偏燥，宜祛湿热。

处方：麻黄 5g，连翘 9g，赤小豆 15g，黑芝麻 30g，何首乌 9g，苦参 6g，生甘草 5g，石菖蒲 6g，煎加黄酒 30g。3 剂。

上药服完 2 剂，风疹全消。

按语：本方以《伤寒论》麻黄连翘赤小豆汤为基本方，原为解毒、清热、利湿之用，治伤寒瘀热在里，小便不利，身发黄者，按其理加味用治风疹而见效，所加减之方药多能助原方而得捷效。

四、医案

【验案 5】少腹痛（盆腔炎）

患某，女，46 岁。2006 年 2 月 18 日初诊。

患者腰酸、下腹隐痛，月经错乱，带下不多，B 超诊为盆腔炎、盆腔积液，已 2 年有余。经抗生素输液等治疗，痛稍减，又复作，积液亦未消除。饮食睡眠尚常，舌苔微白，脉沉弦。宜活血温散，消搜蠲痛。药用：皂角刺 15g，败酱草 30g，鹿角霜 10g，延胡索 20g，川楝子 10g，赤芍 15g，丹皮 10g，桃仁 10g，大枣 30g。7 剂，水煎服。

复诊：服药 7 剂后，少腹痛减轻。原方中加蒲公英 30g，再服 14 剂。

三诊：服药 14 剂后，疼痛已不明显。复检 B 超未见异常，盆腔积液亦消失。

按语：盆腔炎为妇女盆腔内生殖器官如子宫、输卵管、卵巢及其周围结缔组织炎症的总称。常因分娩、流产及盆腔手术或经期不卫生发生感染所致。急性者有发热，下腹痛。然为慢性时，则有腰酸，下腹隐痛，月经不调等症。本案为慢性盆腔炎，从其舌脉诊辨，当以辛温活血之皂角刺以搜风（因此药治疗少腹中挛急、紧束之疼痛）消肿，配以败酱草之解毒消肿、散结、活血行瘀，鹿角霜之益冲任敛积液为主。再以延胡索、川楝子、赤芍、丹皮、桃仁等止痛、和血、排瘀积，故功效较快捷。由于皂角刺可能刺激胃引起不适，故以大枣和缓之。此方药味精炼，效果明显，对缠绵两三年之痼疾，能在较短时期内治愈。

【验案6】尿血

患某，男，74岁，干部。2006年8月3日初诊。

患者尿血已久，尿检红细胞（＋＋＋）、潜血（＋＋＋），尿时无痛，膀胱镜检无异常，彩超右肾盂实质性占位性病变，累及右输尿管上段，右肾多发囊肿（某医院2006年6月7日报告）。以后经在杭州各大医院彩超、CT、CR、MRI等基本上都诊为右肾占位，首先考虑肿瘤，怀疑血块，左肾结石伴积水，双肾多发囊肿，前列腺增生，膀胱无殊。经久未能进一步确定诊断。病人排尿无异常，畅利无痛，饮食正常。素有高血压，长期服西药，余无所苦。舌质常，苔薄白，脉弦微数，诊为溺血日久，肾液亏少，宜益肾阴并摄血。处方：干地黄20g，茯苓20g，泽泻10g，山药30g，山茱萸10g，炒丹皮10g，金樱子30g，玉米须30g，杜仲10g，猫人参30g，白花蛇舌草30g，黄芪30g，白茅根30g，藕节30g，车前草10g。7剂。

按语：此案病人在各大医院诊治都认为右肾占位，是否肿瘤均无确切定论，但尿血一直未治好。要进一步做手术探查或做肾穿刺术，均遭病人拒绝。由于尿血久久不愈，故初诊时既考虑肾癌可能，也有肾结石、肾血块可能，而不论何种因素可能出现尿血日久，必须先补肾阴益肾液，乃以六味地黄丸为主。考虑若是肾癌应采用扶正祛邪，故以扶正之黄芪、茯苓、金樱子及祛邪之猫人参、白花蛇舌草，佐以杜仲之益肾并降血压，白茅根、藕节之清邪止血。服用本方后，病人自感稳好，检尿潜血逐渐减少，为（＋）或（±），故即以上方为基础，继续服中药。其间一段时间，病人自行每天煎服野山人参，尿潜血又出现（＋＋＋），血压亦明显升高，经过追问家属方告知真情。立即劝止停服野山人参，并于2006年11月30日处下方：生地黄30g，茯苓30g，炒丹皮10g，山茱萸10g，山药30g，泽泻10g，仙鹤草40g，炮穿山甲10g（先煎），藕节30g，白茅根

30g，瞿麦 10g，扁蓄 10g，焦山栀 10g，杜仲 10g，阿胶珠 10g。14 剂。

由于病人肿瘤标志物检查一直均阴性，故不再用扶正祛邪之治癌药物。服用上方 14 剂以后，2006 年 12 月 14 日检尿，不但潜血已阴性，其他各项均属正常，病人极度高兴，多年来未除之尿血至此告一段落，临床症状消失。以后即以六味地黄汤加玉米须、白茅根、阿胶珠、薏苡仁等持续服用，以巩固治效。一直到 2007 年 9 月 3 日，9 个月来，检尿一直正常。病人正常生活、工作，精神旺盛，眠食均安。虽彩超仍有肾病之存在，但 10 个月来，病人身心舒如，虽高年，仍健如平人，且工作应酬一切如病前。何老称其为"带病延年"，即只要不断服药调理、巩固，定期复查，亦可得永年。

张云鹏教授学术经验撷要

张云鹏主任医师，上海市中医文献馆馆员，上海中医药大学兼职教授，博士研究生导师。全国第二、三批名老中医药专家学术经验继承工作指导老师，"国家优才"研修项目上海指导组专家，首届上海市名中医。张老杏林耕耘 60 余年，享受国务院特殊津贴待遇，2010 年国家中医药管理局批准成立"全国名老中医药专家张云鹏传承工作室"。

先生自幼立志从医济世，在医学实践中深悟诸家之医道，勤研四大医学经典，得旨于仲景《伤寒论》之奥理，为其临床奠定了扎实的功底。先生治学严谨，尊古论今，探微索源，学术创新，多有论著问世。日月不居，先生年近古稀，临证经验日积月累，医术渐纯趋青，仍然虚心勤勉，治学不苟，逐步形成以仲景学说为经，诸家论述为纬，兼收并蓄，融合汇通，坚持发展，重在实效的学术思想。识疾治病，主张整体出发，多项辨证，明析标本，分清缓急，坚定果断，机动灵活的原则。先生在中医学术上的建树和临床上的实效，颇得中医界的关注和患者的口碑。

笔者自 1997 年之始，参加"全国第二批名老中医药专家学术经验继承"研究班学习，有幸被确定为全国第二批名老中医药专家学术经验继承人，师承张老，拜学其门下，历时 3 年。2003 年，经全国考试笔者被选录参加首届"国家优才"研修项目学习，张老作为上海指导组专家，一如既往的指导，循循善诱，不吝真传，使笔者学业倍增。2005 年以来，笔者担任了"张云鹏名医工作室"的第一负责人，带领团队对张云鹏名医学术思想和临床经验进行整理、总结、研究与传承。

张老娴熟《内经》，精于《伤寒》，博览古籍，学验俱丰，故而形成了他独到的医疗经验与学术理论。尤在治疗肝病领域颇具盛誉。笔者有幸得其真传，受益匪浅。

病毒性肝炎是影响我国国力的高发病，其病理反应除与肝炎病毒侵犯直接损伤肝细胞外，还与免疫反应有关。为此先生主张用"清解病毒"与"调控免疫"双管齐下的法则来治疗不同时期的病毒性肝炎，临床降低转氨酶、恢复肝功能有较好疗效。对脂肪肝进行潜心研究，创立"降脂理肝"治法，指出"多向调节"是防治脂肪肝的关键。其临床疗效达 96.15％ 以上[1]。黄疸是肝胆疾病中常见症状之一，先生论治黄疸，重祛其邪，久治其血，临床疗效满意。在治疗高血压、胆囊炎、糖尿病等常见病中，也独有其道。现将其主要学术经验撷要如下：

一、解毒为先治疗病毒性肝炎

人体是一个有机整体，构成人体的各个组成部分，以各自不同的功能在生理上既相互依赖又相互制约。张老认为，医者要能洞察这种态势的变化，正确掌握驱邪与扶正的关系，善于从众多的症状中抓住要领，分清邪正盛衰，主次关系，矛盾的主要方面，正确观察疾病邪正的走势，不失时机地运用有效的攻与补。张老在先去邪后扶正的思想指导下治愈了很多疑难杂症。

他在逾半个世纪的临床实践中，建立了"毒损肝络"之说，倡导"解毒为先"的治疗大法。主张祛邪为先，开拓邪路，给邪毒以出路。金元时期张子和有"先论攻其邪，邪去而正气自复也"，先生对此发挥有加，认为不论是侵入机体的湿毒、热毒、疫毒、酒毒、药毒，还是由内而生的痰毒、瘀毒、秽毒、浊毒，都会影响脏腑经络功能失调，若时肝络损伤尚轻，即"亢害承制"在发挥着调节，随着湿毒、热毒、疫毒、酒毒、药毒聚而不解，可进一步产生痰瘀秽浊等病理产物，此时若不及时解毒清源，邪气存留体内，则会加重肝络损伤。气滞血瘀，瘀血内阻，壅遏络道，毒瘀痰阻，肝络癥积，病势深重，久则难愈矣。故主张去邪清源为先，抓主要矛盾，整体辨证，先取主症，挫其病势，断邪之路，截断扭转。只有去除邪毒，才能恢复脏腑功能。先生非常赞同张从正在《儒门事亲·汗吐下三法该尽治病诠》中"良工之治病，先治其实，后治其虚"和"无积无邪之人，始可议补"之说，是"祛邪为先"的理论依据，认为"邪去则正乃安"。祛邪者，如解表、清暑、清热、解毒、化湿、辟秽、清气、凉血、祛痰、化饮、攻下通腑、活血化瘀等法。这是先生在实践中对《儒门事亲·凡在下者皆可下式》"陈莝去而肠胃洁，癥瘕尽而营卫昌，不补之中，有真补存焉"观点的诠释与发挥。

大凡温病、温疫多为时行疫毒、温热、湿浊，或痰瘀互阻，或脏腑壅塞，先期亟予驱邪，遵循吴又可"急症急攻"的主张，大胆地采取"数日之法，一日行之"的紧急措施。

如甲型病毒性肝炎，发病急，来势凶，有强烈的传染性，先生认为是感受时行疫疠之邪，具有外感热病中瘟疫病的特征。肝胆湿热、热毒内盛是甲型病毒性肝炎的主要病机，因此治疗着眼于消除疫毒、疏理肝胆。急性期倡以清解热毒、祛邪泄热为大法；稳定期以调整机体为主。祛邪不要太猛，扶正不宜蛮补，理气防止过分香燥，疏肝注意耗伤阴液。用上述方法治疗甲型病毒性肝炎 240 例，临床治愈率达 96.7%[2]。

乙型肝炎，先生亦主张解毒驱邪为先，认为疫毒内伏是主要病机，倡以清解疫毒为大法。对肝脏疾病，可由毒损肝络发展至肝络癥积，甚至部分患者以肝癌告终。因此，解毒是关键。凡临床具有血热征象者，不论乙肝病毒 DNA 阳性、病毒复制，还是肝昏迷、急性黄色肝萎缩、肝癌均可用三黄汤与犀角地黄汤辨证加减应用。

肝硬化，张老认为此系邪毒久恋，痞塞中焦，肝络瘀阻，则以解毒活血软坚为主。

对于祛邪清源，张老善用攻下法，先生对攻下祛邪法临床应用颇有经验，归纳有清热攻下法、开窍攻下法、理气攻下法、活血攻下法、凉血攻下法、化痰攻下法、逐水攻下法、解毒攻下法、泻肺攻下法、利胆攻下法、温阳攻下法等十一法。曾与理气开结法合用治疗肠梗阻；与化痰降脂法并用治疗脂肪肝；与利湿逐水法合用治疗肝硬化腹水等均有显效。对于黄疸，也善与清热利湿之法配合，以攻下通腑，利胆退黄。对于湿热郁蒸、热毒内盛之黄疸，有助于衰其邪盛之势，清其湿热之蕴结，疏通胆腑而退其黄疸。

"祛邪为先""先治其实"，并不意味着不要扶正。肝硬化后期，可出现肝功能损害、门脉高压症、腹水以及多系统受累的各种表现。此系邪毒久恋，痞塞中焦，脾不运化；肝失疏泄，气郁血凝，肝络痹阻；脾肾两虚，三焦壅塞，气化失司，水湿内停所致。是虚实夹杂、寒热交错的复杂重证。治疗采用攻法与补法相结合，内服与外治相结合。内服汤剂重在辨证施治，调节整体，提高免疫功能。外治敷剂重在消痞逐水，利于药物吸收，直达病所，疏通经络，改善门静脉血流。病至肝硬化腹水阶段，已是邪既实而正已虚，攻逐腹水，虽可缓一时之急，但毕竟是权宜之计，临证要根据患者的寒、热、虚、实、气滞、血瘀、兼湿、夹痰、脏腑虚损的不同，结合肝功能生化指标的具体情况分期治疗。初期治以疏利为主，佐以清热解毒、消痞散结；病至中期治以健脾益气、化湿利水为主，佐以活血化瘀；病至后期，急拟宽中行气、峻下逐水为主，佐以补肾活血逐瘀。分清主次先后，何时可攻，何时则补，做到攻补有序。曾临床观察 87 例获得良好效果，其中 41 例腹水患者有 22 例 B 超证实腹水消失，有 67% 患者肝功能得到不同程度的改善[3]。

总之，洞察邪正态势是要点，果断攻补，先后有序是良策。先生在逾半个世纪的临床实践中，比较推崇"祛邪为本""邪去则正乃安""祛邪即是扶正"。这充分反映了治病如用兵，主动出击，掌握有利时机，进退有节，积极进取的战术决策。

二、"多向调节、综合施治"治疗脂肪肝

脂肪肝是当今社会的多发病，它并非是一个独立的疾病，而是由多种原因引起的肝脏脂肪堆积过多的一种病理状态。一般肝内脂肪总量仅占肝脏重的 5%，脂肪量超过正常范围则形成脂肪肝。随着脂肪肝形成同时，机体内血脂也往往高于正常值，尤血清甘油三本酯多为偏高。先生曾对 1000 例脂肪肝患者进行有关资料调查分析，并进行临床观察，提出导致脂肪肝的原因主要有四大方面：一是营养失调。营养过剩或营养不良，均可使血清中游离脂酸含量增高，肝脏内脂肪转运代谢障碍，而使脂肪在肝内积蓄。在当今社会条件下，营养过剩是主要方面，较长时期的高脂、高糖、高能量饮食使血脂增高，尤其甘油三酯代谢消耗少而积蓄日增，肝内脂肪贮积过多而成脂肪肝。二是中毒。包括酒精对肝脏损害和化学药物对肝脏的损害，使肝细胞对脂代谢功能降低，从而脂肪在肝内积蓄。三是机体内分泌、代谢功能失调。如糖尿病、皮质醇增多症及性激素失调等，均可间接或直接影响脂肪的代谢，从而引起脂肪在肝脏堆积。四是肝炎恢复期。因营养过多，休息过多而活动减少，加之肝脏受损后对脂肪代谢造成一定障碍，双重原因，则易患脂肪肝。上述四种因素可单独成因，也有兼而成因。

脂肪肝在传统中医学中无此病名，但分析其发病机理，多由膏粱厚味，酒食内积，伤脾蕴湿，膏脂不能运化为精微，反凝炼为痰浊，痰湿交结，留滞肝脏，则属中医痰证范畴。若气血不和，肝郁气滞，胆失疏泄，影响气血之运行，则气滞血瘀互为因果，日久瘀阻肝脉而成瘀证；而痰湿气血相互交结，凝积肝脏久之而成有形之结块，则又可为中医积证范畴，临床可有胁痛腹胀，倦怠嗜睡，形体肥胖，也可无明显主症，舌质多见暗红，苔腻，脉细或细弦。

根据脂肪肝的病因病机特点，先生提出"多向调节，综合施治"的总体原则，曾在临床做过300例对照治疗观察，有效率显著大于对照组[1]。总结其"多向调节，综合施治"具体运用如下：

1. 调整代谢，降低血脂

现代医学认为，脂肪肝形成与体内脂肪代谢失调有很大关系，往往血脂增高。先生认为，痰瘀互阻、脂浊凝积、肝络不和是本病的病理关键。从现代医学角度看，脂肪肝的病程可分为三期：第一期为单纯性脂肪肝，不伴有肝细胞的炎症反应；第二期为脂肪肝性肝炎，伴有肝功能等生化指标异常；第三期为脂肪肝性纤维化，为肝小叶有纤维性修复和增生，也即脂肪肝性肝硬化。对第一期脂肪肝的治疗，先生抓住痰瘀互阻的关键，立"化痰活血，疏肝和络"治则，有调整体内代谢、降低血脂的显效，经临床观察疗效达94%[4]。其所用基础方组成为泽泻、决明子、丹参、郁金、海藻、荷叶。其中泽泻、决明子利水泻浊降脂；丹参、郁金活血通络，疏肝化瘀；海藻、荷叶化痰升清有助降浊。同时可配合炙鸡内金、生山楂、石见穿等消积软坚之品。上药配合，以达调节机体整体代谢与局部攻坚相结合的疗效。

【验案1】

患者吴某，43岁。右胁隐痛近3年，腰酸乏力3个月。1994年体检B超提示有脂肪肝，生化检测血脂、血糖均偏高，甘油三酯10.1mmol/L↑，空腹血糖7.1mmol/L↑，肝功能正常。近数月来，右胁胀痛、腰酸乏力明显，慕名求诊于先生。观其腹脂较厚，身高176cm，称其体重84kg。舌质暗红，苔白腻，脉弦细。先生认为，血脂代谢紊乱，脂肪积蓄体内，是其病因。从中医整体辨证为痰瘀互阻、肝肾不足。施以活血化痰、疏肝益肾之法，拟方：泽泻30g，决明子30g，丹参15g，郁金20g，连翘30g，虎杖30g，荷叶10g，莪术15g，杜仲20g，巴戟天20g，莱菔子30g，水蛭10g，三七粉2g（吞服），生大黄12g（后下）。嘱服7剂，并要注意避免饮酒，节制高脂饮食。病人两周后来复诊，称服药1周后感觉良好，故又自续共服药14剂，现肝区胀痛有减，腹围缩小宽松，药后大便次数增加。仍有腰酸乏力，无其他不适之感。观其舌质微红，苔薄白，诊其脉来细弦律齐，于上方中加海藻20g，桑寄生30g，生大黄增至18g（后下）。加强消痰积利水、补肾扶正、泻下祛浊之功。守方前后共服药3个月，右胁胀痛、腰酸乏力均已消失，精神转振，体重降至80kg，于当地医院复查B超示脂肪肝轻度（属肝内脂肪浸润），生化检验：甘油三酯降至4.7mmol/L，血糖降至正常范围。患者信心大增，继续求药。考虑病证由来日渐，痰浊瘀滞事已日久，荡浊除垢，非重剂难任，况患者肾气已充，正气不虚，正是攻克制胜、收复失地之机。则于前方中加石见穿30g，生山楂30g，并将莪术、虎杖均增至30g，水蛭增至20g，同时加服先生经验方制剂"降脂理肝冲剂"。坚持再服药3个月后患者欢喜相告，在当地医院再次复查，血脂、血糖均恢复正常，B超示脂肪肝消失。遂改服张老经验方制剂"降脂理肝冲剂"以巩固疗效。

2. 检测异常，急则治标

在脂肪肝发展到一定程度，会使肝细胞受损，这时生化检测肝功能出现异常，也即到了脂肪肝的第二期。在此阶段，往往是邪气鸱盛，正气尚实，先生主张抓其主要矛盾，急则治标以纠正生化指标。但要分清先后，治疗有序，如伴有黄疸，转氨酶升高，球蛋白偏高、白/球比例下降或倒置等情况，则应以退黄→降酶→降球蛋白的次序来拟定治疗方案，待生化指标恢复正常后，再以化痰活血与降脂理肝为主攻方向。

脂肪肝患者血清胆红素增高，多见于脂肪肝伴有胆汁淤积。中医认为，痰湿瘀血阻于肝络，肝气失于疏泄条达，影响胆汁正常分泌，往往可见血清胆红素增高。先生认为，脂肪肝所伴有的胆红素偏高，多属瘀滞发黄，病在血分，以凉血活血退黄为主，药以胡黄连、赤芍、莪术甚用水蛭来化瘀降黄。

脂肪肝伴有谷丙转氨酶升高时（一般为轻、中度升高）反映肝细胞有炎性活动，多为湿热蕴结、气血失调所致，湿热不除，谷丙转氨酶难于清除，则以六月雪、垂盆草、小蓟草、虎杖、水牛角粉等来除湿清热降酶以治标，辅佐降脂理肝以治本。

极少数脂肪肝因肝细胞受损，产生纤维修复，向肝硬化发展，也即脂肪肝的第三期。在生化血检中，血浆球蛋白升高，白蛋白与球蛋白比例降低或倒置，甚有蛋白电泳中 γ-球蛋白增高。此阶段，病证多表现为正气日久虚损、气血两虚、肝肾不足之象。先生在治疗时，多以扶正补虚来提高白蛋白、降低球蛋白、调整和恢复白/球比例。多用太子参、枸杞子、何首乌、河车粉等与降脂理肝诸药合用并进，以虚实同治，两者兼顾。

【验案 2】

患者许某，37 岁。1 年前体检时 B 超发现患有脂肪肝，伴 SGPT 升高，常在 100u/L 左右波动，肝区胀痛，倦怠乏力，腰酸，口苦口干，纳谷正常，大便日行 2 次，质软。视其形体肥胖，舌质暗红，苔薄白，脉来细弦。综上诸症，辨证为痰瘀互阻，肝经有热，肾气不足。考虑到该患者肝功能异常，正处肝细胞受损活动期，故急以治标为主，拟清肝降酶、化痰活血，兼以益肾扶正为法。药用：垂盆草 30g，虎杖 30g，小蓟草 30g，黄芩 10g，生大黄 6g（后下），延胡索 15g，大腹皮 15g，清肝降酶为先；辅以丹参 15g，郁金 15g，决明子 30g，泽泻 30g，海藻 30g，荷叶 10g，莪术 30g，水蛭 10g，化痰活血，既助祛浊降酶，也为降脂理肝所用；佐以杜仲、桑寄生、生黄芪各 15g，益肾扶正，增强机体抗病免疫功能。上药服 1 周后，复查肝功能，SGPT 降至正常，继续守上法治疗共 4 个月左右，其间热盛加黄连、竹茹；气机不畅加八月扎、全瓜蒌。生大黄渐增至 24g，水蛭增至 15g。因肝功能恢复正常，故去垂盆草、小蓟草、虎杖等。患者所有自觉不适之症均消失，在某医院复查 B 超提示脂肪肝消失。

3. 调治伴发病症，截断互果因素

如前所述，部分疾病是引发脂肪肝的因素之一。如肝炎、糖尿病，肝细胞受损，内分泌代谢紊乱，使血液中脂酸及肝内脂酸代谢利用失常，从而引发脂肪肝；而由于脂肪的代谢失常在脂肪肝发生同时，也会继发某些疾病，如高血压、胆囊炎等。张老在对脂肪肝的治疗中，很重视对这些伴发病症的治疗，因为这些病症往往是与脂肪肝的产生互为因果，调治这些疾病，有助截断引发脂肪肝的内因，有助从根本上促使脂肪肝趋向痊愈。这也体现了先生对疾病辨治的整体观和灵活性。

在对脂肪肝患者伴有病毒性肝炎的治疗中，先生将前所叙的降脂理肝与解毒调控结合起来，并可根据不同类型的肝炎加选不同的清解病毒之药。如乙肝多用叶下珠、青黛、败酱草等；丙肝多加用紫花地丁、黄芩等；肝胆湿热较盛可加用龙胆草、虎杖。在调控免疫方面还善用诸如灵芝、巴戟天、枸杞子等扶正之品。

对脂肪肝伴有胆囊炎、胆结石者，在治疗时两者同时并治。但若是胆囊炎或胆结石急性发作期，则治又应以急者为先，将胆囊炎或胆石症放置首位治疗，待炎症控制，再与脂肪肝同治。对于胆囊炎的治疗，先生尤强调通腑泻热，疏肝利胆。虽胆为奇恒之腑，也以通为顺，肠腑得通，湿热有所去路而得除，胆汁得以正常排泄而转输，如此肝气疏达、胆道通利，肝胆经络得以舒达，有标本同治之效。其基本组方为柴胡、黄芩、郁金、枳壳、大黄等，也即大柴胡汤加减。若见热盛湿壅，加用蒲公英、败酱草、红藤、连翘，以

加强清热解毒、清除湿热之功。若有结石者，加用威灵仙、鸡内金、穿山甲片、金钱草、海金沙等以助排石化石之力；若气滞胁痛甚者，加用川楝子、延胡索以疏肝行气止痛；若见有黄疸显现者，加用茵陈、田基黄、生山栀等利湿退黄（有关黄疸辨证另立专题）；瘀阻性黄疸则加用入血分活血之品，如莪术、桃仁等。

脂肪肝伴有高血压者，要同时治疗高血压。先生治疗高血压，总体上是急者治其标，缓者治其本。治标以清肝、平肝为主，治本以滋补肾阴、养肝柔肝为主。常用药有夏枯草、钩藤、葛根、天麻、怀牛膝等清肝平肝，用黑芝麻、女贞子、旱莲草、生地、桑椹子、何首乌等滋肾柔肝。在阳亢肝火风动时，可加用黄芩、龙胆草、羚羊角粉等急以泻肝火，息肝风。血压较高者，大剂量使用葛根是先生的经验用药，一般由30g可增至70g，常与牛膝配伍升清津，降气血而柔肝平肝。

据有关资料统计，40%～46%脂肪肝的患者有糖尿病，而在糖尿病患者中，有几乎半数人患有脂肪肝。说明糖尿病是脂肪肝常见的伴有病症。糖尿病因其胰岛素缺乏或抵抗而使脂肪分解、血浆脂蛋白的清除能力降低。非胰岛素依赖型糖尿病，血中胰岛素虽不缺乏，但由于糖、脂类摄入过多或内源性甘油三酯合成增多，血中脂酸增高，均会使肝内脂肪沉积。先生认为，糖尿病其病理表现一是炽热，二是阴虚，三是肾亏。三者或可并见，或兼有其二，或是单见其一，为此在治疗上也是针对这三方面而辨证施药。先生受启于仲景白虎汤、乌梅丸、肾气丸，各取其要而施之临床。若临床表现以烦渴引饮为主，或消谷善饥并见者，是为热在中焦及阳明。热盛伤津，津伤内燥，烦渴引饮；津伤不复，则热愈炽烈，消磨水谷，令人多食善饥，所以此时清热是治疗的主要目标。先生引以白虎汤（石膏、知母、甘草、粳米）重用石膏加连翘、黄芩，主清其热，酌加天花粉、生地、石斛等兼以生津润燥。而对于以阴虚为主，甚者肾阴受损之人，临床表现有形体消瘦、饥不欲食、口干入夜尤甚，或并见有腰酸膝软、潮热耳鸣等，则分别以玉女煎（石膏、知母、熟地、麦冬、怀牛膝）加乌梅，甘寒清热，酸甘化阴，清中、上焦之热，补肺胃之阴液；以及知柏地黄汤（知母、黄柏、山茱萸、熟地、山药、茯苓、丹皮、泽泻）加乌梅，清虚火而滋肾阴，乌梅酸甘敛阴而生津。先生在治疗糖尿病阴虚者，多喜伍用乌梅，认为该药能酸甘化阴补其不足，又可酸涩收敛固其流失。如果病程已长真阴耗伤，阴损及阳，肾阴阳俱虚者，临床以口渴但饮入不多，小便频数，甚至饮一溲二，神疲形寒，阳痿早泄等为主见症状者，先生则以温肾填精、补虚扶正为治则，常将金匮肾气丸（桂枝、附子、熟地、山茱萸、山药、茯苓、丹皮、泽泻）酌加女贞子、旱莲草或肉苁蓉、巴戟天、淫羊藿等，随阴阳所偏而择取论治。其中山茱萸以填精补肾，收涩固肾，重用为主药。先生重视补肾，认为肾是生命之根，在糖尿病治疗中，无论病情处于哪个阶段，只要见有肾虚不足之症均可配合补肾而治之。在治疗中，控制饮食是重要环节，尤其脂肪肝病人伴有糖尿病者，更是要控制脂肪、糖类、碳水化合物类食物的摄入，这对间接或直接减少机体内脂肪、糖类的含量，减缓脂肪肝或糖尿病的发展及两种病症的相互影响都有积极的意义。

从上述对脂肪肝及其相随病症的治疗中，我们可具体、实在地体会到张老整体辨证与灵活施治相结合，多向调节防治脂肪肝的学术思想和临床经验，同时也领略到他在治疗肝炎、胆囊炎、高血压、糖尿病等病证的独到见解。

三、治黄重在清邪，久黄取之气血

先生擅治肝胆疾病，而对肝胆疾病中常出现的黄疸一证，无论从理论到实践均可谓独有匠心。他综前贤论黄之理，取多年治黄之验，善发前人之微而尽得仲景之旨，根据临床实际，提出黄疸拟分急黄与慢黄为宜。急黄在此是指发病时间短，进展较快，黄如橘色而鲜明。慢黄者，多指病程较长，病情发展较慢，但反复起伏，且黄色多晦而不鲜。论其病机,先生认为,黄疸所发多为疫毒湿热之邪,侵入人体交结熏蒸于肝胆,或疫毒侵入与内湿相搏而壅滞郁结不解,不得泄越而熏蒸肝胆。一旦肝失疏泄,胆失通利,则胆汁不循常道而外溢入血,随血之运营浸淫肌肤,下注膀胱,上染巩膜,见有身黄、目黄、溲黄等症。随着病程推移,黄疸迁延不退,往往由气及血,湿热疫毒交结瘀阻于血分,影响气血正常运行而呈现气滞血瘀的病理过程,这也符合中医久病入络的理论。从虚实来辨,先生认为,黄疸无论急慢,均是实多虚少,尤在肝胆疾病中出现的黄疸,多为疫毒、湿热、瘀血等实邪所致。疫毒不解,热毒炽盛,湿热交结,不得泄越,则肝失疏泄,胆失通利,胆汁分泌不循常道,溢而见黄疸;若湿热煎熬,灼炼成石,阻滞胆道,胆汁外溢,亦可发为黄疸。所以临床所见除肌肤发黄、巩膜黄染、小溲色黄外,还常伴胁肋胀痛、脘腹痞满、大便不畅、舌质红、苔黄腻等邪实诸症。在瘀血阻滞的黄疸中,可见其黄色晦暗,舌见瘀斑或瘀点或夹青见紫,分布舌体两侧。更有甚者,热毒入犯营血,可致衄血、发斑等。当然在黄疸病程较长的部分患者中,也有见到倦怠乏力、腰酸肢软等脾肾不足之象。但往往是黄疸迁延不退,或时好时差病情反复日久伤正,而见实中夹虚之象。

基于上述观点,先生在治疗黄疸中,既着眼于清热解毒退黄,也注重于行气活血,结合兼证治疗。形成了他对黄疸的论述及辨证施治、用药遣方的独特之处。

1. 重剂祛邪,通腑利胆

先生治病主张整体辨证,抓主要矛盾。无论新病实证或宿病新发,只要辨证确切,则果断重剂,祛邪为主。他常教导门人,病有新旧,症有主次,无论沉疴还是暴疾,只要辨得证谛即要果断用药。应重则重,直取主症,主症解决,病转大半矣。

黄疸之证,实多虚少,故治疗要针对湿热疫毒之邪,重剂大方,直驱其邪。先生多用仲景茵陈蒿汤(茵陈蒿、山栀、生大黄)为基础，加用紫花地丁、连翘、败酱草、虎杖、黄芩、金钱草、郁金等清热解毒除湿利胆。对于壅实之邪，必定要驱之有路，方能内清外除，故茵陈蒿汤中大黄用量要大，必要时可配合玄明粉以荡涤泻实，通腑利胆。在《金匮要略·黄疸病脉证并治》中，张仲景已明确提出："黄家所得，以湿得之，一身尽发热而黄，肚热，热在里，当下之。"张老善用攻下法，对于黄疸与清热利湿之法配合，以攻下通腑，利胆退黄。对于湿热郁蒸、热毒内盛之黄疸，有助于衰其邪盛之势，清其湿热之蕴结，疏通胆腑而退其黄疸。若见有齿衄、鼻衄等出血之象，舌质绛红而少苔者，则为邪入营血，热伤血络，则加用赤芍、水牛角粉等来清热凉血，防邪进一步入血劫血。

【验案3】

患者居某，70岁。以往有肝炎病史，近两周来倦怠、乏力、纳呆、溲黄，周身肤痒，面色晦滞，大便2~3天一行。肝功能检查：总胆红素28.1μmol/L↑，SGPT129u/L↑。舌质微红，苔薄白，脉弦细。西医诊断为黄疸型肝炎，中医辨证为疫毒内伏、肝胆湿热、腑气不通。治宜清解疫毒，除湿通腑，利胆退黄。先生以茵陈蒿30g，生山栀10g，生大黄10g（后下）为主药；因该患者腑气不通，更助其疫毒湿热之虐势，故加用玄明粉10g（冲服）以加强泻腑除湿祛邪之功，并可促使胆汁通利和排泄。另用黄芩10g，败酱草30g，胡黄连6g，清热除湿以助退黄；白花蛇舌草30g，垂盆草30g，六月雪30g，清热解毒有助降转氨酶；郁金10g，赤芍20g，丹参15g，佐理气活血以解疫毒湿热交结之势。患者药后来电诉：大便次数日近10次，但精神尚振。嘱其继续服药，无须惊慌，服药2周后，诸症改善，复查肝功能，总胆红素及SGPT均降至正常。

2. 久黄迁延，治从血论

先生在治疗杂病中常喜用活血化瘀法，或一法单施，或参以他法，如对冠心病、脂肪肝、肝硬化、中风偏瘫、高血压顽症、月经不调等病证中均有使用。对于迁延日久不愈的慢性黄疸，先生也多从活血着手，来获取疗效。

黄疸迁延、病程较长，且黄色晦而不鲜，先生划归其属慢黄。慢黄多为湿热疫毒由气及血，交结瘀阻于血分，藏血之脏肝气不疏，胆汁泌泄不畅，则溢于血分，周行全身而黄疸久久难退。邪可致瘀，瘀可助邪，湿邪疫毒附于瘀血而难于清解疏达，故黄疸日久难于清退。此时之黄，必从血论治，疏达活血，解毒凉血方能瓦解其瘀邪互结之势，清解血分之湿热疫毒，黄疸方得消退。先生主张此时以活血化瘀、凉血行气与清热除湿相结合。"血瘀不行，黄疸难退"，故以赤芍、胡黄连、莪术、茵陈、山栀、大黄为其基本方。药入血分而收化瘀行气、凉血解毒、利湿退黄之效。《伤寒论》第129条仲景曰："太阳病，身黄脉沉结，少腹硬，小便不利者，为无血也；小便自利，其人如狂者，血证谛也，抵当汤主之。"医圣早有黄疸血瘀之见，然后人鲜有领悟而鉴用者。先生发前人之微，从血论治慢黄。

【验案4】

患者施某，70岁。有胆石症史18个月之余。反复黄疸起伏，1个多月前又因胆石症、胆囊炎而急诊。肝功能SGPT及黄疸指标均高于正常，经西医保守治疗，病情缓解，但黄疸不退，难以彻愈，转诊中医。先生临证，望其巩膜黄染，肤色黄绿泛灰，面色晦滞，问其有肝胆区胀痛波及中脘，倦怠神萎，肤痒难忍，纳差稍进流质，大便尚能日行1次。现肝功能指标：SGPT 697u/L↑，总胆红素86μmol/L↑，结合胆红素53.8μmol/L↑。舌质暗红、苔黄腻、脉来滑实。此为肝胆湿热日久，瘀阻血络，治宜清泄肝胆湿热，破逐血分瘀阻为先，拟方：丹参20g，郁金30g，赤芍30g，水蛭10g，石见穿30g，莪术30g，生大黄10g（后下），胡黄连10g，金钱草30g，垂盆草30g，虎杖30g，六月雪30g，半枝莲30g，败酱草30g，水牛角粉10g（包煎），生薏苡仁30g，炙鸡内金30g。服药1周，肝胆区胀痛明显减轻，皮肤瘙痒隐退，面色较前有泽，肌肤、巩膜仍黄染而晦，自觉倦怠，进食改以半流质为主。大便日行4~5次，溏薄。舌质微红，苔白腻，脉弦滑。此为湿热清解有余，黄疸消退不足，故以上方增赤芍至40g，水蛭至20g，生大黄至15g（后下），加强活血凉血、泻下利胆之力。继服药7剂，肝胆区已无痛感，巩膜黄染明显减退，肤痒已消。效不更方，仅将赤芍继续加量至50g，大黄增至20g（后下），加陈皮10g防苦寒伤中。四诊时，患者肤色已基本恢复正常，面色转华，精神转振，告知复查黄疸已退，肝功能各项指标均正常。遂变前法为疏肝利胆、健脾运中以善后。

该患者，初诊时由家人陪往，面目肌肤黄染而晦暗，神萎懒言，一派重病之貌。先生考虑其胆石症反复发作，黄疸起伏日久，病入血络，气分有湿热，血分有瘀阻，故以清肝利胆、活血凉血为先。大方重剂直达病所，尤重用活血凉血攻瘀理气诸品与清热解毒除湿利胆各药合之，则解湿热疫毒之交结，祛瘀退黄，疗效显见。

先生治慢黄瘀阻，活血破血之药，多量重超常，如水蛭用至20g，赤芍用至70g，泽兰用至30g等均属常见。同时在实践中也论证了他"从血论治黄疸"的学术观点。

3. 兼症辨治

黄疸是多种疾病的一个症状，故往往见有黄疸同时，还会掺杂其他见症。先生认为，治病求本固然重要，且黄疸是同兼标本的主要矛盾，更应首予清退，但对同时伴有的一些其他症状，也不应忽视。退黄需要一定的治疗时间，若能在此时间段内，让病人所伴随的病症有所改善，则有助提高患者战胜疾病的信心，改善患者生活质量，舒畅患者情志，从而也就更有助于黄疸的消退。先生善治肝胆疾病，兹就肝胆病中黄疸所伴随症状的辨治用药略以举隅，以窥先生用药之灵活。

（1）伴有两胁或右胁胀痛者，为气机郁滞，加用延胡索、八月扎；属胆石症、胆囊炎、黄疸胁痛者，加用枳壳、郁金、柴胡；属肝硬化瘀阻者，加用地鳖虫、石见穿等。

（2）伴有脘腹作胀，嗳气欲呕者，为湿热困脾，胃气上逆，加用沉香曲、陈皮、半夏、竹茹等。

（3）伴有肌肤瘙痒，为胆汁浸淫刺激皮肤所致，加用地肤子、白鲜皮等。

（4）伴肝功能异常，转氨酶偏高，为疫毒肆虐，肝细胞受损，加用白花蛇舌草、垂盆草、小蓟草、六月雪等。

（5）伴有出血倾向，为热毒迫血妄行，加用丹皮、生地榆、白茅根等。

（6）伴身热急躁易怒、失眠者，为肝失疏泄，热扰心神，加用龙胆草、川楝子、小川连、莲子心等。

（7）伴有口苦纳呆，苔厚腻者，为湿重困阻中焦，加用佩兰、生薏苡仁、陈皮、白蔻仁等。

（8）伴有小便灼热、溲黄，为湿热夹胆汁下注膀胱，加小蓟草、猪茯苓等。

（9）伴有身困倦怠、腰酸乏力，见于黄疸日久者，此为病程已长，邪已伤正，虚实夹杂，可加黄芪、灵芝、肉苁蓉等。

先生辨治黄疸，从毒论治，祛邪为先，通腑利胆；久黄入络，活血宣痹；整体着眼，兼症同治，是为治黄疸之大法，临证之时，尚需审证求因，灵活化裁为是。

四、审证遣药，常中有变

先生治病，所疗多中，与其精通医经诸家，谙熟古方各论，然又不拘泥于定论，胶固于古方，在临床中操纵取舍是不可分割的。体现在他用药处方中，我们体会到先生既遵循传统的医药方论，同时又参考现代科学对中药药理研究成果；既崇尚经方，又善于结合当今疾病特点进行化裁使用或古方新用，构成了他辨证遣药，活变不滞的特点。

1. 抓住共性，重视个性

先生在对疾病的整体辨证中，抓住疾病的共性来处方遣药，以证立法，依法处方，使处方中所蕴含的整体治则与辨证所立之法紧密相扣，同时也重视同种疾病在不同机体中的个性表现以及在遴选处方中用药时，参伍不同药理个性，结合个体差异和个体兼症予以治疗。

如对甲型病毒性肝炎的治疗，先生根据其证表现多以疫毒内盛、肝胆湿热、气血失调为主的情况，抓住具有普遍性的共性，确立治疗大法，以解毒除湿、消散活血为基本治则，在组方上则注重每味药的个性，结合现代药理与药物传统功效来斟酌舍取。从清除肝炎病毒、恢复肝脏功能，改善肝脏病理损伤而悉心考虑，遂拟一方：黄芩、生山栀、连翘、丹参、郁金、金钱草、车前草等组成。方中黄芩走肝经，其具清热利湿解毒之功，以除肝胆湿热之邪，且能减轻肝实质的炎症，中和病原毒素；生山栀清肝泻火，清热利湿，又可入血分以凉血，并取其利胆退黄降酶之长合用为君。连翘苦凉，清肝胆热毒，又具消痈散结之功，是气分之凉药，与山栀共助君药消解气血之热毒；连翘所含齐墩果酸，有利尿作用，可使病毒从小便排出，故对急性肝炎损伤有减毒作用。丹参入血分，活血祛瘀，郁金通气分，行气散肝之郁，两药相伍而用，调畅气血，促进肝细胞之炎症吸收，并可有利胆止痛、降酶降浊之效，佐君臣之力。金钱草除湿退黄，清热利胆，促使胆汁从胆管排出，并可降酶；车前草清热解毒，利水退黄，使黄疸得以有所出路，从小便而解，两药佐而用之。合方诸药，共奏清热解毒、利水除湿、凉血散瘀之功。以传统的辨证立法，依法处方而治之。然从现代药理而言，又考虑从药物个性选择使之具有清除病毒，利胆退黄，改善肝脏之炎症和肝细胞之损害，降低转氨酶等作用。使整体方药更具有针对性和实效性。此方曾在1988年上海地区甲肝流行时，加减用之，确实疗解一方众生之苦。先生在抓共性、重个性、辨证施治之中，除注重组方中药物的个性外，还强调患者病体的个体差异。如在用上方治疗甲肝过程中，随个体兼症进行辨证加减，有腑气不通，大便秘结，加生大黄泻下通腑以逐邪；湿困脾胃，纳呆痞滞，泛恶呕吐，加苏梗、竹茹、白蔻仁以行气宽中，降逆止呕；肝区胀痛或刺痛，加延胡索、泽兰行气止痛，活血和络。

2. 引用经方，变通为贵

先生崇尚张仲景，对《伤寒论》颇有心得，曾撰《伤寒论要义》，仲景之方，药简效捷，配伍严谨，立方理义，深隐其中。凡于潜心研究，长于临床验之者，方能解其理、悟其法、得其旨，而善用其方。先生引经方济于临证，得心应手。如他用麻黄桂枝各半汤治疗上呼吸道感染属风寒外束发热恶寒者；用麻杏石甘汤治疗右下叶肺炎之高热属肺胃热盛者；用白头翁汤治疗菌痢属热毒下利者；用大柴胡汤治疗肝脓疡属少阳阳明合病者；用大承气汤治疗肠梗阻属阳明腑实者。诸如此类，均效如桴鼓。然而先生用经方，灵巧应变，活而为用。如擅用小柴胡汤，但并不局限于《伤寒论》列举小柴胡汤诸证，而是根据其病理机制，抓住病在少阳之契，凡有少阳经之病证，辨证切实，则果断施用。曾有一患者，耳鸣如蝉，低热时作，众医皆以其肾阴不足，虚火内热，耳窍失养而论治，补真阴之水，清上炎虚火，然终不解其苦。几经转折，求诊于先生，师用小柴胡汤加减，7剂而效。先生点拨曰，耳虽为肾窍，但并非唯肾独属，仲景言小柴胡汤诸证中，虽未明确列出有耳鸣，但少阳胆经所行是入于耳中，走于耳前。况且，患者多处求治，均以肾论治未果，则应从少阳考虑。小柴胡证条中虽无耳鸣见症，但在第265条中言"少阳中风，两耳无所闻"。可见耳为肝胆经所过之处，少阳证可有两耳无所闻，则"耳鸣"也当推之应属或有之证。加之病人低热阵作，自觉定时发热、心烦，也符合"往来寒热、心烦"之少阳柴胡汤主证。故用是方必得是效，为理所应当也。

先生用经方，也不排外时方，而且还往往为我独用，灵活变通。这也体现出他活变不滞的用药处方特点。如乌鸡白凤丸，为妇科常用方，治疗潮热羸瘦，崩漏带下，月经不调之候。而先生悟其组方，探其方义，借其方中血肉有情之品，扶正调虚，移用于慢性肝炎肝硬化或伴有腹水者，冀其降球蛋白，调整血中白蛋白与球蛋白比例，并有助肝细胞修复及消除腹水。验之临床，确有疗效。

3. 擅举桂枝，效验经方

先生临证处方，每能使同道领略到其组方有序，大胆果断的将军风范。细品深究其方中个药，自有其参古思变，广取巧配，左右逢源之妙。兹举先生用桂枝经验，可以从一个侧面反映出他古为今用，兼收并蓄，灵活变通的医药之道。

桂枝性温味辛微甘，入心、肺、肝、肾、膀胱之经。《本经疏证》有言桂枝应用有六"曰和营，曰通阳，曰利水，曰下气，曰行瘀，曰补中"。可见其用之广泛，外感内伤悉可用之。历代医家善用桂枝者，唯医圣张仲景是也。先生发前人用桂之道，验自己用桂之法，适宜变通，随需而配，可以有效地治疗多种疾病。

（1）振阳通脉治心悸

先生在治疗心阳不足、气阴两虚之心悸时，多以桂枝与生脉饮配伍。他认为，桂枝能振奋心阳，温通血脉，而与养心阴、敛心神之生脉饮（人参、麦冬、五味子）合用，能共复心之阴阳，可酌与炙甘草、黄芪、丹参等配伍，以增加助心阳、益心气之力，并兼以活血补血，有利温通心脉。仲景《伤寒论》第64条桂枝甘草汤用治发汗过多，心阳受损，"其人叉手自冒心，心下悸，欲得按者"；第182条炙甘草汤用治心血不足，心阳不振之"脉结代，心动悸"。然先生认为，二方虽均有桂枝振心阳，但前方通阳有余，养阴不足，而后方阴柔有余，温通不足，对心阳虚，又见气阴不足者似有欠周之憾，故立桂枝与生脉饮合而为之。主用桂枝为君，佐以生脉饮益气养阴，温通振阳而不耗阴，清轻养阴又无凝滞之弊，不失为振阳益气、养阴通脉善治心阳不足、气阴两虚之心悸的良方。验之临床，每多应效。如有雷某，年近不惑却胸闷心悸时作已数年，近来发作频繁，伴头昏乏力，呼吸不畅，脉时结时代，西医心电图提示为频发室性期前收缩时呈三联律。先生辨证为阴阳两虚心失所养，拟桂枝生脉饮加炙甘草、丹参为主方，随证略事加减，服50余剂，自觉诸症消失，心电图复查基本恢复正常，脉无结代之象。

（2）通阳散结治胸痹

胸为诸阳所聚，清旷之区，若邪阻胸阳，痹阻气机，则易发生胸痹疼痛。先生常用桂枝治胸痹，意在通胸阳而散邪结。一患者万某，形体肥胖，常有左侧胸前区隐痛，伴胸闷、气短，动则尤甚，故不得已而病休。西医曾诊断为冠心病，心电图运动试验阳性。中医辨证乃痰湿壅阻胸阳，气滞血瘀之胸痹胸痛。先生以桂枝与瓜蒌薤白半夏汤合用，伍以丹参饮（丹参、砂仁、白檀香）加减，共用通胸阳，祛痰湿，行气开痹之用，守方14剂，诸症释然，得以正常工作，心电图复查无异常显示。在此桂枝为君，通阳驱阴，使胸阳通达，气血温运，为驱逐有形之邪，开启痹阻之胸阳奠定了基础。瓜蒌、半夏化痰宽胸，薤白助振胸阳，散阴邪，加用丹参、砂仁、白檀香等以行气宽胸活血止痛，共治痰湿壅滞胸阳而作胸痹疼痛。若属阴寒内盛，寒凝气结，胸阳不展，胸络拘急之胸痹，先生常以桂枝与附子配合，加以瓜蒌薤白白酒汤，以通阳驱寒，开胸散结，行气开痹。

（3）化气通利治水饮

饮为阴邪，非温不化，饮之所成，又多为阳气不化，水气不运，聚而成之。故先生常用桂枝之辛温，来温蒸气化，通利三焦，行阳消阴，行水除饮。通过不同配伍，可治疗多种饮邪停留诸证。如桂枝与行气活血之莪术、水蛭、大腹皮、郁金及前后分消之大黄、车前子等配用，治疗肝硬化腹水；与附子、茯苓、丹参等配伍，温经散寒，化气利水，可治疗阳虚水泛之心源性水肿；与黄芪、泽泻、肉苁蓉等配合，益气利水，温肾化气，通利水之下源而治疗肾性水肿等。仲景提出"病痰饮者，当以温药和之"，先生用桂枝治水饮诸证，取其通阳化气、行水之用。正如尤在泾言："用桂枝者，下焦水气非阳不化也。"曾有一患者邵某，乙肝性肝硬化 8 年，近年常有腹水。现腹胀气急，饮食难下。先生认为此病患日已久，气血壅滞、三焦水道闭阻，阳虚水液不化而为饮停聚。遂以桂枝为君，通阳消阴，气化行水伍以黄芪益气利水，合以车前子、大腹皮、大黄等行气利水，前后分消，使饮邪去之有路。病来已久，气血结聚，故用石见穿、丹参、莪术等破血、散结、行气化瘀，以攻气血之积，开水液之通道。并加以肉苁蓉、巴戟天等补肾温肾之品，使水之下源得以蒸腾气化，转输布散。首服 6 剂，二便俱增，腹满大减，得以正常进饮食。遂将桂枝增量，稍事出入，继服 20 剂后 B 超复查腹水已完全消失，门静脉宽由原来 14mm 降至 11mm。

（4）温运气血治血痹

无论是寒凝气血、脉络痹阻的肢体关节疼痛，还是气血亏虚筋脉失养的中风偏瘫、肢体不仁，先生均喜用桂枝来温通血脉、温运气血而治之。《本经疏证》曰："桂枝能利关节，温经通脉，此其体也。"《长沙药解》云："桂枝……舒筋脉之急挛，利关节之壅阻……通经络而开痹涩，甚去湿寒。"先生用桂枝辛散通络之性，治疗血脉寒盛，气血凝滞，经络痹阻之肢体、关节疼痛、麻木，常与黄芪、细辛、当归、鸡血藤等配伍，有仲景黄芪桂枝五物汤之意。桂枝散寒通络开痹阻，黄芪、当归、鸡血藤以益气养血活血，细辛散寒通行气血，并能止痛；可酌加怀牛膝、桑寄生等扶正补虚、益肾强骨。每每用之，多有疗效。一患者，毛某，年方 35 岁，双膝摄片提示有退行性改变，自觉两下肢酸胀沉重少力，冷若浸水透骨。自患病以来夏季不曾离开棉毛裤，血沉、抗"O"等检查均为正常，先生以重用桂枝为君，加以附子、黄芪、当归、鸡血藤、桑寄生、肉苁蓉、乌梢蛇等，共为散寒通络，益肾强骨。寒凝得散，气血得以温运，则筋骨肢节得养而能痹开症愈。由于寒凝滞重，桂枝、附子均用至 20g，先后治疗 5 个月，下肢已无酸胀阴冷感觉，活动有力。时入初夏，已穿起久违裙装。

若为中风偏瘫，肢体失养，口眼㖞斜，语言不利而见气虚血滞，血脉不得温通者，先生用桂枝来温运气血，通络纠偏。临床多与黄芪、党参合用，益气有助推动血行之力，配取桃仁、地龙、丹参以活血通络，助血道之畅通，酌加补肾开窍诸品，如桑寄生、续断、牛膝、石菖蒲、远志等以图强骨利窍之功。

总之，先生认为，桂枝能鼓动阳气，温运气血，为通利血脉所不可缺少者。

（5）温通血脉治闭经

先生在妇科方面也颇有研究。临床重视温通、疏肝。认为女子以血为本，以肝为用，血脉以温为通，肝气条达为顺，气机舒畅，营血才能充盈血海，温养胞脉以事经带孕胎产。对于血虚寒凝，经闭不行者，先生多用桂枝来温经散寒，通利血脉，以促血行；并辅以陈艾、巴戟天、续断、肉苁蓉来续命门之火而温暖胞宫，配合柴胡、香附、益母草、当归等理气散瘀、活血养血之品，则血脉得通，寒凝得散，胞宫得以温煦而经水自下。一少女，成某，经闭3个月未行，停经前周期多提前，且经量较多。素体喜暖畏寒，手足不温，见其舌质淡，脉沉细，先生辨证为素体阳虚，寒滞下焦，血脉不行。治宜温经通脉，暖宫活血。方以桂枝，柴胡，白芍，当归，陈艾，巴戟天，肉苁蓉，续断，丹参，黄芪，白术，制香附，益母草，红花。相伍，仅服两剂，月经来潮，无腹痛等不适。以上方中桂枝、当归剂量稍增，续服7剂。后每在经前1周始服药，到经来停药，如此连续治疗，巩固疗效3个月经周期后停药，以后经水一直能按时而至为告愈。

先生用桂枝经验，除治疗杂病之外，还常取经方之意，验之临床，如用桂枝与芍药相伍治疗发热恶风有汗、脉浮缓的外感表虚证和脏无他病的营卫不和自汗证。倍用芍药又取小建中汤之意，配合黄芪来治疗中气不足，虚劳里急肠粘连腹痛之证；取桂枝芍药知母汤之意，加用地龙、乌梢蛇治疗尪痹、骨节疼痛。桂枝与麻黄配伍，治疗发热、恶寒、无汗、脉浮紧的外感表实证；桂枝麻黄各半汤治疗汗出不彻的外感风寒之证；曾用小青龙汤3剂而愈外感风寒内有留饮而见咳嗽、多痰稀白、头痛之证。先生也常以桂枝、柴胡合用，治疗太阳与少阳同病或心阳不足见有肝气不疏之证，每多奏效。而桂枝与附子相配伍，治疗房室传导阻滞形见阳虚胸闷背有恶寒；加用白术，治疗风湿相搏之证。桂枝与茯苓合用，取桂枝茯苓丸之意，治妇人宿症及内科癥瘕。以桂枝与芍药、龙骨、牡蛎等同用，取桂枝龙骨牡蛎汤之意，治疗虚证遗精亦多有应验。

先生用桂之道，不胜枚举，值得特别一提的是，先生用桂枝在剂量上也多果敢重施，从10g至30g，随证而定，不拘古人有"桂枝下咽，阳盛则毙"之训。体现了他继承不泥古，发展不离宗，用药既果断又灵活的施治特色。

五、膏方特色

跟师多年，切身感受到张老不但对热病、高血压病、冠心病、心律失常、高脂血症、中风、脑血管疾病有独到见解与用药新招；在乙肝、脂肪肝、肝硬化、肝癌的治疗上颇具特色，积累了丰富的临床经验。对老年病、养生保健等也有深入研究。尤其推崇冬令膏方养生应用。每至冬令，来张老处求开膏方的人络绎不绝。张老把中医养生的优势和特点，通过膏方来诠释和体现。

张老认为，膏方是一种独特的中医治疗技术，又是中华传统文化结晶的反映，在延年益寿、补虚疗疾中发挥了重要作用。服用膏方能够调整人体脏腑气血阴阳的平衡，滋补强身，达到扶助正气，祛除病邪，气血调和，防病御病的目的，体现了"正气存内，邪不可干"的预防思想。张老根据他半个多世纪的临床经验和数十年开膏体会，强调开膏方的医生要具备深厚的理论和临床功底，要根据每个求膏人的体质及个体情况来开处针对性强、具有个性化的膏方，这样制做出来的膏滋药才会更适合不同的个体体质，这样的膏方功效才会更显著。梳理张老开出的膏方，探求其内在的学术内涵和文化元素，有三项基本原则和五个组成要素：

1. 三项基本原则

（1）科学进补，讲究辨证

中医膏方的处方，张老注重"量身定做"，遵循辨证论治与体质学说的原则对症下药，不求药味众多，但从实际出发。要重视患者个体阴阳气血之盛衰，细察脏腑功能之虚实，周密分析脉案，审证遣药，虚实兼顾、寒温得宜。多种临床慢性疾病存在本虚标实、虚实夹杂的情况，在使用膏滋方调理时，根据人体气血、阴阳所虚不同，方药应用各有侧重；脏腑功能盛衰有别，用药取舍攻补有度，处方择药要周密推敲。或补中寓治，或治中寓补，或滋补摄生，以求机体整体的平衡，才能体现膏方奇特的功效。

（2）补益五脏，最重脾肾

脾为后天之本，气血生化之源，维持人体的生命物质要靠脾胃供给。膏方中补益是其主体，但大多补益药属厚味滋腻之"静药"，若素有脾运不健者，易使脾胃运化受阻。再好的膏滋药，如果脾胃功能差，不能很好地消化吸收，就起不到补益作用，还会产生积滞不消，助湿生痰，气机壅滞的副作用。因此脾胃功能强健，膏方才能被人体运化、吸收而发挥应有的功效。肾为先天之本，性命之根，主藏精，关系到人的生长发育和衰老。肾气足，人体生命活动才能正常，所以补益脾肾最为重要，"虚者补之"，离不开补脾肾。

慢性疾病的发展过程中也常常伴随脾肾的受损，这是虚证的发病关键，所以拟定膏方除要辨证论治外，张老在大多数膏方配伍中都加入补脾益肾之品，从而调整人体功能，提高免疫力，以提高膏方的整体效果。

（3）通补结合，扶正祛邪

膏方虽然以"补"为中心，但也不能忽视"虚中夹实"的一面，针对人体瘀血、痰饮等邪实而言，"通"是不可缺少的。"通"

既有针对实邪进行宣通、涤除，如活血化瘀、涤痰化饮等，使之补中有通，扶正而祛邪，既补虚又治病；同时，还要考虑到膏方滋腻稠厚，一味言补，会徒增脾胃负担。脾胃虚弱之人，受到壅滞，会出现胃脘作胀，食欲不振，损伤脾胃，而成"虚不受补"之象，故还需在方中加入麦芽、山楂、鸡内金、苏梗、砂仁、陈皮等健脾运脾、芳化理气之品，以除膏方之滋腻，使之补而不滞，为膏滋药的消化吸收创造条件。

2. 五个组成要素

细细体会张老开出的膏方中有五个部分的组成要素内含其中：

（1）扎实的中医理论与临床经验

张老的膏方，辨证准确，治则全面，选药得当，配伍合理。他开膏方从来都是屏息静气，问诊、把脉、看舌苔。全神贯注思考辨证立治法，然后再细细斟酌用药布方。他常说，医生在开膏方前，首先通过对患者病情和体质情况的分析，望、闻、问、切四诊合参，辨析病因病机及病位所在，兼顾正与邪、标与本、虚与实的关系，确立针对性的治疗原则，然后确定具体的治疗法则。在理论方面要作恰当的分析和发挥，要充分体现中医辨证论治的特色。

因药味有厚薄差异，膏有成方定规。膏方要求辨证用药，虚实兼顾、寒温得宜。多种临床慢性疾病存在本虚标实、虚实夹杂的情况，在使用膏滋方调理时，根据人体气血、阴阳所虚不同，方药应用各有侧重；脏腑功能盛衰有别，用药取舍攻补有度，处方择药要周密推敲。同时，服膏者的性别、年龄、职业、性格不同，所在地区的特性、气候差异等不同，都是处方择药时要考虑到的因素。这就要反映出开膏者的中医理论与临床的深厚功底。

（2）完整的脉案

与普通门诊病历不同的是，膏方处方的书写，一般要求包括症状陈述、病因探求、病机推论、治则治法、选药配伍、煎熬要求、服法注意等。在理论方面要做由浅入深的分析和发挥，即称为"脉案"或云"医案"。膏方脉案的撰写可以反映医家的医理辨析思维和中医学术水平。所以开膏方必须证情分析条理清晰，医理推论概括精要，要求准确、完整地书写脉案。

（3）深厚的古代文学修养

若是拿一张张老的膏方来阅读，那可是朗朗上口，且铺展开来很养眼。字迹工整清晰，理文并茂，不但文字描述反映出理、法、方、药整个过程，而且还体现出其在文学上的良好修养。他的脉案常常是引经据典，夹叙夹议，很有文采。表达清楚，简明扼要，文句简练，用词恰当，首尾呼应。

（4）真切的人文情怀

膏方脉案还体现对进补者的人文关怀。张老在膏方主体的收尾处，往往对预防、保健、注意等事项给予服膏者指点。如服膏期间避免生冷、辛辣、浓茶，感冒、腹泻停服等，还常简示养生之道或附上祝福之词。

（5）高雅的艺术品位

张老书写膏方还讲究美学。他提倡，一张完美的膏方，如同一件赏心悦目的工艺品，还要结合中医的文化底蕴。如纸面布局要合理，不要太空，也不要太挤；不但书写要字迹工整清晰、整齐、醒目，在日期记录上既有公历、日程记录，也有传统年历、戊子及节气标记，如大雪后、冬至前等；最后签名落章。

张老的膏方讲究药物配伍的整体功效，也注重字里行间的工整和布局的美观，有些来张老处求膏者，服用膏滋药后不但体健神爽，还将膏方视为艺术品进行整裱留作永久保存。

先生多年来不遗余力，探微掘隐，博采众长，衷中参西，创新求效。他上承前贤，下教门人，桃李涉及国内外。笔者有幸拜师学习，并侍诊多年，体会先生的学术思想和临床经验，领悟他遣方用药所隅之新意，拙笔书其一二，若能彰明先生的中医学术之精华，并有飨于同道，尚可谓学有所获矣。

参考文献

[1] 陈理书，周琴花，陆瑾，等. 多向调节治疗脂肪肝的临床观察 [J]. 中华中医药杂志，2005，20（7）：433－434

[2] 张云鹏，陈惠国，周琴花，等. 清解活血法治疗病毒性肝炎240例临床观察 [J]. 中国医药学报，1989，4（5）：37－39

[3] 周琴花，花根才. 中药内服外敷治疗肝硬化87例 [J]. 云南中医中药杂志，1995，16（5）：11－14

[4] 袁晴，花根才. 辨病与辨证结合治疗脂肪肝临床观察 [J]. 河北中医 1999，21（4）：221－222

朱南孙教授临证经验举隅

朱南孙教授，全国著名中医妇科专家，学有渊源，秉承家学又融各家而求发展，为沪上名家朱氏妇科第三代传人，在医林中独树一帜，享有"三代一传人"之美称，对妇科疑难杂症多有奇胜。她是全国首批名中医，享受国务院特殊津贴待遇，国家中医药管理局中医妇科重点专科带头人，上海市首席名中医工作室导师。

笔者自1992年始，幸蒙朱老不弃，跟师待诊学习其左右。2003年笔者在首届"国家优才"项目研修期间，朱老作为上海导师，又引领笔者攀登妇科之峰，使笔者在妇科领域学有所获，学有所成。朱老誉满海内外，桃李满天下，其学术思想与经验朱老的门人后学多有总结，笔者仅从体会朱老治疗多囊卵巢综合征的思路以及总结和归纳朱氏家传膏方特色以飨同道。

一、治疗多囊卵巢综合征思路

朱老治疗多囊卵巢综合征，以"益肾温煦助卵泡发育，补气通络促卵泡排出"作为总的治疗法则。提出"益肾资天癸充盛，温煦助卵泡发育成熟"作为治疗多囊卵巢综合征法则中的第一环节,从源头上补足肾气、资助天癸,促使卵泡能不断受到滋养、鼓动、温煦、勃发,而最终能发育成熟。"补气通络以促排卵"作为治疗多囊卵巢综合征法则中的第二环节。卵巢的排卵功能,需要气的动力来推动、鼓动,促使成熟的卵泡顺利排出卵巢,并产生黄体,进而促使子宫内膜正常增长,为经水来潮打好基础。若卵巢对卵泡的气化、推动之力匮乏而不足,卵泡闭锁于卵巢内,日久则成为多囊卵巢。所以朱老强调,在卵泡发育过程中,既要培益先天之肾,温养卵泡发育成熟,还要培补后天之脾,健脾益气,气运充沛推动卵泡的排出。同时,为促进成熟卵泡顺利排出,在益气之时,还应佐以活血通络,增强卵泡对卵巢膜的突破而排出。

多囊卵巢综合征(PCOS)是由于多种原因影响到丘脑-垂体-卵巢轴的内分泌及功能失调,卵巢功能受到抑制,缺乏成熟的卵泡排出,被闭锁的小卵泡滞留在卵巢皮质内,日久卵巢呈现多囊性变化。临床表现为月经稀发闭经、不孕,伴有肥胖、多毛等。影像显示双侧或一侧卵巢囊性改变。生化测定,雄性激素水平增高,促卵泡生成素水平偏低或正常,LH 与 FSH 比值 > 2,部分病人可存在胰岛素抵抗。

西医常用激素治疗,有一定的短期疗效,但往往无法从根本上恢复其自身的生理性排卵,因而缺乏远期疗效。朱老提出,卵巢内缺乏优势卵泡,是由于肾虚不足,蕴育乏力,因而卵泡发育迟滞;而卵泡排出困难,又是与气虚动力不足,卵泡难以突破卵巢而被闭锁,所以在治疗多囊卵巢综合征中,提出"益肾温煦助卵泡发育,补气通络促卵泡排出"的治疗法则。

1. 益肾温煦助卵泡发育

朱老认为,月经的生理过程,是以脏腑功能正常,气血调和为基础;更以肾气充盛,天癸泌至,任脉通畅,冲脉盈盛,胞宫成熟为先决条件。肾气作为天癸之源,冲任之本,主导月经的应汛,故经水失调当以肾论治。

多囊卵巢综合征最直接的病因是卵巢不能产生成熟的优势卵泡，小卵泡不能发育成熟无法排出而被闭锁，这与肾气不足有着密切关系。《素问·上古天真论》指出："女子七岁肾气盛，齿更发长；二七而天癸至，任脉通，太冲脉盛，月事以时下，故有子。"女子有月事以下，必是先有肾气盛的前奏过程，肾气盛而能气化生成天癸。《类经》曰："故天癸者，言天一之阴气耳，气化为水，因名天癸。其在人身，是为元阴，亦曰元气……人之既生，则此气化于吾身，是为后天之元气。是气之初生，真阴甚微，及其既盛，精血乃旺。故女必二七，男必二八而后天癸至。天癸既至，在女子则月事以时下。"说明人体先后天元气是蕴育天癸的物质基础，而天癸又是化精血为经水的先期条件。肾中固藏元阴元阳，肾气充足则能蒸化元阴，气化元阳，天癸则能不断得到充养资培，保持旺盛持续的生理效应，若肾之真阴真阳不足，则气化乏力，天癸后资无源，其生理功能就要减弱甚衰退，则精血不能旺于血海，经水不应月而见停经、闭经。可见中医的肾－天癸－冲脉－胞宫与现代医学的丘脑－垂体－卵巢－子宫有着对应的生理功能，所以天癸与垂体内分泌激素的功能有密切相关性，它所激发的冲脉生理功能又与促动卵巢功能相类同。因此冲脉（卵巢）不能蕴育卵泡发育壮大成熟，与肾气不足，天癸渐微，有直接的因果关系。朱老积数十年临床经验而提出"益肾资天癸充盛，温煦助卵泡发育成熟"作为治疗多囊卵巢综合征的法则中的第一环节，从源头上补足肾气、资助天癸，促使卵泡能不断受到滋养、鼓动，温煦、勃发，而最终能发育成熟。

这一治法，也是朱老治疗女子疾患，以匡正动静失衡的学术思想的具体体现。朱老认为，女子生理特征是个动静相宜、相对平衡的矛盾运动过程。如气聚于冲任，血海渐盈至满是以动运静、蓄积过程；一届经期，经水溢泄，则是由静到动的协调过程。以动来运其静，以静而促其动，动静交替周而复期。若动静保持平衡，生理过程则能正常；若动静失衡，不能协调，则疾病起矣。朱老善审其动静之偏而纠其过枉，使之恢复平衡，遵经训"谨察阴阳所在而调之，以平为期"。动之疾制以静，静之疾通以动，而卵巢不能正常蕴育卵泡，经闭不行，是一个功能低下受抑的过度静态，故应用益肾温阳之法来激发、鼓动，促其生长壮大，此为以动促静，使之静中涌动，动静相宜，由静转动，伺机而能排出。

朱老运用此法于月经行后前 10 天，常用巴戟肉、菟丝子、山茱萸、肉苁蓉、仙茅、淫羊藿、熟地、当归、女贞子等温补肾阳与益肾之阴相结合，以求阴阳相济，生化无穷、泉源不竭，肾气化生、冲脉盛、血海盈，经水则能应月而溢泄。

2. 补气通络以促排卵

《难经·二十二难》曰"气主煦之"，《难经·八难》曰"气者，人之根本也"。人体的生理功能体现在气化过程及气机的运动之中。气化是体内阴阳气血相互转化、相互平衡、相互制约的功能体现，是物质与能量、气与形相互转化的动能概括，是一切代谢变化的内在机制。机体各脏腑、组织器官的生理功能作用，均是气化的表现与结果。而气化的能量来自于气的充足，气有推动和激发机体组织生理活动的作用。卵巢的排卵功能，同样需要气的动力来推动、鼓动，促使成熟的卵泡顺利排出卵巢，并产生黄体，进而促使子宫内膜正常增长，为经水来潮打好基础。

气的化生与济资，依赖于脾胃对水谷精微的运化吸收，不断生化气血，为机体增补能量。如果机体过劳耗损，过思气结或脾为湿困，均会导致脾胃功能的低下，运化失司，则气的化生不足，五脏六腑之气也随之不足，各脏器组织的功能低下，卵巢内卵泡的气化、推动之力亦匮乏而不足，泡卵闭锁于卵巢内，日久则成为多囊卵巢。所以朱老强调，在卵泡发育过程中，既要培益先天之肾，温养卵泡发育成熟，还要培补后天之脾，健脾益气，气运充沛推动卵泡的排出。这是一个过程蕴含的两个要素，在治疗中二者缺一不可。诚如《妇人规·经不调》曰："故调经之要，贵在补脾胃以资血之源；养肾气以安血之室。知斯二者，则尽善矣。若营气本虚而不知培养，则未有不日枯而竭者。"同时，为促进成熟卵泡顺利排出，在益气之时，还应佐以活血通络，增强卵泡对卵巢膜的突破而排出。但仅为稍佐而已，不可因活血通络而耗损正气。《妇人良方大全》云："王节斋曰：妇人女子经脉不行，多有脾胃损伤而致者，不可便认作经闭死血，轻用通经破血之药。"

益气通络之法是继前益肾温煦之后，以动运静，促动其排卵，助机体来完成卵泡成熟排出这样一个生理的氤蕴过程。朱老将此法用于月经的第 10 天以后，常用药为党参、黄芪、黄精、山药、砂仁、石楠叶、白术、莪术、皂角刺等。一般党参、黄芪的用量要大，以补气虚不足而增其动力。

3. 病案举例

笔者师朱老从其法，应用于临诊之中，验之颇有成效。

【验案 1】

曾治一女，19 岁，自 13 岁初潮起月经周期就多迟后，常 45 ~ 60 日一行。近两年来发展到三五个月经停不行，用复方黄体酮尚可催行。西医 B 超提示双卵巢偏大，囊性结构。生化测定：FSH 6. 81 IU/L，LH 14. 10 IU/L，T 57mmol/L，西医诊断为多囊卵巢综合征。因数用黄体，疗效短暂，随转求中医。刻诊：患者形胖倦怠乏力，懒动腰酸，舌微红苔薄白，脉沉偏细稍见弦。室女肾气不足，天癸未充，后天气血又缺乏充养资培之续，故冲脉难以蕴育益盛。精血不能旺于血海，肝藏血而稍有蓄积，又不足以供其青春生发之体之消耗。如此先天蕴化不足，后天资济匮乏，血海日耗而渐枯，则周期渐后乃至闭经。治以益肝肾，助天癸，补气血，促冲脉。以期激发蕴化、勃发，推动之生理过程，血海盈满，应时而溢泄。

首诊，药用淫羊藿30g，巴戟天15g，肉苁蓉15g，山茱萸10g，菟丝子15g，杜仲15g，女贞子15，枸杞子10g，桑椹子15g，山药15g，旱莲草15，当归10g，生地、熟地各15g，川芎6g，党参12g，生黄芪15g，川楝子10g。12剂。并嘱其测基础体温。

两周再诊，基础体温趋升，自觉乳胀，带下觉润，大便原干现已畅通。于上方去川楝子、旱莲草，加青皮10g，香附10g，以增其促动之力。嘱服7剂。

三诊以疏通为主，促其经水来潮。益母草30g，泽兰10g，红花10g，莪术10g，香附10g，杜仲12g，山药15g，艾叶6g，当归10g，川芎6g，路路通10g，苏噜子10g，川牛膝10g。7剂。药后5剂经行，量正常。

经后再以首诊之方，补肝肾并佐益气阴。10剂用后，在方中加白术10g，黄精12g，莪术20g，皂角刺12g，党参增至15g，黄芪增至30g。共以增加益气通络助排卵之功效。服12剂后，再用疏通促经为主之方。如此交替行方运药，共治疗7个月，前3个月经水多在40天一行，以后经水则按月届时而行。B超复查子宫附件均正常大小，未提示卵巢囊性结构。遂以乌鸡白凤丸、补中益气丸成药缓图善后以资疗效。

二、朱氏家传膏方特色

朱氏膏方源于师祖朱小南，至朱南孙则日臻完备。朱南孙的祖父朱南山，宗张子和学派，并推崇张景岳"无虚急在邪气，去之不速留则生变"。治病大将风范，善用汗吐下法，用药常以大方峻剂，挽救危疾，以治时疫重症成名于乡里，有"朱一剂"之美誉，故一般于膏方鲜用。而朱小南秉承家学，又大胆发挥，用药内外兼治，不拘一格，总结前贤学术，潜心钻研，将冲、任、督、阴跷、阳跷、阴维、阳维及带脉这奇经八脉理论体系汇入朱氏妇科，临证将女科之证与奇经病机相贯穿，分为奇经实证与奇经虚证。奇经实证则用辛苦芳香以温通消散，虚证则喜用血肉有情之峻补，且以丸膏之剂柔养缓图。如先天发育不足，肝肾亏虚，月经闭、迟，或不孕，取河车回春丸（紫河车、鹿角霜、阿胶、龟甲胶、紫石英、附子、肉桂、当归、熟地、白术、党参、山药、淫羊藿、巴戟天、制香附、丹参、狗脊、木香、杜仲、续断、茯苓、陈皮，研细，水泛为丸）温养肝肾，填精补髓，丸剂缓治。若肝不藏血，气不摄血，肾不固血，而致经血崩漏，连绵不断，则非草木药饵所能胜任，取用血肉有情之物，制成进补奇经膏（阿胶、龟甲胶、鳖甲胶、霞天胶、金樱子膏、桑椹子膏、牛角腮、乌贼骨、党参、黄芪、熟地、制何首乌、怀山药、制白术、地榆炭、炙升麻、五味子、炒贯众、仙鹤草、仙桃草、菟丝子、覆盆子、狗脊、杜仲、续断、山茱萸、石莲肉、茯苓、陈皮、熟大黄炭，上药除膏、胶外，用清水先浸一宿，继以武火熬取三汁，然后加入膏、胶及冰糖，用文火收膏），开水冲服，以峻补之。

朱小南尤其对吴鞠通的专翕大生膏（用于治燥久伤及肝肾之阴，上盛下虚，昼凉夜热，成于咳，或不咳，甚则痉厥者。《温病条辨》方：熟地、海参、山茱萸、西洋参、鳖甲、桂圆肉、鲍鱼、麦冬、白术、牡蛎、龟甲胶、茯苓、猪脊髓、乌骨鸡、莲子、沙苑子、芡实、羊腰子、阿胶、鸡子黄、白蜜）和用于下焦阴阳俱虚的天根月窟膏（《温病条辨》方：鹿茸、乌贼骨、鲍鱼、鹿角胶、鸡子黄、海参、龟甲、羊腰子、桑螵蛸、乌骨鸡、茯苓、牡蛎、西洋参、菟丝子、龙骨、莲子、桂圆肉、熟地、沙苑子、白芍、芡实、归身、小茴香、补骨脂、枸杞子、肉苁蓉、山茱萸、紫石英、杜仲、牛膝、草薢、白蜜）推崇、发挥有加。

有一患者匡某，不孕，20世纪60年代服用的朱小南一则调经种子膏甚效，如今已是三代同堂的祖母。兹录此膏方案可探朱小南膏方用药之特色。

【验案2】

匡某，女。1963年12月26日就诊。

产后体弱、继发不孕，证系阴虚火旺，肝郁气滞，又兼小产失调，所以胸闷烦躁，渴不予饮，头眩心荡，乳胀腰痛，经临有块，子宫颈及卵管无菌发炎，经调理后诸恙已较瘥。值此隆冬，当用养血逍遥、调经种子之膏。

红参片8钱，京玄参2两，明党参1两5钱，紫丹参1两5钱，北沙参1两5钱，制何首乌1两5钱，川石斛2两，肥玉竹1两5钱，天冬2两，五味子1两5钱，漂龟板2两，女贞子2两，砂仁8钱，生地、熟地各1两5钱，钩藤2两，陈青蒿2两，怀山药2两，白薇3两，制冬术1两5钱，地骨皮2两，黄芪2两，稆豆衣2两，焦山楂2两，海螵蛸1两5钱，大橘皮2两，台乌药1两5钱，川楝子2两，酸枣仁1两5钱，夜交藤2两，带皮茯苓2两。加陈阿胶8两，龟板胶8两，金樱子膏8两，桑椹子膏6两，夏枯草膏6两，文冰2斤，白湘莲4两，红枣4两。

注意：上药拣选道地药材，依法配制，用清水先浸一宿，继以武火熬至3次，滤渣取汁，加入后列补品，用文火收膏。

服法：每日早、晚各服1茶匙，用开水冲和。忌食生萝卜消克及生冷之物，在服膏期内，如遇风寒感冒杂证请暂停，须俟调理后再服。

朱老继承家学，总结整理提高和丰富了朱氏妇科体系，成为近代中医妇科一大流派。临证重视奇经，疏理冲任，提倡乙癸同源，肝肾为纲。并从女子疾患多隐曲深奥，经、带、胎、产及杂病与一般内外科疾病不同出发，用辩证唯物主义观为指导，纵观女性特有的生理变化，认为女性生理应是一个动与静相对平衡的矛盾运动的过程。一旦动与静相对平衡遭到破坏，则会出现经、带、胎、产等方面的疾病。所以诊治女科疾患，要根据《内经》"谨察阴阳所在而调之，以平为期"，审其动静之偏颇而使之恢复常态。即"所胜平之，虚者补之，实者泻之，不虚不实，以经取之"，总结出"从、合、守、变"四法平衡阴阳治疗原则，形成了朱氏妇科诊治的又一特点。并被誉为朱氏"三代一传人"。

金代刘完素《伤寒直格·泛论》有谓："凡治病之道，以调六气阴阳，使无偏倾，各守其常，平和而已。"这些学术思想和临证经验也融入朱氏的膏方中。在朱氏膏方中根据妇科生理特点，审因辨证，结合体质时令、地区等情况，动之疾制之以静药，静之疾通之以动药，动静不匀者，通涩相兼而调之。更有动疾复用动药，静疾再用静药以疗之。

如对证属精血不足、元气衰惫之闭经、不孕等，宜以补肝肾、益气血、填精髓之"早衰膏"（河车粉、巴戟肉、旱莲草、菟丝子、石楠叶、仙茅），以静待动，充养精血，调补元气，"血枯则润以养之"，亦即以静法治静证。朱氏"健壮补力膏"融入了肝肾为纲、肝肾同治的观点，取补肝肾之菟丝子、金樱子、五味子、石龙芮等创制，药性温而不燥，补而不腻，是虚损的日常滋补之剂。广泛应用于崩漏、月经失调、不孕、胎漏等，收到良好疗效。

朱老秉承家传，博采先贤经验，每于冬令开设膏方门诊，对妇科经、带、胎、产、杂病之各种慢性、疑难病症，详于四诊，精于辨证，综合疾病证侯，辨明正邪关系，因人、因时、因病，辨证处方，精选药物，严谨组方，斟酌取舍，获效甚佳。疏理朱氏膏方，提炼其特色在于：

1. 重于辨证，因人施膏

朱氏认为，经、带、胎、产、杂病都可以服用膏方，产后病最适宜用膏方调补。但要注重辨证，紧扣病机。《素问·至真要大论》曰："谨守病机，各司其属，有者求之，无者求之，盛者责之，虚者责之。必先五脏，疏其血气，令其条达，而致和平，此之谓也。"唐慎微《证类备急本草》谓："欲疗病，先察其源，先候病机。"朱氏注重证候病机，认为病机为入道之门，为跬步之法，乃治病之要。因此，膏方脉案皆紧扣病机，辨证施治，纠正女子生理动静失衡，以平为期。

针对女子经、带、胎、产及杂病的特点，朱老在病机上高度凝炼为动、静两大证候。动证病机归纳有三：一为热迫而"动"，病因为阳邪侵犯实体，或湿热内蕴或心胃火燔，热迫冲任，而致经事先期，量多崩冲，吐衄，黄赤带下诸症；二为阴虚不能涵阴而"动"，以水亏之质，而罹邪热侵扰，或血虚之体遭五志之火煎熬，热扰冲任，血海不宁，本虚标实，而形成迸裂衄带；三为阳衰不能维阳而"动"，脾肾素虚，过劳所伤，致阳气衰惫，封藏失职，带脉不约，冲任失固，发为崩冲、带下、经行便泄等症，轻者下陷，重者虚脱。静证病机有二：一为正惫无力而"静"，凡病饮食劳倦，中虚不运。气血生化无源，或七情房劳，肝肾耗匮，以致元气失去鼓舞之能，阴精乏滋养之资，冲任失养，血海无余，致使发育迟缓，经愆量少甚或闭止，乳少，胎瘘诸证；二是邪壅不通而"静"，凡六气中寒凝胞脉，湿侵下焦，七情中之肝郁气滞，心脾气结，饮食厚味，致使痰浊内阻，皆可使脏腑功能发生障碍，冲任通盈失司，气滞血瘀，脉络不和，以致胞门闭塞，造成经愆量少、闭经、不孕、子满子肿、癥瘕诸证。以上不外虚实二途。此外尚有动久而静，如久崩久漏而致闭经；又有静久而动，如癥瘕血结，致血不归经而出血不止。

总之朱氏强调辨证，膏方体现调补治病相兼顾，实多攻多，虚多补多，因人因证施膏。如卵巢早衰的病人，开膏方就以补为主，主用补肾药，如巴戟天、淫羊藿、石楠叶、菟丝子、覆盆子等补肾阳为主，朱老还强调要加入河车粉，因河车粉雌激素含量比较高，有助卵巢复苏。血黏度高者胶类少量。

治疗子宫肌瘤要考虑病人年龄和生理阶段。接近绝经的，可断经消瘤，膏中加用紫草、白花蛇舌草、寒水石、夏枯草、牡蛎、半枝莲、铁刺苓等。再如为有卵巢囊肿的病人开膏方要攻补兼施，根据患者体质强弱，辨证用药，体质强多用攻药，体质弱多用补药。

2. 组方严谨，善用药对

朱氏膏方，药味多在 20～30 味，选药组方考虑周详，配伍讲究，主次分明，或相须相使，或相反相逆，依病情而定。药味不多，药量适中，膏方缓图，渐收功效。组方特点突出在：

（1）肝肾为纲，肝肾同治。朱老从肝肾同源及冲任隶于肝肾这一生理特征出发，认为肾为脏腑之本，十二经之根，藏精主胞胎；而肝藏血主疏泄，肾同居下焦，相火寄于肝肾，可谓"肝肾乃冲任之本"。妇女以肝为先天，易于肝气郁滞，宜辅以疏肝解郁之药，故提出"治肝必及肾，益肾须疏肝"的观点。综观朱氏妇科膏方用药多体现这一特点，如软柴胡、淡黄芩、广郁金、青蒿、夏枯草等疏肝清肝方中，常配以女贞子、桑椹子、枸杞子、川断、桑寄生等益肾之品；在滋补肝肾方中则佐青皮、川楝子等疏达肝气之药。

（2）脾肾并重。女子以血为养，隆冬封蛰之际，填精养血佳时，朱老强调执先后天互补。健脾胃以资血源，养肝肾以充血海，脾肾并重，补源以善其本。故膏方中多以八珍与巴戟天、覆盆子、山茱萸、鹿角片相伍为用等。

（3）脾胃虚弱运化乏力者，则佐以焦山楂、神曲、砂仁、陈皮等理气消导药物，斡旋气机，调理脾胃，有助于患者对膏方的消化吸收。

（4）喜用对药。对药又称"药对""对子""姐妹药"。早在春秋战国即有《雷公药对》，北齐医家徐之才著《药对》，惜已失传。"药对"将中医基础理论、临床病机、中药性味功效有机结合，由博返约，执简驭繁，或相须相使以增效，或相反相逆而见功，常可"游于方之中，超乎方之外"，起到画龙点睛、事半功倍之效。朱老药选精简，组方严谨，善用药对，组方简捷，或二味成对，或三四味成组，药精不杂，丝丝入扣。在《朱南孙妇科临床秘验》一书中系统总结过朱氏善用的对药，如肾阴虚、肾阳虚皆可应用菟丝子、枸杞子、桑椹子，三子相配，补而不腻，不温不燥，是平补肝肾之佳品。而有肾阳虚衰、命火不足之先天性子宫发育不良、卵巢功能低下，无排卵或排卵欠佳、性欲淡漠等经闭、不孕症，则取仙茅、淫羊藿，二仙辛温大热，助命火，兴阳事；配石楠叶以促排卵。兼有精血亏虚，耗损枯槁则配伍用鹿角片与紫河车，两药乃血肉之精，填精血，补督脉，养冲任，强筋骨。《素问·阴阳应象大论》谓："形不足者，温之以气；精不足者，补之以味。"血肉厚味以补草木植物之不足。

更年期肾虚肝旺型子宫肌瘤，经前乳胀、月经过多的则喜用紫草、白花蛇舌草，再配寒水石、生牡蛎、夏枯草、旱莲草，此六味组合，平肝软坚，消瘤断经，是常用对药。也常在膏方中配伍运用，可加半枝莲、石见穿、女贞子、桑椹子、枸杞子等，久服消瘤缩宫，防癌。

3. 用胶讲究，服嘱周详

对胶糖类的运用，朱老也明辨细微，斟酌取舍，颇有讲究。通常之膏阿胶养血，龟板胶、鳖甲胶养阴消癥，鹿角胶温阳皆常用之法。而朱氏独善用黄明胶，此胶是黄牛皮熬煮而成，性味甘平，《本草汇言》曰："黄明胶，止诸般失血之药也。梁心如曰，其性黏腻，其味甘湿，入服食药中，固气敛脱。与阿胶仿佛通用，但其性平补，宜于虚热者也。如散痈肿，调脓止痛，护膜生肌，则黄明胶又迈于阿胶一筹也。"所以对患有盆腔炎、卵巢囊肿、崩冲漏下属实多虚少的患者则用黄明胶入方收膏。

血黏度高及高脂血症者，主张膏方中少用胶或不放胶，不放任何胶者，亦称清膏。

对糖类的运用也不单取其调味之用，而是结合病人的体质病情有针对性地选择如阴虚之体，失眠、大便干燥的病人可用蜂蜜，脾虚的病人用葡萄糖、麦芽糖等。糖尿病患者则用木糖醇类专用糖。

朱氏着眼服膏的实效，所以很重视膏滋药的服法。如初次服膏及脾胃功能不良者，胃脘恐难适应或脾虚易腹泻便溏者，又先予开路方，或先制半料膏，即指中药量包括胶类药（如阿胶）均减半熬制的膏，以试服或使肠胃适应。开始服膏滋药以少量递增为宜，每日早、晚各1汤匙，开水冲服。1周后可增至1匙半。

方后的医嘱、注意事项也很周详，为的是确保膏滋药发挥实效。朱小南先生常在膏方最后示嘱："服用膏方，忌生萝卜消克及生冷。如遇感冒杂证请暂停，须俟调理后再服。"

朱南孙在膏方后落项："忌宜：服膏时忌食生萝卜、浓茶、咖啡，如遇感冒发热，大便溏薄或胃口不佳时，暂停数日，待病愈后再进服。"

朱氏膏方近百年传承，享誉四海。国内著名药业、百年中药老店都争相搜求朱氏家的传世之膏方秘籍；国内外患者都以求得朱师南孙一膏方为幸事。如今我们能得恩师之传授，总结朱氏膏方，惠泽医界和世人，并以光大朱氏妇科流派、传承中医学之瑰宝为己任，乃使命所赋。

蔡小荪教授治疗输卵管阻塞的思路与临证探析

蔡小荪教授，上海蔡氏妇科第七代传人，上海市名中医，享受国务院特殊津贴待遇。蔡老秉承家学，光大祖业，杏林悬壶60余载，学验俱丰，造福女科。蔡老治学严谨，四诊详精，处方用药醇正轻灵、精简应验，不求奇炫，但求实效。蔡老于不孕之症，尤谓匠心独运，主张调经为先，消症为要，育种为期。笔者作为"国家优才"研修者，有幸拜蔡老为师，随其临证学习，多有受益。蔡老的学验，其门人弟子于前已多有总结阐发，笔者仅将蔡老治疗输卵管阻塞的思路与一己感悟略陈一二。

一、辨证以痰浊血瘀为标，正虚气弱为本

当今不孕症在已婚育龄妇女中发病呈逐年上升之势，而其中输卵管阻塞占不孕的15%（原发）至40%（继发）（2005年《国外医学妇幼保健分册·不孕症研究概况》）。任何原因引起输卵管炎症、盆腔炎症、子宫内膜异位症时均会引起输卵管的粘连、闭塞，形成部分或者完全性阻塞。若在病变过程中不被及早发现或者重视，往往在因为不孕而就诊时才被查出输卵管的阻塞已经形成。根据该病的成因与临床表现，蔡老认为，炎症的病理过程、局部炎性的渗出、炎性组织的增生，促成了痰浊与瘀血的病理产物。正是这些病理产物的留滞，日久凝聚，不得温行消散，则互结成有形之痰结血瘀，与积和癥是为同属。《灵枢·百病始生》有云："积之始生，得寒乃生……温气不行，凝血蕴裹而不散，津液涩渗，著而不去，而积皆成矣。"由此可见，阳微生寒，温气不行，血行滞缓而凝涩，津液渗

出而留着，均可成有形之瘀积。输卵管阻塞正是这些痰浊瘀血的淤积阻闭所为，使得冲任受阻，胞络涩滞，卵道不通，两精不能相搏，难相授受，故为不孕。故蔡老对输卵管阻塞的辨证，突出一个"淤"字，包括痰结、血瘀，日久不祛则为积。痰结以气病为主，气不化津聚而为痰；血积以血病为主，血不畅行滞留为瘀；痰瘀互结又可影响气机的通畅而使气滞不达，由此又更加重痰血之淤，形成恶性循环，使病情日久不愈，日益加重。蔡老同时还认为，痰结血瘀的形成，与正气不足也有很大关系，正如《素问·经脉别论》所言"勇者气行则已，怯者则著而病也"。气是机体的能量，是动力，阴血津液是营养机体的物质，气血劳伤，阴阳失调，气虚能量不足，气化失司，温运乏力，则液不化津，不能输布灌溉脏腑，反凝炼成痰；血不温行，不能营运周身，滋养百骸，稽留而为瘀，痰瘀互结而成癥积。明代李中梓《医宗必读·积聚》云："积之成也，正气不足，而后邪气踞之。"若正气能充盛，则气血流畅，无瘀滞之患，无积聚之虑，即使初有淤滞，也能随之而散，并可向愈。况且输卵管阻塞是一个渐淤逐闭的过程，病旷日久，正气已耗，更加重淤结之候。故从其病性而言，蔡老认为病归癥积之类，应属本虚标实之证。

二、诊治以化痰活血通络，益气温肾促孕

根据输卵管阻塞的病机，蔡老在临证治疗上主张祛实扶正为原则。以化痰活血通络治其标，益气温肾促孕顾其本。同时兼顾温阳通利。总观蔡老的组方用药，以皂角刺、白芥子、海藻、穿山甲片、王不留行、桃仁等祛痰结，破血瘀，针对输卵管的局部粘连、阻塞病理，通过药力来化解、消散、破逐已淤结之积聚；用党参、黄芪益气扶正，增强机体的推运之力。肾为元气生发之根，故用巴戟肉、淫羊藿、肉苁蓉等温肾培元，生发机体阳气，并能填精暖宫促孕。

蔡老尤喜用桂枝，以辛温通阳，温运血脉，化气行水，取其消瘀血化痰湿，两擅其功。逐痰消癥是从局部疏通已成之结；扶正是从机体整体上来调摄补益，鼓动阳气而温运血行，助气化而蒸腾津液，即可助已成的积结消散，又可防痰血再淤而阻塞胞络。如此局部与整体双管齐下，标本同图，攻补兼施，促进输卵管的血液循环，使炎性渗出尽快吸收，输卵管蠕动增强，进而粘连得松解，闭阻可疏通。正如蔡老所言：输卵管阻塞，绝非单纯攻法能单一胜任，治疗中对机体的整体调节，生殖功能的改善，恢复和增强输卵管自身蠕动功能等这些环节的调治，对改善局部阻塞性病变，都有至关重要意义。

在蔡老的用药组方中，还常用川芎、乌药、香附等行气通滞之品。由此我们还可感悟到，蔡老重视气机的运行，血无气不行，水无气不化。川芎为血中之气药，辛香走窜，上达巅顶，下通血海，走而不守；引领乌药、香附行气机而消瘀滞，增强活血、消痰诸药之功效。蔡老对气机的理念，还体现在他对二便之重视，他认为妇科疾病，除去全身脏腑、血气功能失调，就是下焦的病患。二便通利与否，直接影响下焦气机通畅与否，若肠腑、尿脬不能通利，胞络子宫的气血则郁滞，痰结血癥积聚等有形之邪更难消散。所以蔡老常以桂枝与茯苓、泽泻配伍，通阳利小便有助祛湿排浊；瓜蒌仁与桃仁配伍，润肠通便，开郁利结。

综上在治疗输卵管阻塞中的组方用药，蔡老是重祛瘀散结消癥，兼扶正理气疏通，标本同图，气血痰瘀得除而闭阻得通。

三、验于临证，效济女科

对治各类不孕之症，蔡老认为，调经是成孕致育的先决条件，然而调经又以培益肾气为要。肾气旺盛，任脉通，冲脉充盈，月事才得如期来潮，从而具备孕育功能。对中医治法的现代研究表明，益肾培元可促进排卵、强健黄体，营造良好的孕育内环境。对于输卵管阻塞性不孕，蔡老认为阻塞胞宫两歧者多为瘀血、痰凝、湿热、气滞所致，故临床遇此类不孕患者，蔡老以周期施治法，多于月经后以理气活血化瘀、清热利湿化痰为主，针对卵道之阻使其日趋通畅，而获两精授受之机；而每于月经周期的中期以后，则以培元益肾为主，佐以疏理，以盈血海、盛任脉而厚孕育之基。

【验案】

李某，女，37岁，已婚。2005年4月27日初诊。

主诉：继发不孕3年。

该患者于2000年行卵巢巧克力囊肿剥离术，且有1次人流史。因育龄已大，求子之情尤甚，辗转求诊于蔡老。近期B超示卵巢小囊肿，2001年通液示双侧输卵管通而不畅。基础体温双相欠典型。月经周期23~24天，末次月经2005年4月18日，6天净，经量尚可，略感疲惫。舌质略暗，边尖红，苔薄，脉略细。证属宿瘀内结，肾气不足。姑先育肾化瘀通络，处方：云苓12g，桂枝3g，赤芍10g，丹皮10g，桃仁10g，炒白术10g，路路通10g，穿山甲片10g，麦冬12g，淫羊藿12g，巴戟肉10g，煨木香3g。7剂。

二诊（2005年5月11日）：适值经期将届，基础体温未降，苔薄质红，脉略细。拟调理冲任，处方：炒当归10g，大生地10g，炒怀牛膝10g，川芎10g，白芍10g，制香附10g，延胡索12g，川断12g，丹参6g。5剂。蔡老嘱其经来时服。

三诊（2005年5月25日）：月经5月19日届时而行，5天净，有血块，少腹欠舒。日来胸闷脘满，舌边略有暗斑，苔薄，脉略细。拟化瘀通络，于初诊方去炒白术之壅滞，加石见穿以增逐瘀通络之力。

四诊（2005 年 6 月 1 日）：左少腹欠舒，胸闷疲惫，时届中期，基础体温上升，脉细略数，苔薄质暗，再拟育肾培元兼祛瘀理气。炒潞党 12g，丹参 10g，广郁金 10g，柏子仁 10g，云苓 12g，生地、熟地各 10g，仙茅 10g，淫羊藿 12g，巴戟肉 10g，肉苁蓉 10g，女贞子 10g，青皮、陈皮各 5g。14 剂。

如此守法调治周而复始，直至 2005 年 12 月末次月经。2006 年 2 月 8 日患者最后一次就诊，妊娠试验阳性，已怀孕。

按语：本案不孕之由，蔡老根据其病史，分析其病因主要为卵巢巧克力囊肿剥离术后，又加人流，正虚邪浊内侵，气滞痰凝血瘀导致输卵管通而不畅。又伴基础体温的不典型，表明其肾的育化功能不足，双重原因导致继发不孕。运用周期调治法，经行期以四物汤加味调理冲任，经后期以桂枝茯苓丸加味理气化瘀、育肾通络，经前期育肾培元、理气扶正。总法不离化瘀通络治其标，育肾培元治其本，邪去正安，胞脉得通而受孕。

博极医源精勤不倦的朱良春教授

首届国医大师朱良春教授，从医近 80 载。他因擅长用虫类药治疗疑难杂症，有"虫类药学家"之称。朱老博识厚学，蜚声海内外。他在学术上求实治学，兼收广发，善于思考，与时俱进。他将中医的辨证论治之精髓再次升华，倡导辨证与辨病相结合，认为辨证是绝对的，辨病是相对的，承前出新，使证与病二者有机结合，更有效地探索临床证治规律，使之相得益彰。他还根据自己多年临床所积丰富经验，提出急性热病的治疗要"先发制病"，以在病程发展中截断邪之进路，防未病之地，为中医治疗热病缩短病程、提高疗效提供了理论与实践的依据，也是对仲景"见肝实脾"理论的发挥与延伸；提出痹证具有"久病多虚、久痛多瘀、久痛入络、久必及肾"之特点，倡导慢性久病"从肾论治"等论点。

笔者拜师上海名医、全国名老中医药专家学术经验继承工作指导老师张云鹏主任医师授业，张老与朱老交往甚密，师兄情笃。1999年由张老引见，笔者第1次有幸拜会朱老并喜得朱老馈赠《医学微言》一书。之后借着沪苏之便捷以及"国家优才"研修项目的平台，使笔者有机会多次前往南通跟师学习，领略了朱老于临床的大将风范。

先生于临床功力深厚，内外妇儿所涉甚广。疑难杂症，着手可瘥。起沉疴，救急证，挽生命于垂危，镇病邪于肆虐。疆域内外，求医者纷至沓来，那些患有强直性脊柱炎、系统性狼疮等及那些肾病、肝病、血液病等医学界的绝症难症病人，在朱老这里有了生的希望，病家枯木逢春。朱老的业绩与建树为同道所称颂，为后学之楷模；彰显杏林，世人所仰，非吾拙笔所能全，仅就良师对笔者在学业诊务中的授学解惑，诸多启迪，受益感悟略陈一二，以见良师如春之暖。

一、指点迷津，触类而长

朱老对《伤寒论》多有探究，对仲景理论结合自己临床体会或加发微，或予释难，或以质疑，独抒己见。在《医学微言》中，朱老谈到《伤寒论》从小便利与不利作为蓄血与蓄水的辨别。蓄水者，病在气分，气化不行，故小便不利；而蓄血则病在血分，营血瘀阻，无碍气分的气化功能，故小便能自利。而朱老认为，血分、气分互不影响，仅是言常而未尽其变，假使瘀血阻滞，影响气化，不仅可见小便不利，而且可见肿满诸症。如临床常见肝硬化腹水、心脏病水肿等，均有小便不利这些见症，也都有程度不同的瘀血存在，而单从小便不利辨为气分之证，唯从气分论治，则难达预期疗效。朱老这番厚积薄发之灼见，若没有长期临床观察和临证丰富的经验，是难对先贤理论如此辩证地分析，做出切合实际地理解和诠释。这种结合临床学经典的思维方法，对笔者颇多启发。如笔者曾治疗一例更年期妇女，每午后下肢浮肿，小便不利、量少，自觉身体困重腹胀，西医 B 超及生化检查均无肝肾异常提示，血压、血糖正常，血脂稍偏高，心功能也无异常。望其舌质淡，苔薄白滑润，予温肾健脾、化湿利水立法处方。药后 1 周，小便仍然欠通利，午后仍有下肢压痕可见。观笔者处方：桂枝、附子、白术、茯苓、泽泻、防己、大腹皮等，气药有余而血药不足。朱老明示，气分小便不利，也可有不同程度血分之瘀，不可单从小便利与不利而将气血截然分开。于是在上方中加益母草、泽兰、当归以调冲任、化瘀血，并可加强利水、消肿之功。1 周后再来复诊，疗效果显，小便得利而肢肿消退，腹胀身重也除。师法致用，如今笔者在临证总会记得气血生理相依，病理也相及，治气病不忘和血活血，疗血证不忘理气调气，如治便秘常加桃仁活血润肠，治失眠中加当归、丹参活血养心；而诸如子宫肌瘤等血分癥积之病，用活血化瘀、破血消癥之血药外，还必配伍莪术、香附、枳实、青皮等行气破气消坚除结之品。气血生理相依，病理也相及是其理也。

由此可悟，经典授人于医之大道，是原则，是纲领，而具体的领会、应用，就要像朱老那样，验于临床，感悟临床，圆机活法。大道是法，小道是巧，两者结合，才能在更高层面上知常达变。

二、学验俱丰，昭示后学

朱老学验俱丰，著作等身。而著书立说，必出己验；言病必究其由来，及药必详其之用。昭示来学，与人规矩也示人以巧。如附子，人称霸王之药，辛热燥烈，用之得当沉疴迅起，用之失当，则祸不旋踵。朱老集多年临案经验，提示用附子可掌握的标准：舌淡润嫩胖，口渴不欲饮或但饮热汤；面色苍白汗出，四肢欠温；小便色清。即便同时兼见高热、神昏、烦躁、脉数也可用附子以振衰颓之阳气（《朱良春用药经验集》）。朱老还明确指出，附子也可用于炎症，不能因为"炎"字就误认为均是火毒而不敢用附子。这是先生对中医辨证论治精髓的应用和提炼。原本笔者临床用附子，多用于冬季而畏用于夏季，多施于重症个案而少用于常疾众病。得益于朱老用附子心法，则也留心观察可用附子的病例，尤对那些久治不愈，辗转来诊的病人，四诊合参，凡有符合用附子征象者，大胆用之，往往颇有显效。如在妇科中，慢性盆腔炎发病日趋增多，而且往往抗生素用之失效，反复发作，久难彻愈。临床表现多属正虚湿阻，夹瘀夹滞。以往笔者用仲景薏苡附子败酱散为基础方加减治疗，但方中附子常以黄芪所取代，没有明显阴寒阳虚之象，不敢轻用附子。在朱老用附子心法标准的启迪下，笔者观察到慢性盆腔炎的患者，多有腹痛绵绵，喜温喜按，舌苔白腻或白浊不化。由是笔者将附子作为治疗慢性盆腔炎的常用药，无论寒暑春秋，只要辨证可用，则视证用 6～12g 不等，即是有些病人舌质稍红，但只要苔白滑、白浊，腹痛喜温按，带下清稀者，也照用附子不虞，不但疗效显著，而且大大缩短了盆腔炎治愈的疗程。笔者体会，附子鼓动正气，温化寒湿，开启被遏阻之阳气，从而提高机体抗病之能力，增强了机体免疫系统功能，而促进了炎症之吸收及病灶的修复。

三、凡药奇用，顽疾奇效

朱老的醇学厚功还体现在用药平常确有奇功。一味苦参，治疗顽固性失眠；妇科用药益母草治疗心衰；益肾良药治阴虚肠痹；对黄疸长期难退，久黄入络，朱老用豨莶草 90～100g 煎汤口服有助化瘀退黄。凡此等等，用药看似简单，却源于朱老他对医书、医案的精读研析，心悟变通，理论指导实践。为此，笔者在临床中领会他的思维范式，实践他的经验，深感朱老授学，深入浅出而实用。如笔者常将朱老所授降压足浴方（桑叶、桑枝、茺蔚子）施用于来诊病人，可谓效如桴鼓。一般高血压病人在原用药基础上加用足浴方后，疗效均有增加，有些还撤掉了西药。如一张姓男子，晨起至中午血压居高不降，甚可达 170/110mmHg，换服过多种西药不能控制，后来笔者处服中药，血压有所下降，但仍在 150/100mmHg 上下。于是笔者给他加用朱老降压足浴方，嘱其大汤烧开，临睡与晨起各泡洗双脚 30 分钟左右。1 周后来诊，病人欣喜相告，足浴几天后，晨起头目清爽，测血压居然是能在正常范围，这是他近几年来所没有过的。还有一位更年期女性，1 年多血压上下波动，西药难控制，笔者用内服中药加外用足浴方，现血压已完全正常，西药已停服，更年期伴随的失眠、潮热、头痛也基本消失。

朱老曾传授蜂房一药，对肾阳虚导致的多种疾病，如男子阳痿、房事不起、弱精少精、小儿夜寐遗尿、老年慢性支气管喘咳等，均可用之。笔者试用于老年前列腺肥大肾虚尿频甚效。益母草活血养血利水强心，根据朱老之授，笔者对更年期女性之下肢浮肿予益母草 30g 每日煎汤代茶嗫饮有效。像这样简便验的经验用方或用药，在朱老临床积累中不胜枚举，唾手可拾，足为吾侪所师。

四、雕虫造奇，填补医道

跟师学习，还令笔者仰止的是朱老对虫类药运用的出神入化，可谓是开系统实践运用之先河。先生对虫类药积数十年的潜心研究，勤实践，善总结，归其类，明其理，广其用。并汇以成册，付之以梓，充实与推进了中医虫类药的理论体系，填补了虫药研究之空白。

1983 年，一个偶然机会，笔者购得了朱老在 1978 年出版的《虫类药的应用》一书。起初是对虫类的好奇而去翻阅此书，而当逐行细读时，那些平时令人生厌，令人生畏的虫子在笔者眼中竟然变得那么可爱，它们在大师手中已演绎为功力迅捷、救人危难的功臣。自那以后，朱良春教授的名字就镌刻在笔者的脑海中，敬仰之余，立志中医，追求中医的信念深植于笔者心中，而且自勉要立足于临床，为一名苍生之医。笔者曾几度调转工作，也曾几度搬迁，而朱老这本为笔者开启人生之路的书却一直随身不离。无论是为学生讲课，还是在临床实践，笔者都会引用《虫类药应用》一书中的内容，充实教学或辨用于临证。如吾常参用地鳖虫、水蛭以治疗子宫肌瘤；守宫用以治疗甲状腺腺瘤、结节；地龙治疗心、脑梗死；全蝎治疗偏头痛等。这在早些年代，作为一名学资尚浅、初出茅庐的无名之辈，能如此引证活用来丰富教学，能如此大胆泼辣用虫药于处方中，着实为同辈们所刮目。思往抚今，笔者能坚守着中医这块古老而又绚烂的阵地并不断进取，人至中年能体验收获的喜悦，实是受益于朱老的启蒙引航。

五、蜡炬燃己，光照他人

朱老居所临于濠河，古朴典雅，书香浓郁。最为突出的是，在居室三楼，整个层面，被设计为集阅览、静习、讲课、研讨为一体的多功能厅。桌椅、写板、陈书一应俱全。这是朱老专为来自各方有志之士拜师求学、医林贤达论医讲习、同道引玉切磋等提供所用，俨然一所中医讲习所，这在现今居家私宅中，恐也难得有之，先生对中医事业的热爱与奉献由此可见一斑。他对海内外慕名前来的求学者，无一例外的悉心传授，循循善诱，答疑解惑，指点后学。将自己多年所得，倾囊相传，毫无保留。

笔者几度求学于先生之门，每次总是短短数天不得不返，但每次都被朱老那敬业的精神，无私的胸襟，深深地感动着、激励着。

记得那是丙戌仲春，正是百花争艳醉人的季节，在南通美丽的濠河之滨，一位情笃于岐黄，耕耘于杏林70载的九旬老人、国内外著名中医学家，中医临床大师朱良春教授以其对后学的殷切期望，传道授业的无私胸怀，提掖后起的博爱之心接纳了我们上海的"国家优才"研修项目学员一行4人的拜师求学之请。

时年已九旬的他，得知我们将去求学，早早就做了精细的计划安排，从食宿到日程内容，考虑得入微周全，朱老的几位子女——可亲可近的师哥师姐们，忙前忙后执行着朱老的指令，关照着我们的到来。1周的学习时间紧凑，内容丰富，形式多样。朱老不顾年事已高，临床为我们带教，诊余为我们讲课。我们到南通第2天，正是朱老出诊日，我们随诊学习，整个半天，朱老一边细心为来自各地的患者辨证处方，耐心应答病人的问题，一边不断地给我们讲解临证心法，用药之由，不厌其烦为我们解惑。全然不顾诊务的辛劳。亲身置于朱老诊事之中，真切感受到朱老秉承章次公先生的为医启导："儿女性情，英雄肝胆，神仙手眼，菩萨心肠。"

诊事之余，朱老给我们传道讲学，从入道学医的经历，到拜师随诊的感悟；从对经典的探微钩玄，到融汇诸家的发微；从辨证立法的心得，到用药积累的经验；从中医发展大业的思考，到为医济世的操行，无所不及，无所不囊。有时一天下来，老人家腰背酸困，足趾浮肿，但他还是把时间尽可能多地用在我们对知识的汲取上，而他自己却往往放弃休息，为我们挥毫泼墨，题词作勉。临离南通前一天，朱老嘱咐我们中午休息一下再去听他讲课。当我们午休后踏进朱老家，只见他利用这段午休时间已为我们每人挥毫写就"博极医源，精勤不倦"，相赠相勉。浓浓的墨香，传递着朱老对弟子门人的激励与厚望。深深的师情，温暖着我们每一个人的心窝。感师恩如春，叹此生无求，唯岐黄业也！

六、扬帆引航，训导劝学

朱老的先师章次公先生有句著名训言"发皇古义，融会新知"。"发皇古义"就是要重视经典著作的学习，继承前人的学术精髓，在对"古义"进行深入的学习、领会的基础上，同时在实践中加以研究探索，才能对"古义"有感而发，并能发其义而不离其宗。光有"发皇"还不够，次公先生还同时要求"融会新知"，跟进时代，不断学习新知识，在实践中融会贯通。主张以科学的态度看待前人的论说，以临床实践检验是非，结合实际加以甄别、取舍、阐明、光大，使得传统的理论在实践中不断完善、不断推进，代代传承。这是章次公先生与时俱进治学思想的体现。

朱老秉承章公的学风精神，践行"发皇古义，融会新知"，并劝学来者：读书要勤于思考，学以致用，"学问"就是在有学有问之中获得的，有思考才会有提问，有思考才会有心悟。这是朱老的教导，也是我们所乘的学海之舟。笔者将努力实践着朱老的训导，融汇众学，不断学习，不断继承，心悟感知，不断创新。

走近张灿玾教授

与国医大师张灿玾接触，让笔者感叹他老人家进取不怠的精神，严谨扎实的学风，敬忠中医事业的赤诚，宽厚仁德的胸怀，多才多艺的博识，年轻乐观的心态。走近他，就如同有把火，会点燃你对生活的激情，对中医事业的热爱，对祖国广博文化的求索，会指明你事业追求之路。他以自己的生活观、价值观、人生观展现了真正的学者风范与大师的品质。2005 年菊盛之时，借参加"国家优才"研修项目第七次集中培训赴济南学习之机，拜见了山东中医药大学终身教授张灿玾先生，承蒙不弃，留笔者学习，授予学验。自此拜学门下，几度往返申鲁为求解惑，感触颇深。

一、医道深厚，博及旁学

张老出生中医世家，三代相传，他涉医 60 余年，医务、教学、研究医理，淀积了他深厚的医道功底，学验俱丰，名誉四海。十几岁随父行医，二十岁开始独立临诊。调入山东中医学院（现山东中医药大学）后，他担任多层次多学科的教学，从基础到临床，从经典到各家，无所不览，无所不及，授课对象从本科、硕士到博士。对中医文献的整理研究，更是成就昭彰，主编《黄帝内经素问校释》《针灸甲乙经校释》《针灸甲乙经校注》《黄帝内经素问语释》《黄帝内经文献研究》等，主校《六因条辨》《素问吴注》《松峰说疫》《经穴解》《小儿药证直诀》《石室秘录》等多部古典医籍。积极组织和参与在全国范围内的中医古籍整理研究与管理工作，为中医学的流世传承及指导临床做出了具有深远意义的贡献。

张老除精通中医大道又通晓文史哲理，研究中国哲学史、自然辩证法，学习马克思、恩格斯理论，以唯物主义观来研究和论证中医学体系的科学性，并指导临床实践。他老人家擅治重病坏证多以常药而取奇效。他常说，良医治病，如良将布兵着眼战略，善于根据疾病和病体来正确制定治疗大法的医生才为良医。随师学习，重要的是学老师用药组方的思路，辨证立法的原则，而非几味药而已。

张老的业余生活也很充实，抚琴弹唱，抒怀吟诗，填词作曲无所不好；他挥毫泼墨，行书作画，并成一家；鉴石篆刻，游刃有余。

爱好之多，兴趣之广，学说之博，真见之灼，为业内称道。

二、思维敏捷，独有真见

正因张老博学广识，所以思考问题、分析问题，思维敏捷而联想丰富，逻辑推断，说理有据，引经据典，令人折服。曾几何时有人认为中医的"五行"之说，是唯心之说，是机械推理之说，甚至中医业内人士也有认为"五行"是阻中医现代化之大碍。张老考《尚书》《国语》《左传》，下参《管子》《吕氏春秋》《淮南子》，阐述了"五行"在秦以前是对构成物质世界的基本要素而言。至秦汉以往，"五行"之说则多与天地自然的五时、五方及人体的五脏、五体相配应，反映了客观世界在特定条件下的演变规律，和机体与自然相应的生化状态，是具有唯物观和辩证法思想的学说。张老认为，"五行"学说概念化，内容包括了五时、五方及天文、地理、历法、物质、生物及其与人体的关系等，基本反映了客观事物的演变情况。在理论上给出的相胜、相生及周期性演变，也基本符合客观事物的基本规律，其与人体相关的某些内容，在"人与天地相参，与四时相应"的思想指导下，也基本符合人体生理病理变化实际情况（引张灿玾主编的《黄帝内经文献研究》）。由此论证了"五行"之说的唯物性、科学性。再如张老对病之标本的概念，在详解《内经》各篇后总结出"标本"概念的实质是代表了事物对立双方中主次之分，而且标本是变化着的，标本是相移的，在特定条件下"标本"可分别指代"医患"双方，医生的诊治与患者的病情映合了，则为"标本已得"，否则为"标本不得"；又可指为病变的本末，发病的先后、病势的强弱，病之内伤与外感，十二经脉走向之远近端，六气为标，而其变化过程可为本。等等，均言而有据地给予了论证。

半生致力于中医文献研究的张灿玾教授，尤其强调版本学的重要性，研究古籍文献要尽可能地择取原著，或与原著年代相近、保持原著原貌的版本，这样可以保证学术的渊源不失真。文献是文化传承的载体，是考证和了解历史的窗口，若忽视了版本的传承作用，那将会在文化发展的历史上留下断层和空白。

张老遇到问题从不人云亦云，总是应用他多元的学识和丰富的旁证资料来寻根溯源，分析论证而后言之，无证不信，孤证不立，他的治学严谨也由此可见。

三、不为名利，甘为人梯

张老60余年的中医工作经历，几移岗位，均受命于创业奠基之初，然而每有委任，均不负使命，学中干，干中学，不断完善自我，也不断出色完成任务。无论是搞行政管理还是拓展业务，无论是任教授课，还是文献研究，无论在本校挑大梁，还是与兄弟院校合作，无论是地方所命，还是国家指令，张老均义无反顾，知难而上，勇担重任，且圆满而出色完成任务。如1964年接受国家"十年规划"中关于7本古医书的校释工作之一《针灸甲乙经校释》；1978年承担《黄帝内经素问校释》与河北医学院合作等，均不计报酬，不图功名。为全国古医籍文献的整理研究奠定了基础，推动了中医文献研究事业的发展。

走进张老家，没有富丽豪华的装潢，却有浓浓的书香和艺术的清雅。一据书斋，四壁藏书，古琴一隅，奇石墨卷布于四周，名副其实的"琴石书屋"。

张老生活简朴，粗茶淡饭，不求物质享受，但求精神世界的充实和富有。为求中医之真谛，甘守清贫，愿为基石，遨游医经典籍，辨章学术，考镜源流，独守寂寞，在书海中寻求中医发展之路，在实践中论证中医发展之道，在中医文献研究中功勋卓越，为后人搭起攀山之云梯。

张老 1960 年入党，1981 年走上院领导岗位，但他从不利用职权而谋求私利。他家学渊源医术高超，但从不拿自己的技术去敛财；他学有所成，主持过多个国家和省级重大课题，主编多部中医著作，担任多家杂志特约主编，享受政府特殊津贴，但他从不拿这些功名去换取特权。勤于耕耘，乐于奉献，如今年已过八旬的张灿玾教授，仍然在为培养后学而呕心沥血。那天笔者去张老家，正值他在给几位硕、博士讲解《灵枢经》的有关篇章。不但将其中重点、难点逐一讲解，甚至连古今、通假、残漏等字都一一点明，炬烛燃己，诲人不倦。他"淡泊名利厚岐黄，提掖后学为人梯"的品质令人感而敬之。

四、赤诚敬业，执着追求

张老是位老党员，当年他 20 岁不到，就在家乡参加了青救会、共青团，配合共产党政府做了大量的政治工作，并利用自己的特长，积极组织抗战文艺宣传。他对党和祖国有着深厚的感情，对祖国文化有着民族自豪感和对中医的继承发展有着强烈的责任心和使命感，从而在工作中不断地要求自己，完善自己，与时俱进。

自 1959 年调入山东中医学院任教，为提高教学质量，张老不断汲取新知识，学习中国古代哲学、马列主义理论，学习逻辑学、教育学。并担任多学科的教学任务，张老说过："中医学术是中国优秀传统文化的组成部分，因此要想学好和掌握这门学术，必须对中国传统文化和医学有关的方方面面有较多的了解和掌握，尤其是笔者后半生所从事的文献研究更是如此。文献是文化传承的载体，也是实践文化的依据，所以，中医要传承发展的历史使命，决定了笔者必须在广泛的知识领域中不断拓展自己的知识。"张老伏案读书，孜孜不倦,数十年来积累摘录读书卡片有数万张之多,如今已是高龄的他还为自己规划了几项未竟之业,以余力而为之。如整理其家父的遗留医案和他自己的临证医案,以期在临床实践方面为后人留下可借鉴的经验。张老身居斗室心系大业,中医事业处于低谷时他忧虑,中医应时而起被重视时他激动。忧而赋诗喜而谱曲,一展他那热爱中医敬业执着的赤诚之心。他老人家动情地说,当今有那么多的流行歌曲,就没有一首歌唱我们中医事业、讴歌我们医圣的。为此他自曲自词,写下了"杏林颂歌""医圣赞",当春回杏林之时,他又写下了"杏林春"之歌,可见他对中医事业的火热之心。

五、秉承家学,辨证独到

张灿玾教授出身于中医世家,其祖父和父亲均是远近闻名的一方名医。因自幼受到家学熏陶,培养了他对中医的浓厚兴趣,初涉医书就背诵《四百味药性歌》《濒湖脉学》《医学三字经》及《医宗金鉴》之"心法要诀"等。稍长,张老开始自学《黄帝内经》《伤寒杂病论》《医宗必读》《寿世保元》《临证指南医案》等医学著作。由此也为其以后的临床打下了坚实的理论基础。在其祖父和父亲的带教和严格要求下,加之张老勤奋聪慧,20 岁起就能独立应诊,在后来的岁月里,张老积累了大量的临床病案,这也是他晚年将欲于系统整理的一项工作。

张老临诊,不分内、外、妇、儿。他认为,中医治病重在辨证论治,无论内、外、妇、儿医理贯通,治病施药,贵在立法,而法的确立来自辨证,理法方药得宜,则可药到病除。

张老在 20 世纪 60 年代初,曾治一例风湿性周身关节疼痛,伴高热不退。辨证为湿困热郁内炽,而施用桂枝芍药知母汤。数剂后,病人热退痛缓,可下床活动。当问起张老,为何高热还可用桂枝芍药知母汤原方，方中附子不去掉。张老解释，此证属湿盛内困而热伏内盛，但舌苔很厚腻，说明湿邪很重，湿为阴邪，无阳不化，而湿邪不化，郁热不能透散，则高热不会退去，故用附子来助阳化湿，但要从小剂量开始试用，渐至加量，后附子用到八九钱，患者苔化热退，周身疼痛缓解。同时方中知母、白芍的量也随之增加，以防附子燥热劫阴。通过此病例，可以看出张老临诊辨证独到和果敢自信的大将风范。但若没有多年的经验积累，没有深厚的理论功底指导实践，也难有如此胆略。

另有一经产妇，孩子断奶已久，但月经迟迟未来。面色萎黄，身体虚弱，头晕乏力，长期腹泻。张老综合分析该患者情况后，从治疗腹泻着手，以参苓白术散加肉蔻、附子。数剂后，患者腹泻停止，月经也由此来潮。此即治病求本。张老认为，本案虽主诉闭经，但实由脾胃虚弱腹泻日久，气血匮乏，经血无源所致，故以温肾健脾止泻。确立治疗法则，使中土得以温煦，精血得以化生，则不治闭经而闭经自启。

往来济南拜张灿玾教授学业，多是随学数日，时间短促，但张老的勤奋、严谨、饱学令笔者钦佩。承学之重在于师其法，短时授学，内容毕竟有限，但这种精神，这种境界却会使笔者受用终生。

承师活法，感悟实践

总结和感悟是拓展承师学习的视野与提高临床实践能力的门径。跟师学习要善于总结导师的学术思想，只有抓住学术思想这个总纲，才能体会和感受到导师临诊的治法医理；只有掌握导师思辨规律及用药特点，才能总结出导师的独到经验及学术观点。跟师并不在于死记导师所用的某方某药，而在于厘清老师的博学渊源、用药指导思想和特点所在，组方思路与配伍理论如何，学习导师这些个性化的特色，就能为我们临诊拓宽思路与方法。

发挥与创新是我们责无旁贷的使命，无论是理论学习还是跟师实践，为的都是学以致用。临床所遇并非都是统一模式，这就需要我们将学习经典和跟师所得加以感悟、提炼、发挥与活用。试举例以论之。

一、化痰活血通络治闭经与失眠

笔者学习继承张云鹏主任医师"化痰活血通络"治疗脂肪肝、高脂血症，发展应用于治疗失眠、偏头痛、肥胖性闭经等内妇科疾病，临床实践证实颇有成效。

1. 化痰通络治闭经

【验案1】

顾某，女，未婚，21岁。2005年6月25日初诊。

主诉：闭经2年。

患者13岁初潮，2000年曾出现功能失调性子宫出血，经治疗后经量渐少，有减肥史（节食，服维婷等），至2003年初闭经，未系统治疗。2004年曾做B超提示：子宫38mm×19mm×27mm，内膜3mm，ROV 20mm×13mm，LOV 63mm×51mm（内液性囊肿）。2004年年底始行人工周期（补佳乐加安宫黄体酮）治疗。末次月经2005年4月15日（人工促经）。刻诊：近两个月停服补佳乐和安宫黄体酮，月事不行，基础体温无双相。口干，体重偏胖，怕冷，心悸时作，二便调。面色萎黄，舌质偏红，舌苔白浊，脉象沉细弦。辨证属气血不足，肾虚精亏，痰湿内阻。治拟双补气血，益肾填精，祛痰化湿。

用药：当归、川芎、熟地、党参、女贞子、菟丝子、肉苁蓉、枸杞子、铁刺苓、胆南星、石菖蒲、制半夏、泽泻、香附等。

服药两周后基础体温初见上升，小腹作寒，面呈潮红，四肢不温，肾水不足，虚火上炎，胞宫寒凝湿阻，呈上热下寒之证。上方加制附子、肉桂、黄连、益母草。加减调治至 8 月 13 日月经自行（两年来第一次不服西药而经水自行），量正常偏少，3 天净，无腹痛。守法再继，9 月 5 日月经再行，经量有所增加。

考虑月经连续循月而至，精血有所不资，故加河车粉以填精充盈血海。10 月 8 日复诊经水届时而行，量正常，无血块，腹不痛，腰酸乏力，二便调。

月经周期已趋正常，改服人参养荣丸、乌鸡白凤丸、当归丸等成药以资疗效。是年冬至服膏方，随访月经周期一直维持正常。

按语：患者有青春期功能失调性子宫出血，经治疗后，经行量渐少，周期退后，形体发胖，2003 年发展到经闭不行。

功能失调性子宫出血后，阴血亏损，气随血耗，而致气血两虚，血虚月经资源匮乏，冲任不盈，而致经量渐少；气虚水湿难于运化，日久及肾，而致肾气虚惫，气化失司，而日聚为痰。气虚血亏，痰湿壅阻胞脉，则血枯经闭。故治疗以双补气血，益肾填精，祛痰化湿，调和阴阳，活血调经，而继经血之源、盈冲任之脉，豁痰启闭。经期将至，以通经方（益母草、当归、川芎、红花、泽兰、牛膝、香附、路路通、青皮、陈皮）加减用于经行前的调经而行推动之效。如此调治 3 个月左右，月事始行，守前法继进，月经周期基本保持正常，前后治疗 5 个月余而改服成药以巩固疗效。

2. 豁痰化浊治失眠
【验案 2】
陈某，女，56 岁，已婚。2006 年 1 月 21 日初诊。
主诉：失眠半年余。

患者入睡困难，少寐，头痛，大便干结，口干傍晚甚。绝经已4年。舌胖，苔厚白，脉沉细。

痰浊阻络，内扰心神，则头痛，失眠。时值更年期，天癸已竭，肾水匮乏，不能上承下润，故见口干，大便干结。证属痰浊瘀阻，肝肾不足。治宜豁痰通络，益肝肾安神。

药用：丹参，天麻，茺蔚子，川芎，全蝎，吴茱萸，半夏，胆南星，白芷，佩兰，女贞子，首乌藤，炒酸枣仁，合欢花，茯神，炙远志。

服药两周后入睡基本恢复正常，早醒。头痛未作。时有心胸部隐痛。舌胖紫气，苔厚白，脉滑。上方加姜竹茹，厚朴，白檀香，再继两周的药。后未再来诊。

同年5月病人因外感来就诊，言睡眠已正常。

按语：此例患者已步入更年期，素体痰湿较重，日久阻络，气血瘀滞，痰浊扰心，故有头痛、失眠。援用张老"化痰活血通络"法获效。

二、扶正祛邪，调节气机，鼓动生理功能

学习路志正教授"重脾胃，护运化，固正气"的学术思想，朱良春教授运用附子和虫类药经验及何仁教授"不断扶正，适时攻邪，随症治之"的治疗癌症十二字法则，应用在自己的临床实践中，形成"扶正祛邪，调节气机，鼓动生理功能"为主体的诊疗风格。

学习朱南孙教授妇科之疾治以"乙癸同源，肝肾为纲""注重冲任，贵在通盛"的观点，认为不孕症以"气血失调，肝肾不足，冲任阻滞，胞脉闭塞"为主要病机，结合蔡小荪教授对输卵管阻塞的辨证，突出一个"淤"字，注重一个"虚"字。结合诸位导师的经验，在自己医疗实践中引"消、托、补"三大治则用于不孕症的治

疗中。

消者，尽也，除之、散之，是为祛邪之法。在炎症性不孕的治疗中，凡病程处于以实证为主，需要采用清热、祛痰、化湿、驱浊、活血、化瘀、软坚、消结、消癥、通络等治法，均可归属于消法这一治则之中，以针对邪实为主的病理阶段。托法作为扶正祛邪、调动机体自身的抗病功能的总则。凡是在炎症性不孕中有机体抗病力不足的表现或有慢性炎症缠绵反复，或疾病处于渐消缓愈阶段，则需要采用多种扶正与去邪相结合的治法，如益气活血、温化痰湿、温阳通络，以托举正气，推运药力，而助祛邪却病，加快病情向愈，此均归属托法范畴，针对病情的正虚邪不盛的迁延阶段。补法针对形体薄弱，机体受孕功能低下而无明显有形或无形之邪者，是调动机体受孕功能之总则，用于炎症性不孕的调经择机受孕阶段。在炎症得到控制，邪毒湿瘀已清，胞脉络道已畅，可以择机受孕之阶段，为促使机体肾气实、冲任脉充盛，提高氤氲受孕功能而应用的促孕之法，诸如滋补肝肾、调理冲任、温经暖宫、健脾益气、培精养血等，均为补法应用之属。"消、托、补"三大治则用于不孕症的治疗中。在指导不同阶段或不同证型的规范化治疗中起到良好作用，提高了临床的疗效和受孕率。

【验案3】

戴某，女，28岁，已婚。2014年8月23日初诊。

主诉：继发不孕3年左右。

患者2010年宫外孕保守治疗，月经周期时有前后，月经量少。时诊：有盆腔炎史，西医曾用口服阿昔洛韦及阴道用药栓剂治疗。2014年6月输卵管造影提示双侧输卵管通而极不畅。近次月经2014年8月6日，量少色暗，经期腹有隐痛。平素带下量多质稠色黄夹赤，少腹隐痛，胀气。男方精检正常。舌暗红，苔薄淡黄，脉细。

此为肝经湿热，下蕴冲任，胞脉受阻。邪实为主，正气尚能抗邪，故属"消法"阶段，施以清热祛湿、行气化瘀之法，以祛实邪为主。

"消方"加减：红藤，败酱草，蒲公英，半枝莲，生薏苡仁，香附，石见穿，桃仁，红花，莪术。首诊7剂。并嘱避孕，测基础体温。

在此方基础上加减，守法治疗至2014年10月11日，腹痛已消，月经周期基本正常，经量渐较前增。但期中卵泡监测仍然未见优势卵泡，基础体温高相落差小且时短。末次月经2014年10月2日，量中，有块，5天净。带下色质已转黏白，纳可，二便调。舌微红，边有齿痕，苔薄浊白，脉沉细。邪已去半，气血两虚，肾气不足，应属"托法"治疗阶段。辨证气虚湿阻，肾虚络阻为主，故施以益气补血、温肾祛湿、行气通络。以扶正托邪，疏通胞络，培补精血，资充肾元，填冲任而养胞宫。

"托方"为基础加减：黄芪，党参，白术，当归，川芎，藿香，红藤，肉桂，莪术，乌药，桃仁，香附，菟丝子，仙茅，杜仲，路路通，炮穿山甲，王不留行，皂角刺，三棱。

上方出入治疗至2014年12月，患者主观症状均减，BBT双相，经量正常。调治至2014年12月4日再行输卵管造影，提示双侧输卵管已基本通畅。指征明显改善，此时以补益扶正为法继进。并将疏补之法按月经周期分主次而实施，行经后以补肾填精、益气养血为主，佐以疏通冲任；经前以化瘀消滞、疏通冲任为主，佐以调补气血。如此调治并予以生活指导，嘱其可中断避孕，择期交合以冀能摄精成孕。

2015年4月15日来诊告知早孕测定为阳性，末次月经2015年3月7日，4月份经水未行，基础体温持续高相，遂与促孕保胎方。嘱其注意饮食起居，将息养胎。

按语：此患者结婚6年，继发不孕3年，2010年因宫外孕虽然保守治疗，但患侧输卵管形态不柔软，通而极不畅，加之有盆腔炎史，湿热蕴阻冲任，胞脉受扰，使受孕成为难事。初诊之时，湿热邪实，应以祛实邪为主，此为"消法"阶段，具体施以清热祛湿、行气活血之法。第二阶段，患者腹痛、带黄等均已改善，但余邪未净，正气已虚，此为"托法"阶段，故以祛实与扶正相结合，除湿、化痰、消瘀、通滞并佐以补益气血温肾为法，以清除余邪，并扶助正气，提高体质，调动机体抗病祛邪功能，托余邪外出，正气运药力有助癥瘕瘀结的消散，使盆腔内环境改善。以上两个阶段均嘱患者注意避孕，不可轻试摄精。第三阶段，以带下改善、少腹痛平、基础体温双相良好、月经量增至正常为标志，则实施行经后补肾填精、益气养血为主，佐以疏通冲任；行经前以化瘀消滞、疏通冲任为主，佐以调补气血。如此调治并予以生活指导，以提高患者治疗信心与择孕常识，择期交合终能摄精成孕。

此案始以消法，终以托法，治疗共分三步而行之，前后治疗半年而受孕。

在这里共同重温大师们的学术思想、临证经验，学习他们的严谨治学、实事求是的学术精神；孜孜不倦、学无止境的务实学风是我们受用终生的财富。

医为仁术，性命所系。科学在发展，疾病在变化，为医者只有不断学习，向书本学习，向前辈学习，向同道学习，融汇新知，适应社会的需求而不断进取发展，才能使中医这门古老的学科注入新的血液而焕发生机，生生不息。

附：

有故无殒，亦无殒也

"有故无殒，亦无殒也"语出《素问·六元正纪大论》。文曰："黄帝问曰：妇人重身，毒之何如？岐伯曰：有故无殒，亦无殒也。"重身，有孕也；毒，药也；故，病也；殒，损也。此谓若孕妇患有病证之时，医者当按病证施治用药，病去则母健胎安，是以用药既"无殒"于母体，"亦无殒"于胎儿。此论实为"治病必求其本"之释也。

民有俗见，妊娠有恙，皆谓胎气使然，纵有疾病染身也避药唯恐不及，曰"是药三分毒，母体受药，必殃及胎儿"。故往往忌医而待。此错矣！凡妇人重身有恙，均宜及时就医，不可因顾及胎儿而犹豫不决，坐失愈病之良机，以致病进殃及母子。余曾治一女曹某，婚后十载不孕，四处求医均未遂愿。辗转来余处就医求嗣。诊治年余，终受孕结胎。因系历十年艰辛求子之路，故一朝怀孕，万般小心。讵料身孕六甲之时，偶染风寒，因惧服药伤胎而强忍咳嗽、咽痛、鼻塞、头部胀痛之苦，延至两周诸症仍未减，反日趋见重，每作阵咳即引腹中胎儿躁动。难耐之下又就诊于余。诊其咽部充血红肿，频咳多痰且黄；头痛、胸闷、恶心、纳呆，舌尖红、苔薄，脉浮滑。此乃风热袭表犯肺，有从卫入气之渐，若不急予透表清气，恐有正不敌邪而化火毒炽之势。急予感冒退热冲剂每次1袋冲服，日3次。加服双黄连口服液，每次2支，日2次。并以清宣肺卫、化痰止咳为法，另处予煎剂，以防咳嗽不止而备用。药用：荆芥10g，连翘15g，桑白皮12g，桔梗6g，生甘草6g，鲜芦根30g，薄荷6g，炙枇杷叶12g，紫苏叶4.5g，黄芩10g，象贝母10g，全瓜蒌10g。5

剂。1周后曹女来电告之，前4天服用上述成药后，诸症渐消，咽痛也平，唯咳嗽痰少而黄稠，乃按上方取药5剂，已服3剂，咳已去半，特告孕身平安。夫妊娠之身者，全赖气血聚以养胎也。凡妊娠有疾，必因正不敌邪所致，岂可持强坐待，冀邪之自去而疾之自愈乎？故不可惧有殒胎之虞而拒医延治，病之加深，悔亦晚矣。此时病为动胎之本因，是以妊娠有病当先治病，是谓求本，此孕者宜当识"有故无殒，亦无殒也"。

景岳曰："天地氤氲，万物化醇，男女构精，万物化生，此造化自然之理也。"妊娠本于自然，又何有恙疾之说？要知唯母体肾气旺、气血足方可受精成妊并孕育胎儿成长。傅青主云："夫妇人受妊，本于肾气之旺也，肾旺是以摄精。"但妊娠必赖母体气血养胎，故必累母气而使易罹患疾病，故傅青主又云："然肾一受精而成妊，则肾水生胎不暇化润于五脏。"因之，妊娠期间母体或因聚气血以养胎而致气血不足，脏腑失养；或缘于胎儿生长过快过大而子夺母气，遂致母体正气亏虚，易受邪气侵袭而患外感内伤；又有母体禀赋不足或素体亏虚者，受孕后内虚外夺而致血不养胎、气不护胎，冲任不固则有漏胎、滑胎、萎胎、死胎等母病及子之恙；再有因胎气逼迫而使母体受病者，盖因气机失调，升降悖逆，气化失司，而致恶阻、子肿、子痫、子悬等子病及母之诸病。由是可知，妊娠之为病，乃因母体与胎儿互为影响所致，但无论何种妊娠疾病，皆须探之于病之所由，而去其所苦，此也即"必伏其所主，而先其所因"（《素问·至真要大论》）之谓。孕体苦疾是其本，从本论治，病去正安，母体得健则胎儿方得无恙。

"有故无殒，亦无殒也"。医者当心存古训，临诊孕妇妊娠之病，必细察详辨，先后缓急，明确诊断，因证立法，据法出方。若确属病之所及，也可施以峻剂忌药，有是证用是药，掌握药量，小制其剂，中病即止，药由病当，则无伤胎之虞。全国著名中医大家路志正教授，博理厚功，精于内科，亦娴熟于女科，积累治妊娠病经验甚丰。1983 年秋，路老曾治一子痫：权某，32 岁，妊娠 180 余天，血压常在 150/90～190/100mmHg，难以用西药控制，尿蛋白呈阳性。来诊前 1 日，突发昏仆，四肢抽搐，两目上视，口流黏涎，少时自行苏醒，旋复又作。诊时除仍间歇发作抽搐外，尚诉头晕胸闷、肢体乏力，口苦泛酸，咳嗽痰多而黏，多梦眠差，耳鸣如蝉，下肢微肿，尿频急，大便尚畅。察其舌体胖大，苔薄微黄，左脉弦滑，右脉沉细小数。B 超提示羊水过多。参其诸症，可知患者本为脾虚湿盛，气阴两虚；又源于水不涵木，肝阳亢盛，肾水不能上济，心火独旺；肝风心火相扇互劫，炼液为痰，风夹痰火，上蒙清窍则风动而作子痫。急以息风降火祛痰、开窍醒神止痉为先。药以钩藤 15g（后下），蝉蜕 9g，白僵蚕 6g，胆南星 6g，竹茹 12g，半夏 10g，石菖蒲 12g，茯苓 12g，黄芩 9g，紫苏叶 4.5g（后下），炒枳壳 9g，郁金 9g，甘草 6g。药至 4 剂再诊，昏仆抽搐得以控制，唯头晕、胸闷、心悸、时嗽、大便干结。于上方中去苏叶、茯苓，加瓜蒌皮、竹沥汁、杏仁化痰宽胸，润肠通便。三诊：患者欣然告之昏仆一直未作，大便已畅，且血压已趋正常，尿检蛋白已转阴。唯有头晕，胸闷，周身乏力，咽膈不利，口鼻干燥，夜寐欠安，溲短热赤。诊其脉细滑数，舌质红嫩，边有齿痕。此风火痰热已去，尚遗气阴不足、脾运呆滞，是以益气养阴、清热安胎、化湿醒脾收功。调治两月余，诸恙皆平，4 月后，顺产 1 壮实男婴，重近 4kg，随访数年，母子健康。此案正值妊娠后期发生子痫，风痰火邪盘踞，非半夏、南星、钩藤、白僵蚕等不足以祛其邪，虽均属妊娠所忌之辛燥诸药，但急于祛风、止痉、涤痰，则不可因噎废食，由是路老果敢用之；黄芩、苏叶、枳壳、竹茹等清热理气与安胎相宜，二者相得益彰，"有故无殒"。三诊则黄痰已去，昏仆已止，此邪去大半，故转以益气养心、醒脾宽中、理气安胎为主，兼清余邪。路老明察标本缓急，思辨而进退，随证而立法，药中症结，去其所病，安其胎孕，急则治其标而实为固其本。诚如《金匮要略》治"妊娠呕吐不止，干姜人参半夏丸主之"，半夏虽属胎孕忌药，但仲景用之倍于干姜、人参，此审机求本，施药治病，是有病则病可当之，而无损母子也。

且曰"有故无殒，亦无殒也"，用药可否无忌？否也！药之治病，治其故，尤其孕妇用药当须谨记岐伯又言"大积大聚，其可犯也，衰其大半而止，过者死"，切勿过药而伤及母子。治病与安胎当主次兼顾，不可顾此失彼。临证即执"有故无殒"之训，又当守"胎前应慎"之旨，由是则"无殒"也。

或云"有故无殒，亦无殒也"专事女科之用乎？夫病之所生，本在气血阴阳之失调；药之治病，本在纠偏匡正之所用。故"有故无殒，亦无殒也"非妊娠用药之特训，推而广之，广而用之，各科皆可循此准则，宏此经义。吾师全国名老中医张云鹏，半个世纪临证实践，崇张子和而尊"去邪安正"，并认为病为邪所致，邪为病之源，其病者，必先伐其有过，治病求本，祛邪为先。药以攻邪，邪去正自可安，此亦"有故无殒，亦无殒也"。即张子和所谓"良工之治病者，先治其实，后治其虚，亦有不治其虚时"。庸工无术无法，不明治病之理，但混迹于医之行列，无视病之所需，或药之平淡无关痛痒，或补药堆砌企求无过，而举世皆无诽言。医之如此，道可盛乎？

有云"有故无殒，亦无殒也"各科皆循，则无问体之强弱、年之老幼、男女之别、地易之差，施药皆无异乎？非也！医经所授为大道，医者所行为小道，大道示法，小道取巧，临证之要，在于圆机活法，虽言"有故无殒"，但不能孟浪从事，当因人因病制宜。疾病发生，有轻重缓急之别；人之体质，有强弱虚实之分。《内经》言"能毒者以厚药，不胜毒者以薄药"。凡能耐药之强壮者，或患急证实证者，非重剂不足以取效，用药当投以气味俱厚，功专力宏之品，

"有故无殒"，直取病所，否则药轻病重如蜻蜓点水无济于事。反之，凡形单体薄不胜药力虚弱之人，或证缓病轻者，轻灵缓剂即可取效，施药当投以气味轻灵、药力和缓之品，以期祛邪而不伤正，治病而不伤身，否则药过病所，反伐正气。谚云"水能载舟，也能覆舟"，《内经》曰："大毒治病，十去其六；常毒治病，十去其七；小毒治病，十去其八；无毒治病，十去其九，谷肉果菜，食养尽之，无使过之，伤其正也。"故用药应慎之又慎，中病即止可也。诚能如此，则治诸病皆"有故无殒，亦无殒也"。余涉临床年久，所治病证及内科、妇科乃至皮肤科之常见病、疑难病，病种杂多，男女老少病患群体甚广。余临证遣药恪守为医之责，遵循"有故无殒，亦无殒也"之训，祛病攻实，唯病施药。但也视不同性别年龄之人而权衡斟酌。如以桂枝通心阳，用于青壮年患者为 6g，用于老年患者则为 10g。因青壮之体原比老年之体阳气旺盛，即使患有心阳不足之胸痹诸病，亦只需稍加温通即可奏效；而老年阳气日衰，非大力温通，难以鼓动已衰之阳。此用药有年岁老少之别也。又如以石膏治胃火牙痛，用于男性患者则为 30g，用于女性患者则为 20g，因男性多属刚阳之躯，加之胃火之炽，两者叠加，燔灼无羁，用大剂石膏方能清热制火，30g 实也不为其多；而女性多为阴柔之体，即使胃火上炎，也难成燎原之势，故用石膏至多为 20g，即可达清热制火之效。此用药因男女性别而异也。再如东北之地多寒少暖，在祛寒温阳时，附子用至 20g 不为其过；而南方之地，多温少寒，即便阳虚寒凝，也不轻用附子，尚须"先试之以温"。此用药居地南北之差也。明乎于此，乃据体质、年龄、性别、居地之差异而用药，则"有故无殒，亦无殒也"。

夫为医之道，治病之术，皆在用心以求索。勤求古训，博及医源，广集诸家，潜心探究，吾辈习医之由径也。"有故无殒，亦无殒也"乃医经之训示，前贤之赐鉴，为医应玩味娴熟于心。女科重身患病，当伏邪祛病为先，有是证用是药，不可拘于成见，余科尊此。然用药之道，贵在因时、因地、因人制宜，既慎以用药，又能善于用药，以胜病为主，则医之上工矣。余有感经言，而悟之所致，不揣冒昧而浅识之，藉以明读医经、从名师、勤临证之所得。医之明理，贵在临证圆机活法，善于由此及彼。若能辨证察机而遣药施治，治病求本，则"有故无殒，亦无殒也"，药中其病，效必应声，贵在辨证审度耳。

（此文为作者"国家优才"结业考核的策论）